内科疾病诊断要点与治疗方法

苑露丹 **主编**

中国纺织出版社有限公司

图书在版编目（CIP）数据

内科疾病诊断要点与治疗方法 / 苑露丹主编. -- 北京 : 中国纺织出版社有限公司, 2022.11
ISBN 978-7-5180-9992-4

Ⅰ.①内… Ⅱ.①苑… Ⅲ.①内科－疾病－诊疗 Ⅳ.①R5

中国版本图书馆CIP数据核字（2022）第204318号

责任编辑：樊雅莉　　责任校对：高　涵　　责任印制：王艳丽
中国纺织出版社有限公司出版发行
地址：北京市朝阳区百子湾东里A407号楼　邮政编码：100124
销售电话：010 — 67004422　传真：010 — 87155801
http://www.c-textilep.com
中国纺织出版社天猫旗舰店
官方微博 http://weibo.com/2119887771
三河市宏盛印务有限公司印刷　各地新华书店经销
2022年11月第1版第1次印刷
开本：787×1092　1/16　印张：13.25
字数：312千字　定价：88.00元

编 委 会

前　言

　　内科学是临床各科的基础，内科临床工作复杂、繁重，既需要坚实的科学基础、广博的医学知识，也要求具有准确判断、及时处理的技巧与经验。本书作者参考国内外相关文献资料，结合国内临床实际情况，着重介绍内科临床工作中常见疾病的病因、临床表现、辅助检查、诊断要点和治疗方法等。具体包括：头痛、缺血性卒中、脑出血、阿尔茨海默病、脑膜炎、高血压、冠状动脉粥样硬化性心脏病、肺炎、胃息肉、急性重症胆管炎、结直肠癌、糖尿病和慢性肾衰竭等，以帮助内科临床医生快速掌握常见病、多发病的诊断和治疗。

　　希望本书能为医务工作者临床中处理相关问题提供参考，同时也可作为医学院校学生和基层医生学习之用。本书在编写过程中，由于作者较多，写作方式和文笔风格不一，再加上时间有限，难免存在疏漏和不足之处，望广大读者提出宝贵的意见和建议。

编　者

2022 年 9 月

目 录

第一章

头痛

第一节 概述

头痛是临床常见症状之一，通常指局限于头颅上半部，包括眉弓、耳轮上缘和枕外隆突连线上的疼痛。病因较复杂，可由颅内病变、颅外头颈部病变、头颈部以外躯体疾病及神经官能症、精神病引起。

国际头痛协会将头痛分为3大类：原发性头痛、继发性头痛及其他头痛。原发性头痛包括偏头痛、紧张型头痛、丛集性头痛等；继发性头痛指缘于头颈部外伤、头颈部血管病、颅内非血管性病变、依赖性物质或其戒断、感染、内环境紊乱、精神障碍等因素引起的头痛，也包括由头面颈部结构病变引起的头面痛。

一、病因

1. 颅脑病变

（1）炎症：感染脑膜炎、脑膜脑炎、脑炎、脑脓肿等。

（2）血管病变：蛛网膜下隙出血、脑出血、脑血栓形成、脑栓塞、高血压脑病、脑供血不足、脑血管畸形、血栓闭塞性脉管炎等。

（3）占位性病变：脑肿瘤、颅内转移癌、颅内白血病浸润、颅内猪囊尾蚴病（囊虫病）或棘球蚴病（包虫病）等。

（4）颅脑外伤：如脑震荡、脑挫伤、硬膜下血肿、颅内血肿、脑外伤后遗症。

（5）其他：如偏头痛、丛集性头痛（组胺性头痛）、头痛型癫痫。

2. 颅外病变

（1）颅骨疾病：如颅底凹入症、颅骨肿瘤。

（2）颈椎病及其他颈部疾病。

（3）神经痛：如三叉神经、舌咽神经及枕神经痛。

（4）眼、耳、鼻和牙疾病所致的头痛。

3. 全身性疾病

（1）急性感染：如流行性感冒、伤寒、肺炎等发热性疾病。

（2）心血管疾病：如高血压、心力衰竭。

（3）中毒：如铅、酒精、一氧化碳、有机磷、药物（如颠茄、水杨酸类）等中毒。

（4）其他：尿毒症、低血糖、贫血、肺性脑病、系统性红斑狼疮、月经期及绝经期头痛、中暑等。

4. 神经官能症

如神经衰弱及癔症性头痛。

二、发病机制

头痛的发病机制复杂，主要是由于颅内和颅外痛敏结构内的痛觉感受器受到刺激，经痛觉传导通路传导到达大脑皮质而引起。颅内痛敏结构包括静脉窦、脑膜前动脉及中动脉、颅底硬脑膜、三叉神经（Ⅴ）、舌咽神经（Ⅸ）和迷走神经（Ⅹ）、颈内动脉近端部分及邻近 Willis 环分支、脑干中脑导水管周围灰质和丘脑感觉中继核等；颅外痛敏结构包括颅骨骨膜、头部皮肤、皮下组织、帽状腱膜、头颈部肌肉和颅外动脉第 2 和第 3 颈神经、眼、耳、牙齿、鼻窦、口咽部和鼻腔黏膜等。机械、化学、生物刺激和体内生化改变等均可作用于颅内外痛敏结构而引起头痛。如颅内动脉、颅外动脉受牵拉，颅内静脉和静脉窦的移位或受牵引，脑神经和颈神经受到压迫、牵拉或炎症刺激，颈部肌肉痉挛、炎症刺激或创伤，各种原因引起的脑膜刺激，颅内压异常，颅内 5-羟色胺能神经元投射系统功能紊乱等。

三、临床表现

详细的病史能为头痛的诊断提供第一手资料。在病史采集中应重点询问头痛的起病方式、发作频率、发作时间、持续时间、头痛的部位和性质、疼痛程度及伴随症状；注意询问头痛诱发因素、前驱症状、头痛加重和减轻的因素。

1. 发病情况

急性起病并有发热者常为感染性疾病所致。急剧的头痛，持续不减，并有不同程度的意识障碍而无发热者，提示颅内血管性疾病（如蛛网膜下隙出血）。长期反复发作的头痛或搏动性头痛，多为血管性头痛（如偏头痛）或神经官能症。慢性进行性头痛并有颅内压增高的症状（如呕吐、缓脉、视神经盘水肿）应注意颅内占位性病变。青壮年慢性头痛，但无颅内压增高，常因焦急、情绪紧张而发生，多为肌收缩性头痛（或称肌紧张性头痛）。

2. 持续时间

动脉瘤破裂导致的头痛多是激动或用力后突然（数秒至数分钟）发生；有些偏头痛患者在吃冷的食物后数秒内发生眼痛或头痛，为"冰激凌头痛"特点；丛集性头痛多在睡眠或固定时间发生头痛，几分钟内达到高峰，持续 15～180 分钟；偏头痛的头痛常在 20 分钟左右逐渐达到高峰，持续 4～72 小时，常常在睡眠后停止；脑膜炎的头痛则是数天逐渐加重；颅内肿瘤导致的头痛发生和持续时间无规律，随颅内压增高而逐渐加重和持续时间延长，后颅窝肿瘤易在早上觉醒时明显。

3. 疼痛部位

偏头痛及丛集性头痛多在一侧。颅内病变的头痛常为深在性且较弥散，颅内深部病变的头痛部位不一定与病变部位相一致，但疼痛多向病灶同侧放射。高血压引起的头痛多在额部或整个头部。全身性或颅内感染性疾病的头痛，多为全头部痛。蛛网膜下隙出血或脑脊髓膜炎除头痛外还有颈痛。眼源性头痛为浅在性且局限于眼眶、前额或颞部。鼻源性或牙源性也多为浅表性疼痛。

4. 头痛性质和疼痛程度

头痛的程度一般分轻、中、重，但与病情的轻重并无平行关系。三叉神经痛、偏头痛及脑膜刺激的疼痛最为剧烈。脑肿瘤的疼痛多中度或轻度。高血压性、血管性及发热性疾病的头痛，往往带搏动性。有时神经功能性头痛也颇剧烈。神经痛多呈电击样痛或刺痛，肌肉收缩性头痛多为重压感、紧箍感或钳夹样痛。

5. 头痛时的伴随症状

偏头痛发作时易伴随恶心、呕吐、头晕或眩晕、畏光、不愿活动等；有先兆的偏头痛在先兆期有视觉、感觉、语言或脑干的一过性神经功能损害症状；三叉自主神经痛者则有副交感神经兴奋（结膜充血、流泪、鼻塞、流涕）和交感神经损害（眼睑下垂和瞳孔缩小）的表现。

6. 头痛加重或缓解因素

偏头痛会因环境（声光刺激）和日常活动而加重，睡眠则可以缓解；低颅内压头痛多在坐位或站立时明显，卧位减轻；鼻旁窦炎症导致的头痛则站立时轻，卧位（尤其早上醒时）明显；颅内压增高或占位性病变导致的头痛可因咳嗽、用力、腹压增高而加重；颈源性头痛常因头位变化而诱发。

四、辅助检查

全面详尽的体格检查尤其是神经系统和头颅、五官的检查，有助于发现头痛的病变所在。适时恰当地选用神经影像学或腰穿脑脊液等辅助检查，能为颅内器质性病变提供客观依据。

1. 实验室检查

（1）血生化、电解质及细胞学检查：可了解血液细胞及生物化学的改变及其与头痛的关系。

（2）脑脊液检查：对蛛网膜下隙出血及颅内炎症等疾病的诊断有重要意义。

2. 影像学检查

根据具体情况作脑电图、脑超声、放射性核素脑扫描、脑血管造影等检查。影像学诊断技术的飞速发展，为脑部疾病的诊断提供了重要依据，如 CT 扫描、MRI 等对脑组织均有较强的分辨力，故对血管病变（如血管畸形、脑动脉瘤）及占位性病变（脑良、恶性肿瘤）的诊断有重要帮助，它可显示病变部位、大小、受累部位结构改变及其周围脑水肿程度，脑室受压情况等。磁共振对脑血管病变的诊断较 CT 佳。经颅多普勒超声波检查（TCD）能穿透颅骨，直接获得颅内动脉血流信息，对诊断脑血管疾病及脑内血循环情况具有重要的意义。CT、MRI 及 TCD 均为非侵入性检查方法，易为患者接受，是目前诊断脑部病变的重要手段。

五、治疗

头痛的治疗包括病因治疗、对症治疗和预防性治疗。

病因明确的病例应尽早去除病因，如颅内感染应抗感染治疗，颅内压增高者宜脱水降颅压，颅内肿瘤需手术切除等。对于病因不能立即纠正的继发性头痛及各种原发性头痛急性发作，可给予止痛等对症治疗以终止或减轻头痛症状，同时也应对头痛伴随症状如眩晕、呕吐等予以适当的对症治疗。对慢性头痛呈反复发作者应给予适当的预防性治疗，以防头痛频繁发作。

（苑露丹）

第二节　紧张型头痛

紧张型头痛（TTH）以前曾称为紧张性头痛、肌收缩性头痛、心因性肌源性头痛、应激性头痛、日常性头痛等，是头痛中最常见的一种，约占原发性头痛的 40%。约半数患者会遭遇到影响日常活动的发作，但个体 TTH 的疾病负担要低于偏头痛。TTH 的患病率要高于偏头痛，所以其总体疾病负担仍不容忽视。

一、病因与发病机制

紧张型头痛虽然是一种最常见的头痛，但其病因与发病机制尚未完全明确。一般认为与以下因素有关。

1. 肌肉因素

既往多认为疼痛是由于头颈部肌肉不自主收缩和头皮动脉收缩导致缺血所致。长时间的骨骼肌持续性收缩，压迫了肌肉内的小动脉，使之发生继发性缺血，致痛物质产生增多，从而引发疼痛。在头痛发作期间，肌电图的研究表明颈部肌肉收缩较颞部肌肉收缩更强。也有研究认为肌肉收缩是头痛的结果，而不是头痛的原因。但目前多数学者仍然认为头颅肌肉和颈部肌肉阵发性收缩是产生紧张型头痛的原因之一。

2. 血管因素

紧张型头痛发作时，由于肌肉的收缩，压迫了肌肉的小动脉，并使之收缩，导致肌肉缺血和疼痛，说明了血管运动调节异常是产生头痛的一个原因。在这类患者发作期间，给予血管扩张剂，能明显减轻头痛的症状，也说明了紧张型头痛与肌肉内血管收缩有关。但是，也有学者发现，血管扩张剂能使 40% 的紧张型头痛患者症状加重。因此认为，血管因素也并非紧张型头痛的主要原因。

3. 精神因素

统计学资料表明，几乎所有的紧张型头痛患者都有明显的焦虑，74% 的患者有显著的情绪紧张，35% 的患者表现为忧郁，部分患者尚有疑病症、忧郁症及痛症。因而认为精神因素，尤其是应激和焦虑在发病机制中占重要的地位，并认为紧张型头痛患者处于慢性焦虑状态。但是精神疗法在紧张型头痛的治疗上尚无满意的结果，因此认为精神紧张不是主要的因素。

4. 遗传因素

在 TTH 的发病中也有一定意义。双生子研究发现，单卵双生子比同性别二卵双生子更易同时发病。

TTH 的发病机制不清，尚处于研究阶段，至今包括头痛和肌肉之间的关系，头痛和抑郁之间的关系，甚至"紧张"是指肌肉紧张还是精神心理学的概念均存在着不同的认识。

二、分类

2004年国际头痛学会委员会发布第二版头痛国际分类，将TTH分为以下4类。

1. 少发发作性紧张型头痛（IETTH）

此型包括两种：①少发发作性紧张型头痛伴颅周压痛；②少发发作性紧张型头痛不伴颅周压痛。

2. 频发发作性紧张型头痛（FETTH）

此型包含两种：①频发发作性紧张型头痛伴颅周压痛；②频发发作性紧张型头痛不伴颅周压痛。

3. 慢性紧张型头痛（CTTH）

此型包含两种：①慢性紧张型头痛伴颅周压痛；②慢性紧张型头痛不伴颅周压痛。

4. 可能紧张型头痛

此型包括：①可能少发发作性紧张型头痛；②可能频发发作性紧张型头痛；③可能慢性紧张型头痛。

三、临床表现

TTH男性与女性的患病率之比约4 : 5；发病年龄高峰在25～30岁，患病年龄高峰在30～39岁，以后随年龄增长而稍有减少。

1. 头痛部位

通常为双侧性，典型表现为从双侧额部、颞部至枕部的束带状疼痛，还可累及颈部，也常可累及整个头顶部。

2. 头痛性质

常为非搏动性头痛，多为持续性钝痛，呈头部周围紧箍感、压迫感或沉重感。

3. 头痛程度

属轻度或中度，不因体力活动而加重。

4. 伴随症状

大部分患者可伴有焦虑、抑郁、头昏、睡眠差等症状，偶尔也有畏光、怕声音的表现。

5. 体格检查

头痛部位的肌肉可以有压痛，有时牵拉头发也有疼痛感觉。

四、诊断标准

紧张型头痛为原发性头痛，因此在诊断时应首先进行详细的病史询问、体格检查，需要时进行必要的辅助检查，以排除继发性头痛。鼓励患者记录头痛日记，对于病史较长、不易与继发性头痛相混淆的患者不提倡进行过多的辅助检查。

（一）IETTH诊断标准

（1）符合下述第2～4项的发作至少10次，每月平均发作时间小于1天，每年发作时间小于12天。

（2）每次头痛发作持续30分钟～7天。

（3）头痛具有至少两项以下特征。

1）双侧性。

2）压迫感/紧束感（非搏动性）。

3）轻度或中度疼痛。

4）常规体力活动（如步行或上楼）不会加重头痛。

（4）以下两项均符合。

1）无恶心或呕吐（可有食欲减退）。

2）不会同时兼有畏光和声音恐怖。

（5）不是由其他疾病所致。

（二）FETTH 诊断标准

（1）符合下述第 2~4 项的发作至少 10 次，每月发作时间≥1 天，＜15 天，持续至少 3 个月，每年发作时间≥12 天，＜180 天。

（2）每次头痛发作持续 30 分钟~7 天。

（3）头痛具有至少两项以下特征。

1）双侧性。

2）压迫感/紧束感（非搏动性）。

3）轻度或中度疼痛。

4）常规体力活动（如步行或上楼）不会加重头痛。

（4）以下两项均符合。

1）无恶心或呕吐（可有食欲缺乏）。

2）不会同时兼有畏光和声音恐怖。

（5）不是由其他疾病所致。

（三）CTTH 诊断标准

（1）发作符合下述第 2~4 项的发作，每月平均发作时间≥15 天，持续超过 3 个月，每年发作时间≥180 天。

（2）每次头痛发作持续数小时，或长期持续。

（3）头痛具有至少两项以下特征。

1）双侧性。

2）压迫感/紧束感（非搏动性）。

3）轻度或中度疼痛。

4）常规体力活动（如步行或上楼）不会加重头痛。

（4）以下两项均符合。

1）畏光、声音恐怖和轻度恶心三者中最多只有一项。

2）既无中度或重度恶心，也无呕吐。

（5）不是由其他疾病所致。

（四）可能紧张型头痛

1. 可能少发发作性紧张型头痛

（1）尚缺其中任何一项，头痛发作就完全符合 IETTH 诊断标准的第 1~4 项。

（2）不符合无先兆偏头痛的发作。

（3）不能归于其他疾病。

2. 可能频发发作性紧张型头痛

（1）尚缺其中任何一项，头痛发作就完全符合 FETTH 诊断标准的第 1~4 项。

（2）不符合无先兆偏头痛的发作。

（3）不能归于其他疾病。

3. 可能慢性紧张型头痛

（1）头痛发作符合 CTTH 诊断标准的第 1~4 项。

（2）不能归于其他疾病，但目前或在近两天内有药物滥用，且符合药物滥用引起的头痛中任何亚型的诊断标准。

五、鉴别诊断

1. 颈椎病

本病疼痛的部位和性质与紧张型头痛相似，但颈椎病常伴有眩晕、肩痛、手麻木、臂痛、眼花或眼胀，影像学有颈椎退行性病变等，以此作鉴别。

2. 鼻源性头痛

如鼻炎、鼻窦炎等，因抗生素的广泛应用，鼻部本身症状表现可不明显，易与紧张型头痛混淆。应做鼻腔及鼻窦检查，尤其是拍鼻窦 X 线片或 CT 以明确诊断。

3. 齿源性头痛

尤其是第一恒磨牙龋病，刺激牙髓神经，引起头面部痛，酷似紧张性头痛，详细询问病史，仔细检查口腔，不难确诊。

4. 偏头痛

属血管性头痛，常见于中青年和儿童。头痛位于一侧颞额眶部，呈搏动性跳痛，常伴恶心及呕吐。为发作性头痛，头痛前可先有视觉障碍如视物模糊，视野中有盲点或偏盲等先兆，也可无任何先兆即开始偏侧头痛。一般历时数小时或数天而缓解，极少数患者呈偏头痛持续状态。少数患者偏头痛可能和紧张型头痛同时存在，以致两者难以区分。

5. 丛集性头痛

此种头痛可能属血管性并和下丘脑功能障碍有关。头痛位于一侧眶颞额部，重者波及全头部。头痛发作呈密集性，剧烈且无先兆。头痛发作迅速并可突然停止。发作时伴以结膜充血、流泪、流涕及多汗，少数出现上睑下垂。每天发作数次，并可在睡眠中发作，每次发作历时数十分钟至数小时，并可连续数天至数周，但缓解期可长达数月至数年之久。经对患者详细询问病史和发作观察，不难与紧张型头痛鉴别。

6. 三叉神经痛

系面部三叉神经分布区的发作性短暂剧痛。每次疼痛仅数秒钟，每天发作数次至数十次。疼痛如刀割，烧灼或针刺样，常因洗脸、刷牙、说话、咀嚼而诱发。患者常可指出诱发疼痛的位置，称为"扳机点"。本病好发于中、老年人，以三叉神经第 2、第 3 支受累较多。若单纯第 1 支受累尤应注意和 ETTH 相鉴别。

7. 颅内占位性疾病引起的头痛

此类疾病包括颅内肿瘤、颅内转移癌、脑脓肿及脑寄生虫病等疾病。此类头痛系由于颅内压增高所致，随病程进展常伴有喷射性呕吐和眼底水肿，但早期可被误诊为紧张型头痛。对病程较短的头痛患者，除注意眼底改变外，仔细的神经系统检查极为重要。如发现病理反射等体征出现，常提示并非紧张型头痛而应及时采用脑 CT 或 MRI 等检查以助鉴别。

8. 颅内慢性感染引起的头痛

此类疾病包括结核性脑膜炎、真菌性脑膜炎、猪囊尾蚴病（囊虫病）性脑膜炎及梅毒性脑膜炎等症。这些脑膜炎均以头痛为早期症状，一般皆伴有发热，但部分不典型患者，初期只有低热，而且脑膜刺激征阴性，易误诊为紧张型头痛。故在询问病史时，只要近期有过感冒史或查体发现有可疑的病理反射，即应及时考虑腰椎穿刺，详细检测脑脊液的压力、细胞学、生化、色氨酸及墨汁染色等常规化验。必要时应同时检测血液和脑脊液中抗结核抗体、猪囊尾蚴病（囊虫病）免疫试验及梅毒试验等以助明确诊断。

六、治疗

紧张型头痛尽管不会严重影响日常生活和工作，但也带来许多痛苦。紧张型头痛的治疗可分为药物和非药物治疗。尽量保持稳定的心理状态，生活要有规律，禁烟酒，积极参加有兴趣的文体活动，同时还应该注意预防生活中的各种应激或诱因。

（一）非药物治疗

目前紧张型头痛的发病机制尚不十分清楚，可能与多种因素有关：包括心理因素、中枢痛觉超敏、颅周肌肉收缩和肌筋膜炎、神经递质因素等。因此对紧张型头痛患者，首先应建立起患者对医生的信任，进行适当的心理疏导，鼓励患者建立良好的生活习惯。尽可能采用非药物治疗，如心理行为治疗、物理治疗、松弛治疗等。

1. 心理行为治疗

需向本病患者及家人说明本病的性质，及时对患者心理疏导，使其解除不必要的顾虑，保持乐观向上的精神，日常生活要规律，经常参加文体活动。这是治疗成功的前提。还包括戒除对药物的依赖性、向心理医师咨询、认知—行为疗法。心理疗法适合于药物滥用或过量，合并精神病的儿童和青少年 TTH 患者。

2. 物理治疗

物理治疗能松弛紧张的骨骼肌，缓解紧张型头痛，效果肯定。常用的方法有按摩、经皮电刺激、热疗、生物信息波及离子导入等。根据中医理论可施行针灸治疗，也有一定的疗效。

3. 松弛治疗

放松要掌握一定的技巧，首先在避光的环境里，采取舒适地斜躺姿势，开始训练。其次坐在周围环境不太安静的地方进行训练。最后，必须每天坚持练习。以家庭为基础的训练程序有时甚至超过临床治疗效果。下面这套程序对缓解 TTH 有很大帮助：①坐在椅子上，背靠紧，双手放在膝盖上，双脚放在地板上；②头靠着墙；③肩放低；④放松下颌，上下牙齿间留有间隙；⑤闭眼，平静而有节律地呼吸；⑥从头到脚感受全身在放松；⑦每次吸气时，选择一个线索词，如"放松"；⑧30 秒后，睁开眼睛，深呼吸结束。

（二）药物治疗

1. 抗抑郁药

阿米替林开始 25mg/d，睡前服，每 3~4 天增加 25mg，一般的治疗剂量范围为 50~

250mg/d。该药起效较慢，只有在足量用药4周后，才可认为该药有效或无效。不良反应有口干、便秘、心动过速、视力模糊、尿潴留、心律失常及充血性心力衰竭。也可用度洛西汀等抗抑郁药。

2. 抗焦虑药

安定、氯氮卓、安宁及巴比妥类药物。

3. 非甾体抗炎药

常用药物有布洛芬、洛索洛芬钠、双氯芬酸钠。

4. 肌肉松弛药

常用药物有乙哌立松、盐酸替扎尼定。

（三）神经阻滞治疗

1. 痛点阻滞或神经阻滞

对局部压痛点可用局部麻醉药复合糖皮质激素注射，也可行枕大神经、枕小神经及星状神经节阻滞。

2. 环形阻滞

对于有颅骨肌膜压痛者，根据压痛的面积大小，可选用骨膜下痛点阻滞、环形阻滞及十字形阻滞。所谓环形阻滞，就是围绕压痛部位的边缘，每隔2~3cm选一个注射点，对于面积较大者，在环形阻滞的基础上在压痛范围内行十字阻滞。

（四）预防性用药

对于CTHH、FETHH、伴有颅骨膜压痛或存在药物过度使用的患者，应考虑预防性用药。预防性用药的原则是：起始剂量小；缓慢加量（通常1周加一次剂量）至最小有效剂量；起效后维持2~4周；判定药物是否有效，应足量治疗至少4~8周；应同时治疗精神障碍等伴发疾病。

最主要的预防性药物是三环类抗抑郁药。阿米替林是唯一被多项临床对照研究证实有效的药物，应作首选，每次0.025g，每天3次。其他三环类药物有氯米帕明，每次0.025g，每天3次；四环类药物马普替林，每次0.025g，每天3次；或米安色林，每次0.03g，睡前服用。现在多选用不良反应较小的新型抗抑郁药，如氟西汀，每次0.02g，早晨服用，或帕罗西汀，每次上午0.02g。

（苑露丹）

第三节　偏头痛

偏头痛是一种原发性头痛，是头痛第2个最常见的原因，临床表现为反复发作的偏侧或双侧头痛，可伴有恶心、呕吐和烦躁不安。偏头痛可见于各年龄人群，但首发多在儿童或青少年期，人群患病年龄高峰为40岁，女性患病率是男性的2~3倍，部分患者有家族史。

虽然偏头痛只是发作性的头痛，但在发作期，约2/3的患者工作、学习或生活能力受损，约半数不能完成正常的工作或生活。25%的患者因长期频繁发作而使得生命质量明显下降，被WHO列入影响人类健康的前20位重大疾病。

一、病因与发病机制

偏头痛是一组病因尚不明确的疾患。现有证据提示具有明显的遗传性，约60%的偏头痛患者有家族史。有先兆的偏头痛比无先兆的偏头痛具有更高的家族聚集性。目前认为偏头痛是遗传素质基础上形成的局部颅内外血管对神经体液调节机制发生阵发性异常反应。

偏头痛的病因与发病机制还不完全清楚，目前对偏头痛发作的机制解释主要是三叉神经—血管学说：在三叉神经和三叉神经核的血管终末，血管神经肽的释放激活了三叉神经核的细胞，一方面使得其支配的脑膜和颅外血管发生扩张、大量疼痛介质尤其是基因有关的降钙素多肽（CGRP）释放；另一方面又使得所支配结构的痛性传入增加，产生疼痛。目前常用的偏头痛特异性药物（如麦角类、曲坦类）即是通过5－羟色胺受体作用影响此环节。疼痛调节结构的兴奋性异常，产生中枢敏化，使得正常时对感觉的抑制功能受损，出现对通常可以耐受的刺激的敏感，出现畏光、畏声、畏嗅、日常活动不耐受及反常疼痛现象。在疼痛调节结构功能异常及三叉神经核激活过程中，脑干相关调节结构的功能异常会导致其他核团功能的激活，如前庭神经核兴奋出现头晕和眩晕，自主神经系统激活产生恶心、呕吐及其他自主神经症状。

偏头痛还有一些激发与加重因素：①精神过度紧张、低落，过度疲劳，睡眠过多或过少，均可诱发偏头痛；②天气的突变，如突然变热、空气中湿度过高，过于沉闷，某些气味如油漆味、汽油味等，均可诱发和加重偏头痛；③某些血管扩张药，如硝苯地平、硝酸异山梨酯和硝酸甘油可诱发偏头痛。麦角胺不间断应用可引起依赖性和习惯性，当用药数小时后药效消失，会出现回跳性头痛。还有利血平类药物可诱发偏头痛，长期应用止痛药、麻醉药和咖啡因的戒断均可诱发偏头痛；④口服避孕药可诱发和增加偏头痛发作，月经来潮常常可诱发偏头痛（月经性偏头痛），有的妇女绝经期后偏头痛停止发作，也有在绝经期后开始偏头痛发作（绝经期偏头痛）；⑤某些食物，如硝酸盐或亚硝酸盐的食物、酒类和乙醇类饮料、巧克力、奶酪等，均可诱发偏头痛。游离脂肪酸（FFA），特别是棕榈酸和亚麻酸水平增高，均可诱发偏头痛，因此，不要食用过分油腻的食物。

二、临床分类

按国际头痛协会的偏头痛分类法，偏头痛可以分为以下6种亚型。
（1）无先兆偏头痛。
（2）有先兆偏头痛。
（3）儿童周期性综合征为前驱的偏头痛。
（4）视网膜性偏头痛。
（5）偏头痛并发症。
（6）很可能的偏头痛。

三、临床表现

（一）典型临床表现

偏头痛是临床比较常见的头痛，其特征为发作性，多为偏侧，中重度，搏动样头痛，一般持续4～72小时，1年发作1次或数次不等，发作间期一切如常。常见伴随症状有精神症状、呕吐、眩晕、视力减退、鼻窦炎、高血压等。声刺激或者日常活动都可以加重头痛，安静环境下休息可以缓解头痛。

（二）不同类型临床表现

1. 无先兆偏头痛

又称普通型偏头痛，占所有偏头痛的70%～80%，多数患者的发作具有一致性，有前驱期、头痛期和恢复期症状。前驱期患者可有疲乏、情绪不稳或反复哈欠等表现。头痛期的头痛具有典型特征，并易伴随有多种症状。一些患者在发作期还可有其他症状，如颈背部胀痛、头面部反常疼痛、头晕或眩晕、腹泻、注意障碍等情况。恢复期可有疲乏、抑郁、欣快、食欲改变等表现。

至少有5次符合以下标准的发作。

（1）头痛持续时间4～72小时（不治疗或治疗不成功）。

（2）头痛的特点至少符合以下4项中的两项：①偏侧；②搏动性；③中度或重度（影响日常工作、学习，甚至需卧床）；④日常活动后可加重头痛。

（3）头痛时至少有以下两项中的一项：①恶心及（或）呕吐；②畏光及畏声。

（4）排除其他原因引起的头痛。

相当多患者在发作前有诱因，如天气和环境（密闭、高海拔）变化，饮食（乙醇、奶酪、漏餐），睡眠过多或过少，紧张和应激，情绪变化，月经来潮，气味，药物（钙通道拮抗药、血管扩张药、西洛他唑等），剧烈运动等。

2. 有先兆偏头痛

有先兆偏头痛约占偏头痛患者的10%。发作前数小时至数天可有倦怠、注意力不集中和打哈欠等前驱症状。在头痛之前或头痛发生时，常以可逆的局灶性神经系统症状为先兆，最常见为视觉先兆，如视物模糊、暗点、闪光、亮点亮线或视物变形；其次为感觉先兆，感觉症状多呈面—手区域分布；言语和运动先兆少见。先兆症状一般在5～20分钟逐渐形成，持续不超过60分钟；不同先兆可以接连出现。头痛在先兆同时或先兆后60分钟发生，表现为一侧或双侧额颞部或眶后搏动性头痛，常伴有恶心、呕吐、畏光或畏声、苍白或出汗、多尿、易激惹、气味恐怖及疲劳感等，可见头面部水肿、颞动脉突出等。活动能使头痛加重，睡眠后可缓解头痛。疼痛一般在1～2小时达到高峰，持续4～6小时或十几小时，重者可历时数天，头痛消退后常有疲劳、倦怠、烦躁、无力和食欲差等。

诊断标准如下。

（1）至少发作2次。

（2）至少具有以下4项中的3项特点：①至少有1个或1个以上可逆的先兆症状（大脑或脑干的局部症状）；②至少有1个先兆症状逐渐发展，时间超过5分钟或1个以上先兆症状相继出现；③先兆症状持续时间不超过60分钟，若有1个以上的先兆症状，其持续时间可按比例延长；④出现头痛与先兆症状之间的间隔时间，不超过60分钟。

（3）排除其他原因引起的头痛。

3. 儿童周期性综合征为前驱的偏头痛

儿童头痛的发作可不同于成人，部位多为双侧，头痛为非搏动性或难以描述，程度轻，持续时间为数十分钟至1小时，但儿童发作期易有畏光、畏声、活动明显减少的行为特点。

部分患儿的表现不是头痛，却是周期性发作性的其他症状，如眩晕、腹痛或呕吐，发作间期的各种消化道、腹部、耳科检查均正常，分别被称为周期性呕吐、腹型偏头痛或儿童良性发作性眩晕。这些患者到青少年或成年期，将出现典型的偏头痛表现。

4. 视网膜性偏头痛

视网膜性偏头痛为反复发生的完全可逆的单眼视觉障碍，包括闪烁、暗点或失明，并伴偏头痛发作，在发作间期眼科检查正常。与基底型偏头痛视觉先兆症状常累及双眼不同，视网膜性偏头痛视觉症状仅局限于单眼，且缺乏起源于脑干或大脑半球的神经缺失或刺激症状。

5. 偏头痛并发症

（1）慢性偏头痛：偏头痛每月头痛发作超过 15 天，连续 3 个月或 3 个月以上，并排除药物过量引起的头痛，可考虑为慢性偏头痛。

（2）偏头痛持续状态：偏头痛发作持续时间 ≥72 小时，而且疼痛程度较严重，但其间可有因睡眠或药物应用获得的短暂缓解期。

（3）无梗死的持续先兆：指有先兆偏头痛患者在一次发作中出现一种先兆或多种先兆症状持续 1 周以上，多为双侧性；本次发作其他症状与以往发作类似；须经神经影像学检查排除脑梗死病灶。

（4）偏头痛性梗死：极少数情况下在偏头痛先兆症状后出现颅内相应供血区域的缺血性梗死，此先兆症状常持续 60 分钟以上，而且缺血性梗死病灶为神经影像学所证实，称为偏头痛性梗死。

（5）偏头痛诱发的痫样发作：极少数情况下偏头痛先兆症状可触发痫性发作，且痫性发作发生在先兆症状中或后 1 小时以内。

6. 很可能的偏头痛

（1）偏瘫型偏头痛：分家族性（1、2 级亲属中有类似表现）或散发性，临床特征是在表现有视觉或感觉或运动性失语的先兆中，同时出现完全可逆的偏身无力。

（2）基底型偏头痛：若患者在先兆中没有偏瘫，而出现至少下列 2 项表现（构音障碍、耳鸣、眩晕、复视、听力障碍、双侧鼻侧或颞侧同时有视觉症状、意识障碍、共济失调），则应考虑为基底型偏头痛，旧称基底动脉型偏头痛。

（3）月经相关性偏头痛：相当多数的女性患者的发作与月经周期有关。若头痛发作仅见于月经期（来潮前 2 天至来潮后 3 天），且 3 个周期中至少有 2 次发作，月经周期的其他时间没有发作，即为月经性偏头痛。若有上述特征，但在月经期的其他时间也有发作，则称为月经相关性偏头痛。

四、诊断

对常见的偏头痛诊断并不困难，根据反复发作的头痛，部分患者有家族史和视先兆，大部分患者有恶心、呕吐等伴随症状，体检无特殊阳性体征，应用麦角胺制剂或其他止痛药物有效，即可诊断本病。对病史和表现典型者，脑电图、经颅超声多普勒可能会发现一些非特异性的改变，但均无助于诊断，故不推荐作为临床常规检查，以减少误诊和浪费资源。

五、鉴别诊断

偏头痛除需与继发性头痛鉴别外，还应与其他原发性头痛（表 1-1）相鉴别。

表 1-1 偏头痛与其他原发性头痛的鉴别

项目	偏头痛	紧张型头痛	丛集性头痛
人口学	女>男	女>男	男>女
家族史	60%	无	无
周期性	无，女性月经周期	无	明确
头痛持续时间	4~72小时	30分钟~7天	30~180分钟
头痛部位	60%单侧，不固定	双侧	固定单侧
头痛性质	搏动，炸裂胀、束带样钝痛	钻痛、难以耐受	烧灼样或针刺样的短暂剧烈痛
头痛程度	中度到重度	轻度到中度	严重
伴随症状	恶心、呕吐、畏光畏声、畏嗅、日常活动不耐受	可有轻度食欲缺乏、畏光或畏声	头痛侧结膜出血水肿、流泪、鼻塞、流涕、出汗、眼睑下垂、瞳孔缩小、躁动不安

1. 紧张性头痛

头痛部位较弥散，可位于前额、双颞、顶、枕及颈部。头痛性质常为胀痛、压迫感和紧箍感。头痛常呈持续性，可时轻时重。多有头皮、颈部压痛点。常不伴恶心、呕吐、畏光、畏声等症状。

2. 丛集性头痛

临床表现也是发作性一侧头痛。但丛集性头痛伴有头痛侧结膜充血、面部发热潮红、流泪和鼻塞；头痛可一次接一次成串发作，每天一次至数次，可迁延3~6周，之后缓解；间歇期较长，通常为1年至数年发作1次；麦角胺制剂效果不好。

3. 高血压头痛

高血压头痛也可表现为搏动性头痛，但患者的年龄往往偏大，测定血压有助于诊断。

4. 头痛型癫痫

头痛型癫痫的临床表现与偏头痛基本一致，但前者脑电图不正常。止痛剂无效，而抗癫痫药物效果显著。

六、治疗

（一）治疗原则

（1）积极开展患者教育。使患者知晓偏头痛是无法根治但可以有效控制的疾患，确立科学和理性的防治观念与目标；教育患者，尤其是青少年患者，保持健康的生活方式，学会寻找并注意避免各种头痛诱发因素；鼓励患者记头痛日记，对帮助诊断和评估预防治疗效果有重要意义。

（2）要充分利用各种非药物干预手段，包括推拿、理疗、生物反馈治疗、认知行为治疗等。

（3）药物治疗包括急性发作期治疗和预防性治疗两大类，应该循证实施。

（二）急性发作期治疗

偏头痛发作期治疗的目的是快速、完全和持续地止痛及减少头痛再发，尽快恢复患者的功能。治疗应尽可能地减少和减轻不良作用，没有严重不良反应，具有较高的效价比。急性期治疗有效的指标包括：2 小时后无痛或疼痛明显改善；疗效具有可重复性，3 次发作中有2 次有效；止痛成功后的 24 小时内无头痛再发或无须再服药。

1. 镇静止痛药

如地西泮、复方乙酰水杨酸片（APC）、索米痛片和对乙酰氨基酚等。对轻、中度偏头痛有止痛效果，对发作频繁、经常服用止痛剂者，效果会越来越差，还会带来许多不良反应。

2. 前列腺素抑制剂

是一类非甾体抗炎止痛药物，如布洛芬，每次 0.2g，每天 3 次。氟芬那酸是前列腺素拮抗剂，一般认为前列腺素 E 使血管扩张而导致头痛，成人每次 0.2g，每天 3 次，不良反应有恶心、呕吐和皮疹等。

3. 麦角胺疗法

麦角胺是一种较强的血管收缩剂，是治疗急性偏头痛基本药物之一。下面介绍一些常用的麦角胺制剂。

（1）麦角胺咖啡因：首次口服 2 片，半小时后头痛不缓解再服 1 片，如仍不缓解，每半小时再服 1 片，一个疗程不超过 6 片。麦角胺制剂不应经常无间断服用，除有不良反应外，还可引起依赖性，当服药数小时药效消失时，会出现回跳性头痛，因而需要再次服药，形成恶性循环。较大剂量的麦角胺制剂可引起恶心、呕吐、腹痛和末梢血管缺血。由于麦角胺咖啡因有上述弊端，因此，有学者主张要限制使用，只用于程度较重的偏头痛患者，要尽早用药，在先兆期口服效果最好。有下述情况者慎用或禁用，败血症及有感染症状者、冠心病、雷诺病和血栓闭塞性脉管炎等。孕妇也要忌用。

（2）麦角胺衍生物：酒石酸麦角胺、舒马普坦和双氢麦角碱是治疗偏头痛特异性药物，均为 5－HT 受体拮抗剂，这些药物作用于中枢神经系统和三叉神经中受体介导的神经通路，通过阻断神经源性炎症而起到治疗偏头痛的作用。舒马普坦具有良好的耐受性，不良反应较轻微而短暂，持续时间常在 45 分钟内。舒马普坦口服剂，口服 0.05g，2 小时后头痛仍不缓解，可再服 0.05g。舒马普坦注射剂，皮下注射 0.006g。不良反应包括注射部位的疼痛、耳鸣、面红、烧灼感、热感、头昏、体重增加、颈痛及发音困难。

（3）苯甲酸利扎曲普坦：较舒马普坦吸收快，在头痛剧烈时服 0.005～0.01g，2 小时后头痛不缓解，可再服 0.005g。

（4）佐米格：一次剂量为 0.0025g（1 片），如果症状不能缓解可在第一次用药 2 小时后再服 1 片，症状仍不能缓解，可再服 1 片，但 24 小时内不得超过 0.015g。不良反应比较轻微，常见的有恶心、头晕、嗜睡和无力等，不宜用于儿童及 65 岁以上的老年人。

4. 麻醉药注射

麻醉药对偏头痛的治疗快速而有效。如在急诊室会经常静脉注射 50～100mg 哌替啶。这种方法起作用是觉得偏头痛消除了。然而，这种方法对那些反复头痛的患者来说显然不是最理想的。麻醉药没有治疗潜在的头痛机制，而是用于改变疼痛的感觉。此外，对采用口服麻醉药（如羟考酮或氢可酮）的患者，麻醉药上瘾极大地困扰偏头痛的治疗。麻醉药渴求和（或）撤销会加剧或者加重偏头痛。因此，建议麻醉药在偏头痛中的使用仅限于严重但不频繁的患者，以及对其他药物治疗没反应的头痛。

（三）预防性治疗

通常出现以下情况应考虑使用预防性治疗：患者的生活质量、工作或学业严重受损（须根据患者本人的判断）；每月发作频率在 2 次以上或急性期药物治疗无效或患者无法耐受；存在频繁、长时间或极度不适的先兆以及特殊类型的偏头痛；有发生 MOH 的危险；发作时间超过 72 小时；患者的意愿。

使用预防性治疗的目的是降低发作频率、减轻发作程度、减少功能损害、提高对发作期治疗的反应。预防治疗中，患者教育和综合干预是重要的方法，不应忽视。同时，要注意评估患者的并发症并予以有效控制。患者头痛日记是判断预防疗效的重要手段。

美国食品药品监督管理局批准的偏头痛预防治疗药物包括普萘洛尔、噻吗洛尔、丙戊酸钠、托吡酯和二甲麦角新碱（美国禁用）。另外，许多其他药物看来有预防效果，这些药物包括阿米替林、去甲替林、氟桂利嗪、苯乙肼、加巴喷丁和赛庚啶。因为严重的潜在不良反应，苯乙肼和二甲麦角新碱通常用于顽固病例。使用超过 6 个月时，二甲麦角新碱可能引起后腹腔或心脏瓣纤维变性，因此，使用这种药的患者需要医生监督。

在实施预防性治疗中，应遵循小剂量起始、逐渐加量、尽量单药治疗的原则，需要 4 ~ 8 周观察疗效，不宜过早换药，应综合药物不良反应和患者个体情况恰当选药。个别患者可考虑联合用药。

（廖　畅）

第四节　丛集性头痛

丛集性头痛（CH）是一种稀有形式的基本头痛，约占头痛的 10%。疼痛的特点通常为深部、眶后、强烈、非搏动的暴发性痛，丛集性头痛的核心特征是周期性。患者在发作期之间是健康的。约 50% 患者的发作在夜间，男性受影响是女性的 3 倍。

一、病因与发病机制

CH 的发病和发作机制不详。可能的机制包括：①因原发的神经源性活动增强而出现颅外血管（颞动脉）扩张、血流动力学改变；②三叉神经元（特别是其中的 P 物质能神经元）异常兴奋，活动增加，并影响颈动脉周围的交感神经；③发作时有交感和副交感神经的症状，故有自主神经系统参与；④CH 的发作具有固定时间发生的特点，提示下丘脑等控制昼夜节律的神经结构参与；⑤5 - 羟色胺、组胺、主细胞等可能参与发病，70% 的患者皮下注射组胺可以诱发发作。

二、临床表现

临床特点为某段时期内频繁出现短暂发作性极剧烈的难以忍受的单侧头痛。疼痛多固定位于一侧三叉神经第一支的分布区，即一侧眼球深部、眼眶及眶周、额部和颞部，可放射至鼻、颊、上颌骨、上腭、牙龈和牙齿，少数可放射至耳、枕部和颈部，甚至整个半侧头部。部分患者因此首诊于眼科、耳鼻喉科和口腔科等科室，常被误诊。发作时，5 ~ 10 分钟达疼痛高峰，多持续 15～180 分钟（平均约 45 分钟）。症状既可突然停止，也可缓慢缓解。至少一次疼痛的日常发作在每天的同一个小时，在一个丛集发作的持续时间。典型丛集性头痛患者会在一年中有 8～10 周有相对短期的偏侧疼痛的 1～2 次日常发作；通常伴随一个平均少于一年的没有疼痛的时间间隔。丛集性头痛患者发作时倾向于移动、踱步、摇摆或摩擦头部来缓解；一些人在发作时甚至会变得有攻击性。这是和偏头痛患者的极大不同，偏头痛患者发作时更安静些。

绝大多数患者头痛发作时伴有自主神经症状，头痛侧出现以下症状：流泪、结膜充血、鼻充血、鼻塞、鼻溢、头面部变红或苍白、头面部流汗、瞳孔缩小、上睑下垂、头面部水肿（眼睑、眶周、颊部、牙龈、上腭等）、疼痛处皮温变低（眶上区多见）、头面部皮肤痛觉过敏或异常性疼痛（疼痛处多见）等。还可有全身性症状：心动过缓、眩晕、共济失调、晕厥、血压升高、胃酸增多等。

三、诊断要点

神经影像学、电生理学、实验室及脑脊液检查均无助于诊断。发作性 CH 指持续时间 7 天至 1 年的丛集性发作之间有超过 1 个月的无痛间隔期。慢性 CH 指丛集性发作期持续时间超过 1 年，或期间的无痛间隔时间少于 1 个月。若头痛发作表现仅 1 条不符合诊断标准，可诊断为很可能的 CH。

丛集性头痛的诊断至少 5 次符合下列特征的头痛发作。

（1）严重或极重的；单侧眶、眶上和（或）颞部疼痛，持续 15～180 分钟；集中发作期间；不到半数的头痛发作可以程度略轻、频率减少或持续时间改变。

（2）头痛时出现至少下列 1 项表现于头痛侧：①结膜充血或流泪；②鼻塞和（或）流涕；③眼睑水肿；④前额和面部出汗；⑤眼睑下垂和（或）瞳孔缩小；⑥不安和激越。

（3）频率为隔天 1 次至每天 8 次。

（4）不是由其他疾病所致。

四、治疗

（一）发作期的治疗

此病疼痛剧烈，所以需要镇痛治疗迅速起效。口服起效慢，因此少用。首选治疗有以下两种。

1. 面罩吸入 100% 氧疗

丛集性头痛发作达到顶点快速，因此需要快速起效的治疗。许多急性丛集性头痛患者对氧气吸入反应良好。应该在 15～220 分钟施用每分钟 10～12L 的 100% 氧气。

2. 皮下注射舒马曲坦

皮下注射 6mg 舒马曲坦见效迅速，通常可将发作缩短到 10～15 分钟；没有抗药反应的证据。舒马曲坦（20mg）和佐米曲坦（5mg）鼻喷对于急性丛集性头痛都有效，为那些不愿自己日常注射的患者提供了有用的选择。口服舒马曲坦对于预防或者治疗丛集性头痛无效。

（二）预防性治疗

预防性治疗的目的是尽快打断丛集性发作周期，药物的选择主要参考发作时间。长时间发作或者慢性丛集性头痛的患者需要长期服用安全的药物。相对短期发作的患者，口服有限疗程的糖皮质激素或者二甲麦角新碱（美国禁用）很有效。

10 天疗程的泼尼松，开始每天 60mg 持续 7 天，接着快速逐步减少，可以中断许多患者的疼痛发作。使用麦角胺（1~2mg）时，在预期发作前 1~2 小时使用效果最佳。日常使用麦角胺的患者必须被告知麦角胺中毒的早期症状，包括呕吐、麻痹、针刺、疼痛和四肢发绀。

（廖 畅）

第二章

缺血性卒中

缺血性卒中是指脑供血血管由于各种原因导致管腔闭塞，由此产生血管供应区脑功能损害和一系列神经症状。缺血性脑卒中常表现为偏瘫、失语。多见于 50～60 岁患有动脉粥样硬化的老年人，缺血性脑卒中的症状常伴有高血压、冠心病、糖尿病、心房颤动、瓣膜病等。

短暂性脑缺血发作（TIA）是缺血性脑血管病的一个亚型，病理生理过程与缺血性卒中相似，治疗上也与缺血性卒中相似。TIA 是缺血性卒中的预警信号，应积极处理。

第一节 缺血性卒中危险因素与病因

确定缺血性脑卒中的病因是预防卒中复发的关键，了解危险因素及病因有助于一级预防和二级预防策略的制订，了解病因和机制有利于急性期治疗策略的制订。临床表现和检查有助于确定病因或缩小病因范围，但仍近30%的卒中仍病因不明，除非通过特殊检查。

一、危险因素

（一）不可干预的危险因素

包括年龄、性别、种族、遗传及低出生体重等。具有这些不可干预的危险因素者更需要重视其他可干预危险因素的筛查与干预。

（二）可干预的危险因素

包括干预后可以明确获益的危险因素如高血压、心脏病、血脂异常、糖尿病、无症状颈动脉狭窄、超重与肥胖、缺乏身体活动、饮食和营养、吸烟、饮酒等，以及一些干预后可能潜在获益的危险因素如高同型半胱氨酸血症、代谢综合征、高凝状态、口服避孕药、偏头痛、炎症与感染、阻塞性睡眠呼吸暂停、绝经后激素治疗、药物滥用等。

二、病因

（一）大动脉粥样硬化

患者的临床和脑部影像学表现可能是由于大动脉粥样硬化导致的。患者血管影像学检查可证实存在与缺血性卒中神经功能缺损相对应的颅内或颅外大动脉狭窄 >50% 或闭塞，同时血管病变符合动脉粥样硬化改变。

（二）心源性栓塞

主要为非瓣膜性心房颤动，也包括其他心脏病，如卵圆孔未闭、房间隔缺损（反常栓子）、心肌梗死（附壁血栓）、无菌性血栓性心内膜炎（瓣膜赘生物）等。

（三）小血管闭塞

主要是穿支动脉或其远端微动脉闭塞，常见的病理生理改变包括动脉粥样硬化、脂质透明变性和纤维素样坏死；其他病因如遗传性脑小血管病，包括线粒体脑肌病伴乳酸中毒及卒中样发作，伴皮质下梗死和白质脑病的常染色体显性遗传性脑动脉病等。

（四）其他少见原因

1. 高凝性疾病

蛋白S缺乏症和高同型半胱氨酸血症可能也会引起动脉血栓形成。系统性红斑狼疮性非典型疣状心内膜炎是栓塞性卒中的病因之一。这些疾病需要长期抗凝血治疗以预防卒中发生。

2. 镰状细胞性贫血

是儿童卒中常见的原因。这种血红蛋白突变的纯合子携带者会在儿童时期出现卒中，经颅多普勒超声会表现为MCAs流速增快。MCAs流速增快的儿童，通过积极的换血疗法会戏剧性地减少卒中的发生，如果此疗法停止，卒中风险会再次增加，同时伴有MCAs流速增快。

3. 颞（巨细胞）动脉炎

老年人相对常见，主要累及颈外动脉系统，尤其是颞动脉，伴有巨细胞亚急性肉芽肿性炎症。眼动脉的分支睫状后动脉堵塞会导致单眼或双眼失明，糖皮质激素治疗有效。由于颈内动脉通常不会累及，所以其少引起卒中发生。特发性巨细胞动脉炎会累及主动脉弓发出的大血管而导致颈动脉或椎动脉血栓形成。该病很少发生在西方人群。

4. 药物

包括可卡因、安非他明等。上述物质有拟交感作用，可能通过增高血压导致卒中风险增高，主要为出血性卒中，但也可增加缺血性卒中的发生风险。

（张德新）

第二节　缺血性卒中临床表现与诊断

一、临床表现

（一）病史

缺血性卒中多见于中老年人，常在安静或睡眠中发生；常伴有高血压、高脂血症、糖尿病、冠心病等个人疾病史，易有吸烟、不运动等不良生活方式以及家族性心脑血管病病史；劳累、腹泻、寒冷、熬夜是缺血性卒中的常见诱因；头晕、头痛等是缺血性卒中的常见先兆。也可以无诱因或无先兆。

（二）不同脑血管闭塞的临床表现

1. 颈内动脉闭塞的表现

症状性闭塞可表现为大脑中动脉和（或）大脑前动脉缺血症状。颈内动脉缺血可出现单眼一过性黑矇，偶见永久性失明（视网膜动脉缺血）或 Horner 征（颈上交感神经节后纤维受损）。颈部触诊可发现颈动脉搏动减弱或消失，听诊有时可闻及血管杂音，但血管完全闭塞时血管杂音消失。

2. 大脑中动脉闭塞的表现

（1）主干闭塞：大脑中动脉闭塞导致三偏症状，即对侧偏瘫、偏身感觉障碍和偏盲（三偏），伴双眼向病灶侧凝视，优势半球受累出现失语，非优势半球受累出现体象障碍，并可以出现意识障碍。

（2）皮质支闭塞：①上部分支闭塞导致病灶对侧面部、上下肢瘫痪和感觉缺失，但下肢瘫痪较上肢轻，而且足部不受累，双眼向病灶侧凝视程度轻，伴 Broca 失语（优势半球）和体象障碍（非优势半球），通常不伴意识障碍；②下部分支闭塞较少单独出现。

（3）深穿支闭塞：最常见的是纹状体内囊梗死，大脑中动脉深穿支闭塞表现为对侧中枢性均等性轻偏瘫、对侧偏身感觉障碍，可伴对侧同向性偏盲。优势半球病变出现皮质下失语，常为底节性失语，表现为自发性言语受限、音量小、语调低、持续时间短暂。

3. 大脑前动脉闭塞的表现

（1）皮质支闭塞：导致对侧中枢性下肢瘫，可伴感觉障碍（胼周和胼缘动脉闭塞）；对侧肢体短暂性共济失调、强握反射及精神症状（眶动脉及额极动脉闭塞）。

（2）深穿支闭塞：导致对侧中枢性面舌瘫、上肢近端轻瘫（内囊膝部和部分内囊前肢受损）。

4. 大脑后动脉闭塞的表现

（1）单侧皮质支闭塞：引起对侧同向性偏盲，上部视野较下部视野受累常见，黄斑区视力不受累（黄斑区的视皮质代表区为大脑中、后动脉双重供应）。优势半球受累可出现失读（伴或不伴失写）、命名性失语、失认等。

（2）双侧皮质支闭塞：可导致完全型皮质盲，有时伴有不成形的视幻觉、记忆受损（累及颞叶）、不能识别熟悉面孔（面容失认症）等。

（三）体格检查

针对神经系统的查体，可发现与神经功能缺损症状相对应的阳性体征。涉及高级皮层功能、运动功能、感觉功能障碍及反射异常。

二、辅助检查

（一）实验室检查

为了迅速判断卒中样发作的病因，有些检查需要紧急实施，包括快速血糖，以了解是否有低血糖发作；有条件时可以查血常规、血电解质等。

（二）影像学检查

头部 CT 或 MRI，以明确卒中是缺血性卒中、出血性卒中或其他脑部疾病。

1. CT 扫描

CT 既可诊断或排除出血性脑卒中，也可诊断脑实质外出血、脑脓肿、占位或其他类似卒中的疾病。颅脑 CT 在脑梗死最初几小时内可表现为正常，其在 24～48 小时梗死灶仍可表现得不明显。由于骨头伪影，CT 不能显示后循环小梗死，皮质的小病灶仍可能被漏诊。

增强 CT 可增加亚急性期梗死灶诊断的敏感性，并可显示静脉系统的结构。随着新一代多排 CT 出现、静脉注入造影剂，CT 血管造影（CTA）可在一个序列对颈动脉、颅内动脉、颅内静脉、主动脉弓甚至冠状动脉显影。该方法使得诊断颈动脉和颅内动脉病变更容易。

2. MRI

MRI 对诊断全脑缺血脑组织的范围及位置较为敏感，包括颅后窝和皮质梗死。MRI 还可有助于确诊颅内出血及其他的异常，但对新鲜的出血不如 CT 诊断敏感。MRI 对急性出血性疾病较 CT 相比敏感性较差，且费用较高、费时及阅读难度较差。大部分急性期卒中治疗方案首选 CT 也是因为核磁的这些缺陷。但是，对于急性期以外的脑卒中患者，磁共振可更加清晰地显示受损脑组织的范围，并能分辨脑梗死的急性期病灶和陈旧性病灶。MRI 可能对 TIA 的患者更为有效，能更好地确诊新发梗死灶，对可能出现的卒中有更强的预测价值。

3. 脑血管造影

传统的脑血管造影是确诊和评估脑动脉粥样硬化性狭窄程度的金标准，也可评估和判断其他病因，包括动脉瘤、血管痉挛、动脉内膜血栓、肌纤维发育不良、动静脉瘘、血管炎和脑血管的侧支代偿。目前进展迅速的血管内操作，在颅内动脉血管内使用支架，在狭窄区域内给予球囊扩张，通过弹簧圈栓塞颅内动脉瘤，通过机械取栓装置开通急性缺血性卒中责任血管。

（三）病因学检查

针对心脏、脑血管、血液及全身进行缺血性卒中的病因检查。

（1）心电图、超声心动图、经食管超声、冠状动脉造影以及经颅多普勒（TCD）等。

（2）颅内外脑动脉检查，必要时针对颅内静脉系统进行检查。

（3）血液流变性（如全血黏度、全血还原黏度）、凝固性（如凝血酶）检查。

（4）其他可导致缺血性卒中的系统疾病的检查：免疫功能、血生化、甲状腺功能、肿瘤标志物等。

三、识别与诊断

缺血性卒中的治疗时间窗很短，要求将患者尽快转运到有条件进行静脉溶栓和（或）血管内介入治疗的上级医疗机构。因此，必须提高基层医生对卒中的准确识别和及时转诊能力，以缩短患者发病到治疗的时间（OTT）。

（一）简易识别法

1. BEFAST 试验

B（Balance）是指平衡，表现平衡或协调能力丧失，突然出现行走困难；E（Eyes）是指眼睛，表现突发的视力变化，视物困难；F（Face）是指面部，表现面部不对称，口角歪斜；A（Arms）是指手臂，表现手臂突然无力感或麻木感，通常出现在身体一侧；S（Speech）是指语言，表现言语困难、理解困难；T（Time）是指时间。上述症状可能意味着出现了卒中，请勿等待症状自行消失，立即拨打"120"获得医疗救助。

2. FAST 试验（面—臂—语言试验）

F（Face），出现面瘫、口角歪斜；A（Arms），出现肢体无力；S（Speech），出现言语困难；T（Time），指要有"时间就是大脑"的理念，一旦怀疑卒中，应尽快转诊。

3. "中风120"

是 FAST 试验的中国表述方法。"1"为看一张脸，出现口角歪斜；"2"为看两只手，出现肢体无力；"0"为聆听语音，出现言语困难。"120"则代表一旦怀疑卒中的诊断，需要启动急救响应流程，及时转诊。

（二）专科识别法

神经科医生对于卒中的识别与诊断需要根据以下 5 个方面。

（1）神经功能缺损，包括：①高级皮层功能受损，可出现昏迷、言语不流利和认知功能障碍（糊涂）等症状；②运动功能受损，可出现视物成双、口角歪斜、饮水呛咳、肢体无力、步态不稳等症状；③感觉功能受损，可出现视物模糊、面部和（或）肢体麻木等症状。

（2）起病突然，表现为神经功能缺损出现的时间可以精确到小时，甚至分钟。

（3）卒中最常发生于有血管疾病危险因素及病因的人群中。

（4）卒中有容易在激动、活动、寒冷、熬夜中发病的诱因；发生前可能会出现头晕、头痛等先兆。

（5）卒中是脑血循环障碍病因导致的神经功能缺损，需要与导致突发神经功能缺损的其他病因鉴别，如低血糖发作、电解质紊乱、脑炎等疾病。

（三）影像学识别法

缺血性卒中 CT 影像上显示为低信号，新的脑梗死病灶往往颜色偏灰色，超早期脑梗死可表现为皮质边缘以及豆状核区灰白质分界不清。但由于 CT 的分辨率低，所以对于发病 24 小时内、小面积及脑干的脑梗死病灶显示不清楚，需要行头部 MRI 进一步证实。出血性卒中在 CT 影像上显示为高信号，即白色。神经科医生应该熟悉所有缺血性卒中的影像学检查方法，基层医生根据所在医疗卫生机构的条件掌握相应的影像识别法。

四、鉴别诊断

1. 脑出血

起病更急，数分钟或数小时内出现神经系统局灶定位症状和体征，常有头痛、呕吐等颅内压增高症状及不同程度的意识障碍，血压增高明显。但大面积脑梗死和脑出血、轻型脑出血与一般脑血栓形成症状相似。可行头颅 CT 以鉴别。

2. 脑栓塞

起病急骤，数秒钟或数分钟内症状达到高峰，常有心脏病史，特别是心房纤颤、细菌性心内膜炎、心肌梗死或其他栓子来源时应考虑脑栓塞。

3. 颅内占位性病变

某些硬膜下血肿、颅内肿瘤、脑脓肿等起病也较快，出现偏瘫等症状及体征，需与本病鉴别。可行头颅 CT 或 MRI 检查进行鉴别。

（张德新）

第三节　缺血性卒中治疗方法与预防

一、急性期的治疗

（一）一般治疗

卒中一般支持治疗的主要目的是尽量维持患者的内环境稳定，为卒中的特异性治疗和卒中康复创造条件

（1）保持呼吸道通畅，避免对意识不清的患者喂服各种药物，以免窒息。

（2）对意识不清的患者一般采取半卧位、侧位比较好。

（3）建立静脉输液通道，但应避免非低血糖患者输注含糖液体或大量静脉输液等。

（4）有条件时可以查快速血糖，评估有无低血糖；监测心率及心律；维持血压平稳，但要避免过度降低血压。

（二）溶栓治疗

目前国内公认的溶栓治疗时间窗是发病 6 小时内。重组组织型纤溶酶原激活物，以 0.9mg/kg（最大剂量 90mg）进行溶栓治疗，可以显著改善急性缺血性卒中患者预后，治疗开始越早，患者的预后越好。①开放两条静脉通道（避免动脉穿刺或中心静脉导管置入）。②0.9mg/kg（最大 90mg），10% 静脉注射，余下在 1 小时内静脉滴注。③监测血压。④神经功能状态下降或血压不能控制，停止注射，给予冷沉淀物，立即进行脑成像检查。⑤24 小时内不再给予其他抗血栓药物。⑥2 小时内避免导尿管导尿。

（三）抗凝治疗

目前临床仍在广泛应用，但就药物的选择、用药常规、开始治疗时推注的剂量、抗凝的水平以及治疗持续的时间存在分歧。

1. 普通肝素

肝素先注射 5 000U，然后以 10 ~ 12U/（kg·h）的剂量加入生理盐水中持续 24 小时静脉滴注，使用 6 小时后抽血测量 APTT，24 小时内使 APTT 达到对照值的 1.5 ~ 2.5 倍（或 APTT 达到 60 ~ 109 秒），然后每天监测 APTT，待病情稳定可改为华法林口服。

2. 低分子肝素

低分子质量肝素皮下注射 5 000U，2 次/天，疗程 2 ~ 3 周，然后口服抗凝药治疗。

3. 华法林

由于华法林起效需要 3 ~ 5 天，故应该在停用肝素或低分子肝素前 3 天开始同时给以华法林治疗，起始剂量为 5 ~ 10mg/d，连用 2 天，然后改为维持量，国际标准化比值（INR）目标值为 2 ~ 3，如果有心脏机械瓣置换术史，INR 需达到 2.5 ~ 3.5。未达治疗范围前每天测量 1 次，当其剂量合适，监测指标稳定后，可改为每周 1 次，长期应用者至少每月 1 次；每天应在同一时间服药。

（四）抗血小板治疗

对于不能溶栓和抗凝治疗的患者，均建议给予抗血小板治疗。阿司匹林是唯一被证明治疗急性缺血性卒中有效的抗血小板药物；有多种抗血小板剂被证明对卒中二级预防有效。两

项大型研究国际卒中试验（IST）和中国急性卒中试验（CAST）发现，卒中后 48 小时内用阿司匹林会降低卒中再发风险和死亡率。

阿司匹林用法：初始剂量为 300mg，维持量 50～300mg/d，大剂量（>150mg/d）长期使用不良反应增加。英国医师协会建议卒中后前 2 周使用 300mg/d，然后改为小剂量维持，如果既往有因为阿司匹林导致的胃部疾患，应同时使用质子泵抑制剂。

（五）扩容治疗

除抗血小板聚集、调脂治疗外，应停用降压药物及血管扩张剂，必要时给以扩容治疗，病情稳定后需考虑血管内治疗或 CEA 以解除血管狭窄。

（六）神经保护

神经保护是指延长脑耐受缺血的治疗。缺血性卒中神经保护药物的疗效与安全性尚需更多高质量临床试验进一步证实。目前在临床上有随机对照研究结果显示，有临床获益的药物有依达拉奉。

（七）并发症的防治

1. 脑水肿及颅内压增高

脑水肿一般在发病后 3～5 天达到高峰，需要控制脑水肿，降低颅内压，预防脑疝。

（1）避免和处理引起颅内压增高的因素，如头颈部过度扭曲、激动、用力、发热等；急性期应限制液体入量，5% 的葡萄糖液体可能加重脑水肿，应慎用。

（2）抬高患者头位，通常抬高床头 15°～30°。

（3）可使用甘露醇静脉滴注减轻脑水肿，降低颅内压，必要时也可用甘油果糖、呋塞米或白蛋白等。

（4）对恶性缺血性卒中（大动脉闭塞导致的大面积缺血性卒中）经积极药物治疗后病情仍恶化的患者，可请神经外科会诊，选择去骨瓣减压术和（或）脑室引流术。

2. 脑梗死后出血（出血转化）

（1）症状性出血转化：停用抗栓（抗血小板、抗凝、降纤）等致脑出血药物。

（2）缺血性卒中出血转化后开始抗栓治疗（抗凝和抗血小板）的时间：可于缺血性卒中出血转化病情稳定后数天至数周后开始抗栓治疗，关键是权衡利弊，经神经科专科医生严格评估后确认。对于再发血栓风险高者，如心脏机械瓣膜或严重二尖瓣狭窄等，在严密观察病情变化的基础上可考虑维持抗凝治疗；对于再发血栓风险相对较低或全身情况较差者，可用抗血小板药物代替华法林等抗凝药物。

3. 缺血性卒中后痫性发作

是否预防性地应用抗癫痫药，尚有争论，一般不推荐预防性使用抗癫痫药。一旦出现痫性发作，可以给予丙戊酸钠或苯妥英钠、卡马西平等一线抗癫痫治疗。

4. 感染

缺血性卒中后常见的感染为肺炎、泌尿道感染，需要及时评估，有针对性地加强护理，防治相关感染。

5. 深静脉血栓形成（DVT）和肺栓塞

（1）鼓励患者尽早活动、抬高下肢，尽量避免下肢（尤其是瘫痪侧）静脉输液。

（2）对于发生 DVT 及肺栓塞高风险且无禁忌证者，可给予低分子肝素或普通肝素，有抗凝禁忌证者给予抗血小板治疗。

（3）可联合加压治疗（长筒袜或交替式压迫装置）和药物治疗预防 DVT，不推荐常规单独使用加压治疗；但对有抗栓禁忌证的缺血性卒中患者，推荐单独应用加压治疗预防DVT 和肺栓塞。

（4）对于无抗凝和溶栓禁忌的 DVT 或肺栓塞患者，首先建议肝素抗凝治疗，症状无缓解的近端 DVT 或肺栓塞患者可给予溶栓治疗。

6. 压疮

尽量避免皮肤与黏膜的损伤。对活动受限的瘫痪患者定期翻身，防止皮肤受压；保持良好的皮肤、黏膜卫生，保持营养充分；易出现压疮者建议使用特定的器物保护易损部位，直到恢复行动功能。

7. 缺血性卒中后精神心理及认知功能障碍

缺血性卒中后焦虑、抑郁、认知功能下降严重影响患者预后，应尽早评估，积极干预。

二、缺血性卒中的一级预防

（一）改良生活方式

1. 精神及心理健康管理

规律的生活对情绪的稳定很重要，情绪不稳定可使血压波动。长期慢性心理应激状态增加卒中的发生风险，需要重视精神心理健康管理。

2. 饮食和营养管理

建议每天饮食种类多样化，使能量和营养的摄入趋于合理；采用包括水果、蔬菜和低脂奶制品以及总脂肪与饱和脂肪酸含量较低的均衡食谱；降低钠摄入量和增加钾摄入量，推荐食盐摄入量≤6g/d，钾摄入量≥4.7g/d。

3. 戒烟

吸烟者应戒烟，不吸烟者应避免被动吸烟。

4. 戒酒

不提倡用少量饮酒的方法预防缺血性卒中，饮酒者应戒酒。

5. 适当的身体活动

身体活动可降低卒中发生风险，且不受性别或年龄的影响。建议选择适合自己的身体活动来降低卒中的发生风险。

（二）控制危险因素

1. 高血压

强化血压监测和管理。一旦确诊，应严格监测血压，改良生活方式，仍不能控制血压达标者应及时规律药物治疗。降压目标：普通高血压患者应将血压降至＜140/90mmHg，伴心力衰竭、心肌梗死、糖尿病或肾病的高血压患者依据其危险分层及耐受性还可进一步降低。老年人（≥65 岁）可根据具体情况降至＜150/90mmHg。

2. 心房颤动

成年人应定期体检，早期发现心房颤动。确诊为心房颤动的患者，应积极进行专科治疗。原则上，非瓣膜性心房颤动患者建议长期口服华法林抗凝治疗，控制 INR 目标值范围在 2 ~ 3。

3. 其他心脏病

除心房颤动外，其他类型的心脏病也可能增加缺血性卒中的危险。成年人应定期体检，尽早发现心脏病。

4. 血脂异常

成年人应每年进行血脂检查，血脂异常者首先应进行治疗性生活方式改良，并定期复查血脂。改良生活方式无效者采用药物治疗。

5. 糖尿病

成年人应定期检测血糖及糖化血红蛋白，必要时行糖耐量试验检查以排除隐匿性糖尿病。糖尿病患者应改良生活方式。2 ~ 3 个月血糖控制仍不满意者，应使用口服降糖药或胰岛素治疗。

6. 无症状颈动脉狭窄

对于无症状颈动脉狭窄患者可以根据其耐受性（肝、肾功能及肌酶变化）考虑每天服用阿司匹林和他汀类药物，同时筛查其他可治疗的血管疾病危险因素及病因，进行合理的治疗。

7. 超重和肥胖

对超重和肥胖者推荐减轻体重，以减少缺血性卒中发生风险。可通过改良生活方式减轻体重。

三、缺血性卒中的二级预防

缺血性卒中的二级预防主要针对 3 个环节，即改良生活方式、控制危险因素、专科特异性治疗，前两个环节同一级预防，本部分重点阐述缺血性卒中专科特异性治疗。

（一）大动脉粥样硬化患者的非药物治疗

这种卒中是复发率最高的分型。尽管高危因素的药物控制可以降低该类卒中的复发，但是部分内科治疗无效的患者需要考虑介入或者外科干预治疗。

（1）症状性颈动脉狭窄 70% ~ 99% 的患者，可考虑颈动脉内膜剥脱术（CEA），术后继续抗血小板治疗。

（2）对于无条件做 CEA 时、有 CEA 禁忌或手术不能到达、CEA 后早期再狭窄、放疗后狭窄可考虑行颈动脉支架置入术（CAS）。支架置入术前给予氯吡格雷和阿司匹林联用，持续至术后至少 1 个月。

（二）心源性栓塞的抗栓治疗

心源性栓塞所致卒中的二级预防基础是抗凝，从传统的口服华法林到凝血酶抑制药，依从性好的患者可以将卒中复发的概率降低 2/3。华法林的目标剂量是维持 INR 在 2.0 ~ 3.0，而凝血酶抑制药则可以不必检查 INR。对于不能接受抗凝治疗的患者，可以使用抗血小板治疗。

（三）非心源性卒中的抗栓治疗

大多数情况均给予抗血小板药物进行二级预防。药物的选择以单药治疗为主，氯吡格雷（75mg/d）、阿司匹林（50 ~ 325mg/d）都可以作为首选药物。

（四）其他特殊情况

一些卒中具有非常见的病因，此类患者需要根据具体病因学进行处理。动脉夹层患者发生缺血性卒中后，可以选择抗凝治疗或抗血小板治疗。药物规范治疗后仍有复发的患者可以考虑血管内治疗或者外科手术治疗。

不明原因的缺血性卒中/TIA 合并卵圆孔未闭的患者，多使用抗血小板治疗。如果合并存在下肢静脉血栓形成、房间隔瘤或者存在抗凝治疗的其他指征，如心房颤动、高凝状态，可以华法林治疗。

伴有高同型半胱氨酸血症（空腹血浆水平≥16μmol/L）的卒中患者，每天给予维生素 B_6、维生素 B_{12} 和叶酸口服可以降低同型半胱氨酸水平。

四、康复治疗

原则上在卒中稳定后 48 小时就可以由专业康复医生进行。有条件的医院可以在脑卒中早期阶段应用运动再学习方案来促进脑卒中运动功能恢复。亚急性期或者慢性期的卒中患者可以使用强制性运动疗法（CIMT）。减重步行训练可以用于脑卒中后 3 个月后轻到中度步行障碍的患者。

康复治疗方法主要包括早期物理疗法、作业疗法和语言康复，以及对患者及其家属关于神经功能缺损、预防卧床并发症的宣教等（包括肺炎、DVT 和肺栓塞、皮肤压疮、肌肉挛缩），鼓励患者克服这些缺陷并提供指导。康复的目的是帮助患者返回家庭，通过提供安全、适合的指导，最大程度恢复患者功能。此外，抑制疗法（制动健侧肢体）能够改善患者卒中后或卒中多年后的偏侧肢体瘫痪，表明物理疗法能够恢复未用神经元通路。

（王亚红）

第三章

脑出血

脑出血，多指非外伤性脑实质内的出血。起病急骤、病情凶险、死亡率非常高，是急性脑血管病中最严重的一种，为目前中老年人致死性疾病之一。在西方国家中，脑出血约占所有脑卒中的15%，占所有住院卒中患者的10%～30%，我国脑出血的比例更高，占脑卒中的18.8%～47.6%。脑出血发病凶险，发病30天的病死率高达35%～52%，仅有约20%的患者在6个月后能够恢复生活自理能力。

第一节　脑出血病因与诊断要点

一、病因与发病机制

脑内出血的原因较多，主要原因是长期高血压、动脉硬化。绝大多数患者发病当时血压明显升高，导致血管破裂，引起脑出血。其他病因包括：血液病、动脉瘤、动静脉畸形、脑梗死继发脑出血、抗凝或溶栓治疗等。长期慢性高血压，会使脑血管发生一系列的病理变化：

（1）长期高血压可使脑小动脉发生玻璃样变及纤维素性坏死，管壁弹性减弱，血压骤然升高时血管易破裂出血。

（2）在血流冲击下，血管壁病变也会导致微小动脉瘤形成，当血压剧烈波动时，微小动脉瘤破裂而导致脑出血。

（3）高血压脑出血的发病部位以基底节区最多见，主要是因为供应此处的豆纹动脉从大脑中动脉呈直角发出，在原有血管病变的基础上，受到压力较高的血流冲击后易致血管破裂。

二、临床表现

脑出血的症状与出血的部位、出血量、出血速度、血肿大小以及患者的一般情况等有关。一般表现为不同程度的突发头痛、恶心呕吐、言语不清、小便失禁、肢体活动障碍和意识障碍。位于非功能区的小量出血可以仅仅表现为头痛及轻度的神经功能障碍，而大量出血以及大脑深部出血、丘脑出血或者脑干出血等可以出现迅速昏迷，甚至在数小时及数天内出现死亡。

1. 基底节出血

基底节是高血压颅内出血最常见的部位，约占全部脑内出血的60%，该区域由众多动脉供血。典型的基底节出血可出现突发肢体的无力及麻木，语言不清或失语，意识障碍，双眼向出血一侧凝视，可有剧烈疼痛，同时伴有恶心呕吐、小便失禁症状。

2. 丘脑出血

临床表现为突发对侧偏瘫、偏身感觉障碍，甚至偏盲等内囊性三偏症状，CT扫描呈圆形、椭圆形或不规则形境界比较清楚的高密度血肿影，意识障碍多见且较重，出血波及丘脑下部或破入第三脑室则出现昏迷加深、瞳孔缩小、去皮质强直等中线症状。

3. 脑桥出血

脑桥出血少量时可有出血一侧的面瘫和对侧肢体瘫，而大量时可迅速出现意识障碍、四肢瘫痪、眼球固定，危及生命。

4. 小脑出血

小脑出血多表现为头痛、眩晕、呕吐、构音障碍等小脑体征，一般不出现典型的肢体瘫痪症状，血肿大量时可侵犯脑干，出现迅速昏迷、死亡。

5. 脑干出血

可在数分钟内进展为深昏迷和四肢瘫。通常可出现显著的去大脑强直和针尖样瞳孔（1mm），但对光反射仍存在。头位改变时患者眼球水平活动受损（玩偶眼或头眼反射消失）或冰水灌耳眼球反射消失。呼吸深快、严重的高血压和大量出汗是较常见的，部分患者在数小时内可能死亡，但是出血量较小时通常可抢救过来。

6. 脑叶出血

症状和体征可在数分钟内出现。大部分脑叶出血较少，引起的神经功能缺损症状及体征较为局限。如枕叶出血大多出现偏盲；左侧颞叶出血多表现为失语和谵妄状态；顶叶出血多表现为感觉障碍；额叶出血多表现为上肢无力。大量脑出血患者若压迫丘脑或中脑，多可表现出嗜睡或昏迷。大部分脑叶出血的患者可出现局部头痛，半数以上出现呕吐或昏睡，颈强直和癫痫少见。

7. 脑室出血

一般分为原发性和继发性。原发性脑室出血为脑室内脉络丛动脉或室管膜下动脉破裂出血，较为少见，占脑出血的3%~5%。继发性脑室出血是由于脑内出血量大，穿破脑实质流入脑室，常伴有脑实质出血的定位症状和体征。根据脑室内血肿大小可将脑室出血分为三型：Ⅰ型为全脑室积血，Ⅱ型为部分性脑室出血，Ⅲ型为新鲜血液流入脑室内，但不形成血凝块者。Ⅰ型因影响脑脊液循环而急剧出现颅内压增高、昏迷、高热、四肢弛缓性瘫痪或呈去皮质状态，呼吸不规则。Ⅱ型及Ⅲ型仅有头痛、恶心、呕吐、脑膜刺激征阳性，无局灶性神经体征。出血量大病情严重者迅速出现昏迷或昏迷加深，早期出现去大脑强直，脑膜刺激征阳性。常出现丘脑下部受损的症状及体征，如上消化道出血、中枢性高热、大汗、应激性溃疡、急性肺水肿、血糖增高、尿崩症等，病情多严重，预后不良。

三、诊断

1. 病史询问

（1）多为中老年患者。

（2）多数患者有高血压史，因某种因素血压急骤升高而发病。

（3）起病急骤，多在兴奋状态下发病。

（4）有头痛、呕吐、偏瘫，多数患者有意识障碍，严重者昏迷和脑疝形成。

（5）脑膜刺激征阳性。

2. 辅助检查

患者需常规进行血生化和血常规的筛查，尤其要关注患者血小板数和 PT/PTT，可用于鉴别凝血机制异常疾病。

CT 检查对诊断急性幕上脑实质出血很可靠。由于患者活动和颅后窝骨头伪影所干扰，小的脑干出血可能不能被及时诊断。出血 2 周后，血肿逐渐清除，影像上可见密度逐渐减低直至与周围脑组织呈现同样的密度，但容积效应和脑水肿可仍存在。在某些患者中，2～4周后出现血肿周边强化环，持续约数月。MRI 虽然对诊断颅后窝出血更敏感，但是对大部分患者是不必要的。MRI 上的血流信号图像可用于鉴别颅内动静脉畸形（AVM），确定脑出血的病因。当颅内出血病因尚不明确时，可能需要进行 MRI、CTA 和血管造影检查，特别是当患者为年轻患者，既往无高血压史，出血不位于高血压性脑出血常见的 4 个部位时。增强 CT 上出现的急性血肿周边的点状强化，也就是"点征"多提示死亡风险增高。部分治疗中心对脑出血的患者常规进行 CT 和 CTA 检查以确定大血管病变，且可提供预后相关信息。当患者出现局灶性神经功能症状及意识障碍，经常表现出颅内压增高的表现，此时进行腰椎穿刺可能增加脑疝的风险，因此需避免进行腰椎穿刺。

四、鉴别诊断

1. 脑梗死

多见于动脉硬化的老年人，安静状态下发病多见，多表现为偏瘫失语，一般无意识障碍（大动脉主干闭塞除外），头颅 CT 或 MR 可见低密度梗死灶，脑出血患者头颅 CT 或 MR 见高密度血肿影，故可与脑梗死相鉴别。

2. 蛛网膜下隙出血

多见于中青年，多表现为剧烈头痛、呕吐、颈强直，一过性高血压或偏瘫，头颅 CT 或 MR 可见脑室脑池内高密度阴影，头颅 CTA 或 MRA 可见脑血管瘤或血管畸形，脑出血患者为老年患者，头颅 CT 及血管造影未见血管瘤或血管畸形，故可与蛛网膜下隙出血相鉴别。

3. 病毒性脑炎

病前多有上呼吸道感染或腹泻史，以精神异常为首发，神经系统体征广泛，不能用某一局部病变解释，脑电图可见弥漫性慢波，部分患者脑脊液可见细胞、蛋白增高，患者病史及临床表现与病毒性脑炎不符，故不支持病毒性脑炎。

4. 高血压脑病

高血压脑病为一过性头痛、呕吐、抽搐或意识障碍，无明确神经系统局灶体征，以血压明显增高和眼底变化为主要表现，脑脊液正常。一旦血压降下来，症状可以缓解。头颅 CT 无出血灶可以鉴别。

5. 外伤性脑出血

这类出血可发生于受冲击处颅骨下或冲击直接相对的部位（对冲伤），最常见的部位是额极和颞极。外伤史可提供诊断线索。外伤性脑出血的 CT 扫描表现可延迟至伤后 24 小时显影，MRI 可早期发现异常。

本病还需要注意与糖尿病性昏迷、肝性昏迷、尿毒症、急性酒精中毒、低血糖、药物中毒、一氧化碳中毒等鉴别。

（王亚红）

第二节 脑出血治疗方法

脑出血病情凶险，约有 50% 的高血压性脑出血患者在急性期死亡，其他患者若急性期过后通常可得到较好的恢复。

治疗原则：早期通过保守或手术治疗以挽救患者生命；待患者病情稳定之后，早期完善脑血管造影检查明确病因；最后，针对相关并发症及存在的肢体功能障碍，早期介入康复治疗。

在治疗期间，需要留意患者相关并发症发生情况，同时予以积极治疗，还需要进行积极的营养支持。在患者病情稳定之后，需要早期介入康复治疗，因为神经细胞具有不可再生性，黄金康复期为脑出血后半年之内。

一、现场急救处理

对于脑出血患者，医生必须快速反应，准确分诊，尽快将患者送到诊室。对昏迷患者须保持呼吸道通畅，可头歪向一侧，或侧卧位，头部抬高 20°，给予吸氧并及时清除口腔和呼吸道分泌物，对呼吸衰竭的患者必要时行气管切开给予人工通气。接诊医师简明扼要询问病史，做较全面体检，对血压过高、脑疝危象、抽搐者给予及时处理；病历及时完成，各种检查妥善安排，尽量减少不必要的搬动。对危重患者及时开通静脉。对暂时无法收住院的危重患者，留置抢救室或诊室内抢救治疗，并做好交接班。对濒死无法抢救的患者，在向家属交代病情的同时，给予人道主义处理。

二、内科治疗

急性期内科治疗原则是制止继续出血和防止再出血，减轻和控制脑水肿，预防和治疗各种并发症，维持生命体征。治疗的主要目的是挽救患者生命，降低残废率，防止复发。控制脑水肿，降低颅内压。控制高血压是防止进一步出血的重要措施，但不宜将血压降得过低，以防供血不足。

（一）管理血压

脑出血的急性期血压会明显升高，血压的升高会加剧脑出血量，增加死亡风险、神经功能恶化及残疾率，因此血压的控制尤为重要。脑出血急性期后，如无明显禁忌，建议良好控制血压，尤其对于出血位于高血压性血管病变部位者。脑出血急性期后，推荐的血压控制目标是 <140/90mmHg，合并糖尿病和慢性肾损害者 <130/80mmHg。脑出血急性期高血压的药物治疗，推荐的一线降压药为口服卡托普利（6.25～12.5mg），但是其作用短暂，且降压迅速。静脉用药的一线选择为半衰期短的降压药。在美国和加拿大推荐使用静脉注射拉贝洛尔或者盐酸艾司洛尔、尼卡地平、依那普利。静脉注射乌拉地尔的应用也日益广泛。最后，必要时应用硝普钠，但是应注意其不良反应。

（二）控制脑水肿，降低颅内压

高血压脑出血急性期患者的死亡原因，主要是脑水肿引起脑疝所致。因此，及时应用脱水药物控制脑水肿是抢救患者的关键。也有学者反对脑出血急性期应用脱水药物，认为脑组织大量脱水后，减少了水肿对出血灶的机械性压迫，可加重出血。

常用的脱水药物有 20% 甘露醇，每次 125～250mL 静脉注射或静脉滴注，每天 4 次。为防止心脏负荷过重，可给呋塞米 40mg 静脉注射，每天 2～4 次，但呋塞米对清除脑水肿作用不够直接，且易引起电解质紊乱。对血压偏低的患者，继续应用脱水药，会引起循环血液的进一步减少，血压更不好维持，加重脑缺血，使脑水肿进一步加重。

甘露醇治疗脑水肿疗效快、效果好，但剂量大、用药时间长，可能引起心功能和肾功能损害及电解质紊乱，另一缺点是可能出现反跳现象。甘油果糖和复方甘油注射液可以弥补甘露醇的以上缺点。但甘油果糖静脉注射或静脉滴注过快都会引起血尿。因此，对严重的急性脑水肿，特别是脑疝患者，甘油果糖不能取得立即效果。

（三）止血

应用促凝剂防治 ICH 后活动性出血及血肿扩大，应用重组因子Ⅶ（rFⅦa）以及Ⅲ期随机对照试验，证明在 ICH 后早期应用 rFⅦa 减低血肿生长，3 个月死亡率为 38%，相对减低血栓栓塞性并发症，或临床后果与对照组并无差异。对于抗凝剂相关 ICH，应尽快应用维生素 K、钴胺、新鲜冰冻血浆（FFP）或凝血酶原复合物浓缩剂及 rFⅦa，纠正 INR，达到止血及防治血肿扩大。

（四）预防和治疗并发症

病情不严重的患者采取措施预防亚急性并发症，如吸入性肺炎、深静脉血栓形成和压力性溃疡等。脑出血患者临床稳定后，应进行早期活动和康复治疗。

1. 发热

查找感染证据，治疗发热源，给发热的患者使用退热药以降低体温。

2. 感染

应用适当的抗生素治疗脑出血后感染。不建议预防性应用抗生素。

3. 深静脉血栓

有轻偏瘫或偏瘫患者使用间歇充气加压装置预防静脉血栓栓塞。如果脑出血停止，发病 3～4 天后，可以考虑给偏瘫患者皮下注射低剂量低分子肝素或普通肝素治疗。

4. 痫性发作

脑出血患者有临床痫性发作时，给予适当抗癫痫药治疗；脑叶出血的患者在发病后立即短期预防性应用抗癫痫药，可能降低其早期痫性发作的风险。

三、外科治疗

脑出血除药物治疗外，某些病例可考虑手术治疗。一般来说，脑出血一旦确诊，应首先给脱水、降压措施，根据血肿的大小、部位、患者的一般状况及临床表现来适时决定是否进行手术治疗。关于手术治疗的指征，目前尚无统一的标准。

1. 钻孔引流

一般用于出血不太多（因钻孔引流量较小，如果血肿较大而用钻孔引流量太小达不到减压目的），位置较深的部分或重要功能区，手术创伤小，但不能有效止血，故复发率较高。

2. 开颅血肿清除

用于出血较多较重，位置较浅的相对非重要功能区，手术创伤大，但能发现出血点并止血，并且可以明确诊断是否为 AVM 等病变，故复发率较低。

四、预防

（1）必须早期发现，及时治疗。做到定期检查，采取服药措施，降低或稳定血压，防止血压突然增高。

（2）发现动脉硬化，必须早期治疗，降低血脂及胆固醇，以保持血管的弹性。

（3）避免精神紧张和疲劳，注意劳逸结合，合理安排工作，保证足够睡眠。

（4）饮食必须清淡，少食动物脂肪或胆固醇含量高的食物，糖也不宜过多食。可多吃豆类、水果。蔬菜和鱼类等，尤其对血压较高、动脉硬化、血脂者更为重要。

（5）必须忌烟酒。烟能加速动脉硬化的发展，对高血压更有害，并能引起血管痉挛。长期大量饮酒也会促使动脉硬化，甚至促使血管破裂。

（6）大便必须保持畅通，避免过度用劲排大便。多吃蔬菜、水果，多饮水，软化粪便，以免血压突然增高。

（7）必须注意季节变化，防寒避暑，防止寒冷、高温对机体的影响，避免使血管舒缩功能发生障碍，血压波动幅度加剧而发生意外。

（8）蹲下、弯腰及卧床、起身或改变体位时，动作必须缓慢，可用头低位及眼睛向下方式渐渐起身，切勿突然改变体位，防止头部一时供血不足而发生意外。

（薛东华）

第四章

阿尔茨海默病

阿尔茨海默病（AD）是一种慢性的大脑退行性变性疾病，病因至今不明。临床表现为进行性的记忆力障碍，分析判断能力衰退、情绪改变、行为失常，甚至意识模糊，最后死于肺部或尿路感染。

随着老龄化社会的到来，AD 给全球公共卫生系统带来了沉重的社会和经济负担。中国是世界上痴呆患者最多的国家，AD 是最常见的痴呆类型，它起病隐匿、早期诊断困难，会导致认知障碍、精神行为问题和社会及生活功能丧失。而轻度认知障碍（MCI）是介于认知正常和 AD 痴呆的中间阶段，具有向 AD 痴呆转归的高可能性，即 AD 源性 MCI，是最早有临床症状的阶段，也成为 AD 早期检测、诊断和防治最重要的窗口期。调查显示，中国 60 岁以上人口中痴呆患者约有 1 507 万，其中 AD 约 983 万人，MCI 约 3 877 万人。

第一节　阿尔茨海默病病因与诊断要点

一、病因与发病机制

AD 病因迄今不明，发病与脑内 β 淀粉样蛋白异常沉积有关。β 淀粉样蛋白是在形成 β 淀粉样前体蛋白过程中形成的，是后者的一个长约 42 个氨基酸的短片段。由于这个片段的三级结构是一个 β 皱褶层，使其具有不溶性。研究发现，β 淀粉样蛋白对它周围的突触和神经元具有毒性作用，可破坏突触膜，最终引起神经细胞死亡。

随着神经元的丢失，各种神经递质也随之缺失，其中最早也最明显的是乙酰胆碱。随着疾病逐步发展，AD 患者脑内乙酰胆碱水平迅速下降。这个发现支持胆碱能假说：即 AD 患者乙酰胆碱的缺失与认知功能障碍密切相关。这也是目前 AD 治疗获得有限疗效的重要基础。

最确定与 AD 的风险增加的因素是年龄增长、女性，以及 *APOE4* 基因型。在某些研究中曾被涉及的其他因素包括 AD 的家族史、抑郁症、教育水平低、吸烟、糖尿病、高血压，以及脂肪饮食等。除了 *APOE4*，某些改变风险的其他基因已被确认，但其影响的强度较小。

目前仍缺乏 AD 的风险可以通过饮食、药物或生活方式改变减低的确定证据。然而，某些资料均支持认知参与、体育活动、低脂及富于蔬菜的饮食，以及轻至中度酒精摄入。

二、临床表现

该病起病缓慢或隐匿。多见于 70 岁以上（男性平均 73 岁，女性为 75 岁）的老人。临床上可分为早、中、晚 3 期，记忆力下降是其核心症状。

（一）早期表现

主要是记忆力减退，通常也能进行正常的社会交往，所以经常不被本人及其家属注意。此时突出的症状是短期或近期记忆减退。患者总是忘记刚刚发生过的事情，而对几十年前的事却记得颇清楚。具体表现如下。

（1）随做随忘，丢三落四。

（2）词不达意，唠里唠叨。

（3）命名困难，出现错语。

（4）多疑猜忌，情感冷漠。

（5）计算力、定向力下降。

（二）中期表现

中期表现主要特点是远期记忆和近期记忆都明显受损丧失，如忘记用了多年的电话号码，记不住自己哪年结婚；有些患者表现出明显的性格和行为改变，如以前脾气温和、为人宽厚，现在变得脾气暴躁、心胸狭小；以前脾气很坏，现在却沉默寡言，特别听话；多数患者表现为对周围的事情不感兴趣，缺乏热情，不能完成已经习惯了的爱好技能，例如下棋、写书法、打太极；有些患者表现为不安，如无目的地在室内走来走去，或半夜起床到处乱摸，开门关门搬东西等；有些患者定向力会丧失，走得稍远一点就有可能迷路，有的甚至在很熟悉的环境中迷路。

（三）晚期表现

晚期患者不认识周围环境，不知年月和季节，算 10 以内的加减法都有困难；最多只能记起自己或配偶等一两个人的名字或严重时不认识配偶或子女；日常生活能力基本丧失，如吃饭、穿衣、洗澡、便尿均需要专人照顾。

特别强调，AD 的临床进展被认为包括长达约 10 年的症状前期和约 10 年的症状期，若有上述类似的症状，应该尽快到医院就诊，早期诊断、早期干预对 AD 患者的预后具有重要的意义。

三、辅助检查

迄今尚无直接诊断 AD 的特殊检测方法，辅助检查主要用于排除其他疾病。

1. 脑电图检查

AD 的脑电图表现为 α 波减少、θ 波增高、平均频率降低的特征。但 14% 的患者在疾病早期 EEG 正常。EEG 用于 AD 的鉴别诊断，可提供朊蛋白病的早期证据，或提示可能存在中毒、代谢异常、暂时性癫痫性失忆或其他癫痫疾病。

2. 头颅 CT 或 MRI 检查

是除外其他潜在颅内病变的重要手段。CT 扫描或 MRI 经常显示皮质的（特别是颞叶内侧）萎缩和脑室增大，但这类的改变是非特异的。但 MRI 对选择部位的体积定量可能比较有用，如海马萎缩，这是 AD 的早期征象。

3. 血液检查

主要用于发现存在的伴随疾病或并发症、发现潜在的危险因素、排除其他病因所致痴呆。包括血常规、血糖、血电解质（包括血钙）、肾功能和肝功能、维生素 B_{12}、叶酸水平、甲状腺素等指标。对于高危人群或提示有临床症状的人群应进行梅毒、人体免疫缺陷病毒、伯氏疏螺旋体血清学检查。

4. 脑脊液检查

脑脊液 Aβ-42、Tau 蛋白和磷酸化-Tau 水平也被发现是 AD 有用的生物标志物。

四、诊断

主要根据病史、实验室检查、神经系统检查和认知功能检查。患者和知情人提供的病史应该集中在受损的认知领域、疾病进展过程、日常生活能力的损害及任何相关的非认知症状。既往病史、伴随疾病、家族史和教育史是病史的重点。神经系统检查和全身体检对于区分 AD 与其他原发性退行性和继发性痴呆及伴随疾病尤为重要。

（一）NINCDS-ADRDA 诊断标准

美国国立神经病语言障碍卒中研究所 AD 及相关疾病协会（NINCDS-ADRDA）规定的 AD 诊断标准，被称为 AD 患者诊断的"金"标准。该标准经过多年临床实践，与病理结果有很好的一致性。但该标准强调"认知功能损害程度一定要影响患者日常生活能力和社会活动功能，AD 的诊断才能成立"，给 AD 患者的早识别、早诊断带来困难。

1. 可能为 AD 的诊断标准

NINCDS-ADRDA 规定的诊断标准。可能为 AD 的诊断标准：A 加上一个或多个支持性特征 B、C、D 或 E。

核心诊断标准如下。

A. 出现早期和显著的情景记忆障碍，包括以下特征。

（1）患者或知情者诉有超过 6 个月的缓慢进行性记忆减退。

（2）测试发现有严重的情景记忆损害的客观证据：主要为回忆受损，通过暗示或再认测试不能显著改善或恢复正常。

（3）在 AD 发病或 AD 进展时，情景记忆损害可与其他认知功能改变独立或相关。

支持性特征如下。

B. 颞中回萎缩。

使用视觉评分进行定性评定（参照特定人群的年龄常模），或对感兴趣区进行定量体积测定（参照特定人群的年龄常模），磁共振显示海马、内嗅皮质、杏仁核体积缩小。

C. 异常的脑脊液生物标志物。

β 淀粉样蛋白 1-42（Aβ1-42）浓度降低，总 Tau 蛋白浓度升高，或磷酸化 Tau 蛋白浓度升高，或此三者的组合。将来发现并经验证的生物标志。

D. PET 功能神经影像的特异性成像。

双侧颞、顶叶葡萄糖代谢率减低。其他经验证的配体，包括匹兹堡复合物 B 或 1-{6-[（2-18F-氟乙基）-甲氨基]-2-萘基}-亚乙基丙二氰（18F-FDDNP）。

E. 直系亲属中有明确的 AD 相关的常染色体显性突变。

2. 排除标准

病史：突然发病。早期出现下列症状：步态障碍，癫痫发作，行为改变。临床表现：局灶性神经表现，包括轻偏瘫，感觉缺失，视野缺损；早期锥体外系症状。

其他内科疾病，严重到足以引起记忆和相关症状：非 AD 痴呆、严重抑郁、脑血管病、中毒和代谢异常，这些还需要特殊检查。与感染性或血管性损伤相一致的颞中回 MRI 的 FLAIR 或 T_2 信号异常。

3. 确诊 AD 的标准

如果有以下表现，即可确诊 AD：既有临床又有组织病理（脑活检或尸检）的证据，与 NIA - Reagan 要求的 AD 尸检确诊标准一致。两方面的标准必须同时满足。

（二）NIA - AA 诊断标准

2012 年美国国家衰老研究所 AD 学会（NIA - AA）发布 AD 临床核心诊断标准，明确指出：符合痴呆，符合影像学、血液学特征，并具有以下特征者，可诊断为 AD。

（1）隐匿起病，数月至数年。

（2）明确的认知功能下降病史。

（3）早期存在明显的认知功能损害，遗忘表现，学习能力和最新学习信息的回忆能力下降，语言、视空间和执行功能障碍，符合 AD 评定量表。

（4）影像学。

1）FDG - PET（检测神经元功能）：双侧颞顶叶糖代谢低下。

2）结构 MRT（检测区域萎缩）顶叶脑沟扩大，后扣带沟和顶枕沟增宽，双侧颞叶、海马楔前叶萎缩。

3）PIB 检测斑块负荷等。

（5）生物标志物：包括脑脊液 Aβ - 42 浓度偏低，脑脊液 Tau 蛋白浓度增高，磷酸化 Tau 蛋白浓度增高以及 Aβ 蛋白浓度增高。

五、鉴别诊断

1. 谵妄

起病较急，常由系统性疾病引起，表现为注意力不集中，意识水平波动，定向力障碍常见。可有幻觉。病程波动，夜间加重。可能存在可逆的病因，应予以纠正。

2. 抑郁

典型症状为抑郁情绪和对日常活动的兴趣丧失。抑郁可迅速出现，记忆力下降不是主要或常见症状。认知量表、抑郁量表的检测可能有助于鉴别。MRI 扫描无改变或者较少改变。

3. 轻度认知障碍（MCI）

一般仅有记忆力减退，无其他认知功能障碍。

4. 其他疾病导致的痴呆

（1）血管性痴呆：常发病急，症状有波动性，既往可有高血压、动脉硬化，有脑卒中史，出现记忆下降、情感不稳，与卒中部位一致的局灶神经功能缺损。CT 和 MR 检查可以发现局部病灶。

（2）额颞叶痴呆：较少见，起病隐袭，比 AD 进展快。表现为情感失控、冲动行为或退缩，不适当的待人接物和礼仪举止，不停地把能拿到的可吃或不可吃的东西放入口中试探，食欲亢进，模仿行为等，记忆力减退较轻。CT 或脑部 MRI 显示额叶结构萎缩。PET 或 SPECT 扫描显示额颞叶大脑活性降低。Pick 病是额颞叶痴呆的一种类型，病理可见新皮质或海马神经元胞质内出现银染包涵体 Pick 小体。

（3）路易体痴呆：表现为帕金森病症状、视幻觉、波动性认知功能障碍，伴注意力、警觉异常，运动症状通常出现于精神障碍后一年以上，患者易跌倒，对精神病药物敏感。

（4）帕金森病痴呆：帕金森病患者的痴呆发病率可高达 30%，常见于帕金森病后期，表现为近事记忆稍好，执行功能差，但不具有特异性，神经影像学无鉴别价值。

（5）正常颅压脑积水：多发生于脑部疾病如蛛网膜下隙出血、头颅外伤和脑感染后，或为特发性。出现痴呆、步态障碍和排尿障碍等典型三联症。痴呆表现以皮质下型为主，轻度认知功能减退，自发性活动减少，后期情感反应迟钝、记忆障碍、虚构和定向力障碍等，可出现焦虑、攻击行为和妄想。早期尿失禁、尿频，后期排尿不完全，尿后滴尿现象。CT 可见脑室扩大，腰穿脑脊液压力正常。

（6）其他痴呆：AD 尚需与酒精性痴呆、颅内肿瘤、慢性药物中毒、肝功能衰竭、恶性贫血、甲状腺功能减低或亢进、Huntington 舞蹈病、肌萎缩侧索硬化症、神经梅毒、朊蛋白病、艾滋病等引起的痴呆综合征鉴别。

（薛东华）

第二节　阿尔茨海默病治疗方法

一、治疗原则

目前尚无特效治疗可以逆转或阻止 AD 的病情进展。主要治疗原则如下。

（1）尽早诊断，及时治疗，终身管理。

（2）现有的抗 AD 药物虽不能逆转疾病，但可以延缓进展，应尽可能坚持长期治疗。

（3）针对痴呆伴发的精神行为症状，非药物干预为首选，抗痴呆治疗是基本，必要时可使用抗精神病类药物，但应定期评估疗效和不良反应，避免长期使用。

（4）对照料者的健康教育、心理支持及实际帮助，可改善 AD 患者的生活质量。

二、药物治疗

1. 胆碱酯酶抑制药

胆碱能系统阻滞能引起记忆、学习的减退，与正常老年的健忘症相似。如果加强中枢胆碱能活动，则可以改善老年人的学习记忆能力。多奈哌齐通过竞争性和非竞争性抑制乙酰胆碱酯酶，从而提高神经元突触间隙的乙酰胆碱浓度。多奈哌齐的推荐起始剂量是 5mg/d，对药物较敏感者，初始剂量可为 2.5mg/d，1 周后增加至 5mg/d，1 个月后剂量可增加至 10mg/d。如果能耐受，尽可能用 10mg/d 的剂量，使用期间应定期复查心电图。常见的不良反应包括腹泻、恶心、睡眠障碍，较严重的不良反应为心动过缓。

2. 抗精神病药、抗抑郁药及抗焦虑药

对于控制 AD 伴发的行为异常有作用。抗精神病药可用利培酮 2~4mg/d 口服；抗抑郁药有氟西汀 10~20mg/d，或舍曲林 50mg/d 口服；抗焦虑药则有丁螺环酮 5mg，分 3 次口服。

3. 神经保护性治疗

可用维生素 E 以及单胺氧化酶抑制药司林吉兰，有延缓 AD 进展的轻微疗效证据。

三、康复治疗

康复治疗对本病的改善有着一定的作用。主要包括心理康复与认知功能康复。

（一）心理康复

1. 热情关心

关心爱护患者，注意尊重患者的人格，在对话时要和颜悦色，避免使用呆傻、愚笨等负面词语。同时，要根据不同患者的心理特征，采用安慰、鼓励、暗示等方法给予开导。亲属对生活有困难的患者，应当积极主动给予照顾，热情护理，以实际行动温暖他们的心灵。

2. 音乐疗法

根据患者的文化修养和兴趣爱好，选择性地给他们播放一些爱听的乐曲，以活跃其精神情绪。

3. 对症用药

如患者有疼痛、失眠及情绪障碍时，医生要及时使用适当的药物，以减轻其痛苦和症状。

4. 其他

鼓励患者参加一些学习和力所能及的社会、家庭活动，进行语言沟通，情感交流，以分散患者的不良情绪和注意力，唤起其对生活的信心。

（二）认知功能康复

1. 促智训练

根据患者的病情和文化程度，可教他们记一些数字，由简单到复杂反复进行训练；也可把一些事情编成顺口溜，让他们记忆背诵；也可利用玩扑克牌、玩智力拼图、练书法等，以帮助患者扩大思维和增强记忆。

2. 记忆训练

不要让患者单独外出，以免走失。在室内反复带患者辨认卧室和厕所，亲人要经常和他们聊家常或讲述有趣的小故事，以强化其回忆和记忆。如能坚持长久的循序渐进的训练，有可能恢复部分记忆。

3. 日常功能训练

对早中期患者，亲人要手把手地教患者做些力所能及的家务，如扫地、擦桌子、整理床铺等，以期生活能够自理。

四、预防

由于目前尚无有效阻止 AD 发生或延缓其进展的治疗药物，因此 AD 的早期预防尤为关键。

预防方法主要是针对尚未出现临床症状的中老年人群，控制可能诱发 AD 加重的危险因素，提高对 AD 早期预防的重视，从而降低发病风险。

（1）高血压、糖尿病、血脂异常的管理。

（2）戒烟、限酒和日常休闲活动等生活方式干预。

（3）营养干预。

（4）认知教育管理。

（5）抑郁、睡眠障碍管理。

（6）视觉、听觉障碍管理以及脑外伤后的管理等。

（何　杨）

第五章

脑膜炎

脑膜炎是指软脑膜的弥漫性炎症性改变，是中枢神经系统严重的感染性疾病。由细菌、病毒、真菌、螺旋体、原虫、立克次体、肿瘤与白血病等各种生物性致病因子侵犯软脑膜和脊髓膜引起。这些致病菌既可侵犯脑膜，也可侵犯脑实质，因此临床上也称为脑膜炎或脑膜脑炎。临床以发热、头痛、呕吐和颈强直等为主要表现，少数有视神经盘水肿的表现。如炎症侵犯脑实质，可出现神经系统体征，如昏迷、抽搐、精神障碍、人格改变、肢体瘫痪及病理症等。

临床上脑膜炎根据病因进行分类，可分为化脓性脑膜炎、结核性脑膜炎，病毒性脑膜炎、隐球菌性脑膜炎。不同致病菌感染脑膜炎所引发的临床症状不一样，其治疗方法也不一样，所以在疾病发生时需要鉴别是哪一类别脑膜炎。

第一节 化脓性脑膜炎

化脓性脑膜炎是由化脓性细菌感染所致的脑脊膜炎症，是中枢神经系统常见的化脓性感染。通常急性起病，好发于婴幼儿和儿童。重症病例有脑疝形成。

一、病因

致病细菌因年龄不同而异，常见菌种包括肺炎球菌、脑膜炎双球菌、B型流感嗜血杆菌、金黄色葡萄球菌、乙型溶血性链球菌及革兰阴性杆菌等。心、肺以及其他脏器感染波及脑室和蛛网膜下隙系统，或颅骨、椎骨或脑实质感染病灶直接蔓延引起，部分也可以通过颅骨、鼻窦或乳突骨折或神经外科手术侵入蛛网膜下隙引起感染。

二、临床表现

（一）症状

（1）化脓性脑膜炎在任何年龄均可发病。

（2）新生儿急性期发生频率较高，可有高热，而神经系统表现甚少。常有早产、产伤或产前母亲有感染史。起病快，常有高热、呼吸困难、黄疸及嗜睡等，随后可有抽搐、角弓反张及呼吸暂停等。

（3）婴幼儿症状可稍有不同，表现为发热、食欲差、易激惹、精神错乱、抽搐及意识不清。

（4）年长儿与成人脑膜炎表现酷似，多为起病急、畏寒、高热、头痛、呕吐、抽搐、颈项强直及意识障碍等。发病前可有上呼吸道、肺、耳、鼻窦等部位感染。

（二）体征

（1）儿童表现有意识障碍、角弓反张、呼吸不规则、前囟隆起及脑神经损害。

（2）成人则有典型的脑膜炎表现，如颈项强直、Kernig 征阳性、Brudzinski 征阳性、意识障碍或眼底视神经盘水肿等。病程稍晚可有脑神经受累表现，如动眼神经麻痹等。

（3）在肺炎链球菌及流感嗜血杆菌感染的早期，可能就有明显的局灶性神经系统体征。

（4）发病 1 周后出现持续性神经功能缺损或顽固性癫痫发作，往往提示血管炎。

三、辅助检查

1. 血常规

白细胞计数增加，通常为（10～30）×10^9/L，以中性粒细胞为主，偶尔可正常或超过 40×10^9/L。

2. 脑脊液常规

只有在 CT 排除颅内占位性病变之后才能进行腰椎穿刺。腰椎穿刺是明确诊断的必要检查，但若有明显的局灶性神经系统体征或有严重颅内高压的证据，则需先进行脑部 CT 或 MRI 检查。脑脊液压力往往增高。外观混浊或呈脓性；细胞数明显升高，以中性粒细胞为主，通常为（1 000～10 000）×10^6/L；蛋白质含量升高；含糖量下降，通常低于2.2mmol/L；氯化物降低。涂片革兰染色阳性率在 60% 以上，细菌培养阳性率在 80% 以上。若在早期即经验性使用有效抗生素治疗，脑脊液改变可能非常不典型。

3. 脑部影像学检查

MRI 诊断价值高于 CT，早期可正常，随病情进展 MRI 的 T_1 加权像上显示蛛网膜下隙高信号，可不规则强化，T_2 加权像呈脑膜高信号。后期可显示弥散性脑膜强化、脑水肿等。

4. 其他

血培养、脑脊液培养常可检出致病菌；如有皮肤瘀点，应活检并行细菌染色检查。

四、诊断

化脓性脑膜炎的诊断主要是依据病史以及患者的临床表现来进行判断。仔细询问有无感染症状，如急性起病的发热、寒战或上呼吸道感染，有无皮疹、瘀点等。根据急性起病、发热、头痛、呕吐等症状，再结合体格检查出现脑膜刺激征，辅助检查出现脑脊液压力升高、白细胞明显升高，即应考虑本病。确诊须有病原学证据，包括脑脊液细菌涂片检出病原菌、血细菌培养阳性等。

五、鉴别诊断

1. 流行性脑脊髓膜炎

好发于冬春季，呈局部小流行，皮肤黏膜有出血点，病情重者来势凶猛，可有休克及DIC 等。

2. 病毒性脑膜炎

脑脊液白细胞计数通常 <1 000×10⁶/L，糖及氯化物一般正常或稍低，细菌涂片或细菌培养结果阴性。

3. 结核性脑膜炎

起病较缓，病程较长。早期症状较轻，多为低热、头痛、慢性消耗及脑膜刺激征。晚期有精神症状、意识改变、脑神经损害及颅内高压、脑积水等表现。脑脊液改变为淋巴细胞为主的轻度炎症反应，同时糖及氯化物降低，蛋白升高。病原学检查有助于进一步鉴别。

4. 隐球菌性脑膜炎

通常隐匿起病，病程迁延，脑神经尤其是视神经受累常见，脑脊液白细胞计数通常 <500×10⁶/L，以淋巴细胞为主，墨汁染色可见新型隐球菌，乳胶凝集试验可检测出隐球菌抗原。

六、治疗

化脓性脑膜炎的诊断一旦确立，应及早使用抗生素，以提高疗效、减少后遗症及降低病死率，若明确病原菌则选用敏感抗生素

（一）抗生素治疗

（1）对未确定病原菌的患者，可根据病史、年龄及体征初步估计致病菌而给予适当治疗。在等待病原菌培养结果的同时，应根据经验立即开始使用具有杀菌能力强并能透过血脑屏障的抗生素，力争在最短时间内控制感染。待检验结果出来后再进行调整。目前，使用的头孢三代及四代抗生素多为广谱抗菌，透过血脑屏障的能力最强，且其抗菌谱广，可考虑优先选用。青霉素类、喹诺酮类及大环内酯类抗生素等也可选用。红霉素、羧苄西林素、第一代和第二代头孢菌素、氨基糖苷类抗生素通过血脑屏障的能力较差，较少选用。对于耐药金黄色葡萄球菌，需选万古霉素或利奈唑胺。

（2）对已确定病原菌的患者，应根据病原菌选择敏感的抗生素。使用抗生素的时间一般为10～14天或更长。无并发症者早期给予恰当治疗，可在1天至数天内清除脑脊液中的病原菌，有并发症者应相应延长。如患者临床症状进行性好转，并不需要反复腰椎穿刺来评价疗效。如患者有较长时间的发热，或迟发性嗜睡或偏瘫，则应怀疑有硬膜下积脓、乳头炎、静脉窦血栓形成或脑脓肿等，需延长治疗时间。停药后的症状复发，需立即重新开始治疗。

（二）对症治疗

（1）对于颅内压增高的患者应及时给予脱水降颅内压治疗。

（2）保证呼吸道通畅，必要时给予气管内插管。

（3）保证水、电解质和酸碱平衡，尤其患者合并高热或应用脱水药物时应记录出入量，给予常规监测。

（4）加强护理，并做好密切接触者的预防，防止交叉感染。

（何　杨）

第二节　结核性脑膜炎

结核性脑膜炎（TBM）是结核分枝杆菌引起的脑膜和脊髓膜非化脓性炎症性疾病，是结核病的严重并发症之一，常继发于原发病灶或其他器官的结核灶。TBM 多见于儿童，是小儿结核病死亡最重要的原因。

一、病因与发病机制

神经系统的结核病是免疫抑制的结果，可以发生于初次感染或再活化的过程中。结核性脑膜炎的发生最常于这样一个两阶段的过程后：首先，结核杆菌从肺或其他器官血源性播散，在脑实质形成结核结节；随后，结核结节破入蛛网膜下隙或脑室腔。此外，脑膜炎可能来自粟粒性结核的病程中或脑膜旁的感染。

二、临床表现

（一）症状

（1）婴儿及儿童多发，但成年人发病明显增多。

（2）常为急性或亚急性起病，呈慢性病程，常缺乏结核接触史。早期可有发热、头痛、呕吐和体重减轻，持续 1~2 周。

（3）如早期未及时确诊治疗，4~8 周时常出现脑实质损害症状，如精神萎靡、淡漠、谵妄或妄想。部分性、全身性癫痫发作或癫痫持续状态，昏睡或意识模糊。继发结核性动脉炎可引起卒中样发病，出现偏瘫、交叉瘫、四肢瘫和截瘫等；结核瘤或蛛网膜炎引起类似肿瘤的慢性瘫痪

（4）老年人 TBM 症状不典型，头痛、呕吐较轻，颅内压增高症状不明显，半数患者脑脊液改变不典型。动脉硬化合并结核性动脉内膜炎易引起脑梗死。

（5）病情继续发展，患者可出现昏迷、呼吸不规则及极度衰竭。

（二）体征

（1）早期多无明显神经系统异常发现。

（2）病情进展后，多数患者有明显脑膜刺激征，体检常见颈强直、Kernig 征和意识模糊，并发症包括脊髓蛛网膜下隙阻塞、脑积水、脑水肿等，可引起颅内压增高，表现为头痛、呕吐、视力障碍和视神经盘水肿；可出现眼肌麻痹、复视和轻偏瘫，严重时去大脑强直发作或去皮质状态，可有脊髓、脊髓膜或脊神经根受累的表现。

三、辅助检查

1. 血常规

大多正常，部分患者红细胞沉降率可增快，伴有抗利尿激素异常分泌综合征的患者可出现低钠血症和低氯血症。

2. 脑脊液

脑脊液压力增高可达 $400mmH_2O$ 或以上，外观无色透明或微黄，静置可有薄膜形成；

淋巴细胞数显著增多，常为（50～500）×10^6/L；蛋白质增多，通常为1～2g/L，糖及氯化物含量下降，典型脑脊液改变可高度提示诊断，但早期有部分患者的脑脊液检查可能完全正常。脑脊液培养出结核菌可确诊，但需大量脑脊液和数周时间。

3. 皮肤结核菌素试验

约半数患者阳性。

4. 细菌学检查

脑脊液检出结核杆菌是确诊的依据。其方法有脑脊液离心沉淀或蛋白薄膜做抗酸染色，或脑脊液做培养加动物接种。结核菌培养时要注意获得阳性结果的概率与送检脑脊液的量有直接关系。

5. PCR检查

用PCR的方法检测脑脊液中的结核杆菌DNA是早期诊断敏感的方法，但存在假阳性，若同时做斑点杂交可提高阳性率。

6. 胸部X线片检查

胸部X线检查是必须进行的项目，约半数患者可见活动性或陈旧性结核感染证据。对怀疑有脊柱结核者，可进行相应部位的X线检查。

7. CT和MRI检查

CT或MRI在一定程度上有诊断意义。常见的改变有明显脑膜强化、阻塞性脑积水、脑水肿、脑梗死及结核球等，增强扫描更具诊断价值。MRA有可能发现脑底部大血管的阻塞性改变。

四、诊断

有密切结核接触史；有呼吸系统、泌尿生殖系统、消化系统等结核病灶；发病缓慢，具有结核毒血症状，伴颅内高压、脑膜刺激征以及神经系统症状和体征；脑脊液检查符合非化脓性脑膜炎表现者，考虑本病。确诊需病原学依据，同时需与其他脑膜炎、颅内占位性病变鉴别。

五、鉴别诊断

1. 化脓性脑膜炎

经过部分性治疗的化脓性脑膜炎，表现为症状相对较轻、病程较长、脑脊液改变不典型，易和结核性脑膜炎相混淆。但前者对抗生素反应较好。

2. 病毒性脑膜炎

该病为一急性自限性疾病。起病急剧，发病前有感冒史。表现为高热、头痛、肌痛及轻微脑膜刺激征，一般情况较好，脑脊液除压力高和轻度白细胞增高外，其余检查正常。

3. 真菌性脑膜炎

其表现和结核性脑膜炎极为相似，所以凡疑为结核性脑膜炎的患者均应反复进行脑脊液墨汁染色和真菌培养。

六、治疗

早期积极治疗是降低病死率和病残率的关键。对于高度怀疑TBM的患者，在基本排除其他类型的慢性脑膜炎之后，无须等到有确凿证据即可尽早开始抗结核治疗。

（一）结核性脑膜炎的诊断性治疗

当临床和实验室检查已发现有结核性脑膜炎，但还不足以确诊时，即使脑脊液抗酸染色时没有发现结核杆菌，就应开始用异烟肼、利福平、吡嗪酰胺等至少 3 种能很好地进入脑脊液中的药物进行联合治疗。病因不明确时，也可针对结核、梅毒、HSV、其他细菌做试验性治疗，逐渐排除一些无关的治疗。

（二）抗结核治疗

抗结核药物应早期、适量、联合、规律及全程用药。常用的方案有：①异烟肼 + 利福平 + 吡嗪酰胺；②异烟肼 + 利福平 + 乙胺丁醇；③异烟肼 + 利福平 + 乙胺丁醇 + 吡嗪酰胺。

1. 异烟肼

杀菌力强，毒性低，易透过血脑屏障，为首选药物。成人剂量每天0.3g，分次口服。儿童剂量为 15mg/（kg·d）。重症病例成人剂量可增加到 0.6～0.9g/d，短期使用。可加用维生素 B_6 防止神经系统并发症。异烟肼主要不良反应为肝功能损害和末梢神经炎。末梢神经炎主要用维生素 B_6 治疗。

2. 利福平

利福平具有广谱抗菌作用，其作用机制为与细菌的 RNA 聚合酶结合，干扰 mRNA 的合成，抑制细菌的生长繁殖，导致细菌死亡。为一线药物。成人每天 0.45g，早晨一次顿服。主要不良反应是肝功能损害和过敏反应。

3. 乙胺丁醇

对各种生长繁殖状态的结核杆菌有作用，对静止状态的细菌几无影响。剂量儿童及成人均为 15～25mg/（kg·d），分次口服。其主要不良反应为球后视神经炎。

4. 吡嗪酰胺

每天 1 次口服，剂量为 20～35mg/（kg·d）。常见不良反应为肝脏损害，也可出现关节痛，主要发生在大关节，停药后即缓解。

5. 对氨基水杨酸钠

对氨基水杨酸对结核杆菌有选择性地抑制作用，仅作用于细胞外的结核杆菌。为一线药物，较不易产生耐药性，但不易透过血脑屏障，在炎症时脑脊液中可达治疗浓度。本品多与其他药物合用。剂量成人每天 8～16g（儿童每天 200mg/kg），分次口服。

6. 链霉素

该药不能通过正常的血脑屏障，但能透过有炎症的脑膜，故适于急性炎症期患者的治疗。成人每天 0.75～1g，肌内注射，连续 1～2 个月之后或脑脊液及脑膜刺激征好转时停药。应密切观察该药引起第Ⅷ对脑神经损害的毒性反应，如听力损害、眩晕、呕吐等，以便及时停药及处理。

（三）对症治疗

（1）惊厥时给予抗癫痫药物，如苯巴比妥钠 0.2g，肌内注射，或 6% 水合氯醛溶液 30～50mL，保留灌肠。

（2）颅内压增高的处理：对颅内压增高患者应及时进行脱水治疗，以防脑疝形成。常用脱水剂有 20% 甘露醇溶液、呋塞米等。

（3）防治脑水肿：肾上腺皮质激素能减轻炎症反应和脑水肿，减轻临床上的中毒症状。主张早期使用，临床常用泼尼松或地塞米松治疗。病情严重者，特别是有肢体瘫痪提示有蛛网膜下隙阻塞者可鞘内注射甲泼尼龙每天 20mg，每周 2 次。若椎管完全阻塞，可腰椎穿刺和颈侧方穿刺交替进行，疗效更佳。

（4）脑积水的处理：因粘连所致的阻塞性脑积水，用药物治疗效果不佳时，可考虑脑室引流或腹腔分流。

（5）加强护理，防止肺部感染，压疮和水、电解质紊乱等并发症。昏迷患者应鼻饲流质饮食或使用静脉高营养。

（杨　丹）

第三节　病毒性脑膜炎

病毒性脑膜炎是一组由各种病毒感染引起的脑膜急性炎症性疾病，往往是其他组织和器官先行感染的最后结果。临床以发热、头痛和脑膜刺激征为主要表现。本病是临床最常见的无菌性脑膜炎，大多呈良性、自限性，其病程短，预后良好。

一、病因

我国 85%～95% 病毒性脑膜炎由肠道病毒引起。通常这些病毒不能进入脑部，但当保护屏障破坏或抵抗力降低时，它们可通过侵入中枢神经系统病，产生病毒血症，再经脉络丛侵犯脑膜，引发脑膜炎症改变。

二、临床表现

1. 好发季节

肠道病毒感染主要发生在中夏及早秋，8～9 月达高峰。单纯疱疹脑膜炎呈散发。

2. 好发年龄

多见于儿童及年轻人。流行性腮腺炎病毒性脑膜炎以男性儿童多见。

3. 典型症状

前驱期多为非特异性症状，如发热、咽痛、头晕、肌痛、恶心、腹泻、全身不适和上呼吸道感染的症状。发病早期以精神异常表现为主，包括神志淡漠、躁动不安、幻觉、行为异常、谵妄等；中期可出现大脑功能障碍，如抽搐、肢体瘫痪、失语、视野改变、意识障碍和锥体外系症状等，累及脑膜时除脑实质损害表现外，体格检查可出现颈项强直、病理反射阳性等脑膜刺激征；后期昏迷加深，出现视盘水肿和脑疝形成。

三、辅助检查

1. 血常规

白细胞大多正常，约 1/3 的患者白细胞减少。

2. 脑脊液

脑脊液的异常在第 4～6 天最为明显。腰椎穿刺脑脊液压力常增高。外观清亮、无色，偶有微浑。白细胞计数通常为 $10 \times 10^6/L \sim 100 \times 10^6/L$，淋巴细胞占 3/4，但早期可能以中性粒细胞为主。蛋白、糖及氯化物含量一般正常。若白细胞增高持续以中性粒细胞为主或蛋白含量高于 1 500mg/L，则病毒性脑膜炎的可能性极小。如糖含量降低，则需考虑 TBM 或真菌性脑膜炎等。脑脊液细菌学检查为阴性。

3. 病毒学检查

脑脊液的病毒分离或培养可确诊，但临床意义非常有限。

4. 病毒 PCR

在脑脊液中检测各种病毒核酸有极高的敏感性和特异性，可用于早期诊断，有临床意义。

5. 血清学检查

血或脑脊液进行抗体检测可进行快速诊断。在恢复期与急性期抗体效价呈 4 倍以上的升高有诊断意义。病毒特异 IgM 测定也有助于早期诊断。

6. 神经影像学检查

由于脑实质病变轻微，CT 或 MRI 检查往往正常。

四、诊断

对中枢神经系统病毒感染性疾病的诊断标准，国内外尚无一致意见。通常主要依据患者的临床表现和辅助检查结果作出初步诊断。

（一）初步诊断

（1）部分患者有疱疹史或病毒感染史等。

（2）可有发热（体温≥37.5 ℃）等全身感染中毒的前驱症状。

（3）临床上出现明显的精神行为异常、抽搐、意识障碍，以及早期出现的脑和脊髓局灶性或弥散性神经系统损害的症状及体征。

（4）脑脊液呈病毒性炎性改变：白细胞数增多（白细胞≥5×10^6/L），糖和氯化物正常。

（5）临床上除外可能引起相同表现的其他疾病。

（6）特异抗病毒药物治疗有效。

（二）确诊

尚需选择如下检查并获得肯定的阳性发现。

（1）血清和脑脊液中发现病毒抗原或抗体。

（2）脑组织的活检或病理解剖发现组织细胞核内包涵体，或原位杂交发现病毒核酸。

（3）脑脊液的 PCR 检测发现病毒核酸。

（4）脑组织或脑脊液标本的病毒培养结果阳性。

（5）脑脊液的其他病毒的 PCR，检查以除外其他病毒所致的脑炎。

五、治疗

虽然病毒性脑膜炎大多数属于一种良性、自限性疾病，但抗病毒治疗可明显缩短病程和缓解症状。

（一）对症治疗

如严重头痛可用镇痛药；癫痫发作可首选卡马西平或苯妥英钠；脑水肿不常见，可适当用20%甘露醇静脉滴注。加强护理，预防压疮及呼吸道感染等并发症。

（二）抗病毒治疗

可缩短病程和减轻症状。主要包括阿昔洛韦、更昔洛韦等抗疱疹病毒药物，奥司他韦等抗甲型流感病毒药物，利巴韦林等广谱抗病毒药物。

（杨 丹）

第四节 新型隐球菌性脑膜炎

新型隐球菌脑膜炎是中枢神经系统最常见的真菌感染，由新型隐球菌感染引起，临床主要表现为发热、头痛、呕吐等亚急性或慢性脑膜炎、脑膜脑炎的症状，少数患者可表现为颅内占位性病变的临床表现。其病情重，疗程长，预后差，病死率高。近年来随着广谱抗生素、激素、免疫抑制药的广泛或不适当应用，以及免疫缺陷性疾病及器官移植患者的增加，该病罹患率亦呈增长趋势。本病发病率虽低，由于其症状的不典型性及治疗的不规范，误诊率及病死率仍较高。

一、病因

新型隐球菌的孢子经呼吸道等途径进入人体，由于机体免疫力低下时，侵入的新型隐球菌随血行播散，使血脑屏障被破坏而引起脑膜炎症。新型隐球菌可沿血管鞘膜进入血管周围间隙增殖，在基底核和丘脑等部位形成多发性小囊肿或脓肿，新型隐球菌也可沿着血管周围鞘膜侵入脑实质内形成肉芽肿。

二、临床表现

1. 发病年龄

各年龄段均可发病，20～40岁青壮年最常见。

2. 症状

起病隐匿，进展缓慢。早期可有不规则低热或间歇性头痛，后持续并进行性加重；免疫功能低下的患者可呈急性发病，常以发热、头痛、恶心、呕吐为首发症状。晚期头痛剧烈，甚至出现抽搐、去大脑性强直发作和脑疝等。不经治疗的病例大多呈进行性发展，症状及体征进行性加重，最后死于脑疝。少部分患者可呈反复发作的病程，迁延数年或数十年。

3. 体征

神经系统检查多数患者有明显的颈强和Kernig征。大脑、小脑或脑干的较大肉芽肿引起肢体瘫痪和共济失调等局灶性体征。大多数患者出现颅内压增高症状和体征。

三、辅助检查

1. 脑脊液

压力增高，外观微浑或淡黄色，蛋白含量轻到中度升高。细胞数增多，多为 $10 \times 10^6/L \sim 500 \times 10^6/L$，以淋巴细胞为主。氯化物及葡萄糖多降低。脑脊液涂片墨汁染色可直接发现隐球菌。早期脑脊液检查，不论常规、生化、细胞学均有95%以上异常。主要表现为炎症性变化，99%可从首次腰穿脑脊液中查出隐球菌，或新型隐球菌反向乳胶凝集试验呈阳性、强阳性反应。因此，脑脊液检查是新型隐球菌脑膜炎确诊的重要依据。

2. 免疫学检查

乳胶凝集试验可检测感染早期血清或脑脊液中隐球菌多糖荚膜抗原成分，此方法较墨汁染色具有更高的特异性和敏感性，脑脊液检测阳性率可高达99%。若抗原阳性滴度 > 1：8，即可确诊为活动期隐球菌脑膜炎。

3. 影像学检查

颅脑 CT 缺乏特异性，40% ~ 50% 显示正常，其阳性率与病程的不同阶段有关，病程越长，阳性率越高。可见脑室扩大、脑积水、脑膜强化及脑实质内不规则大片状、斑片状或粟粒状低密度影，少数显示小梗死灶或出血灶。颅脑 MRI 可显示脑实质内 T_1 呈低信号、T_2 高信号的圆形或类圆形肿块，血管周围间隙扩大，部分呈多发粟粒状结节样改变。

四、诊断

有长期大量应用抗生素，免疫抑制药及免疫低下性疾病如白血病、器官移植等病史。亚急性或慢性进展的头痛，喷射性呕吐，脑神经受损及脑膜刺激征，脑脊液蛋白定量增高，氯化物及葡萄糖降低者，应考虑本病。

通过体格检查初步判断神经系统的情况，并进一步通过血常规、T 淋巴细胞检测、血清抗原检查、胸部 X 线检查、头颅 CT 和 MRI、脑脊液检查、聚合酶链式反应检测等检查明确诊断。脑脊液涂片和（或）分离培养找到新型隐球菌是确诊本病的重要依据。在诊断过程中，医生需排除结核性脑膜炎、病毒性脑膜炎、细菌性脑脓肿、颅内肿瘤等疾病。

五、治疗

强调早期诊断、早期治疗。用药剂量要足，疗程要长。必要时可多途径联合用药。未经治疗的病例几乎在 1 ~ 3 年死亡。一旦发现有复发迹象，应及时重复治疗。

（一）抗真菌治疗

隐球菌脑膜炎初始治疗方案首选仍为两性霉素 B 和 5 - 氟胞嘧啶（5 - FC）联合用药，以减少单药剂量。两性霉素 B 使用方法为"渐进"累积剂量，即第 1 ~ 5 天，总量依次为每天 1mg、2mg、5mg、10mg、15mg，第 6 天起按体重 0.5 ~ 0.7mg/（kg·d）计算，总累积剂量 3 ~ 4g；5 - 氟胞嘧啶剂量为 150mg/(kg·d)。两者同步，疗程多在 3 个月以上。出现肾功能减退者，可选用两性霉素 B 脂质体替代两性霉素 B。治疗过程中不能耐受上述方案者，可改为氟康唑持续长程治疗。

（二）对症治疗

1. 镇痛止吐

头痛、呕吐严重者可给予镇痛止吐药。

2. 降低颅内压

通过甘露醇等药物静脉滴注进行脱水，降低颅压，预防脑疝。颅压不易控制的患者，可采取腰椎穿刺术、侧脑室外引流或脑室腹腔内引流术帮助控制颅压。

3. 纠正电解质紊乱

本病患者容易发生顽固性低血钾症，应密切检测血钾，及时补充钾离子。

4. 支持治疗

加强营养支持，必要时可静脉输注脂肪乳、新鲜血浆或全血。免疫功能低下者，可给予免疫增强剂治疗。

（三）手术治疗

颅内压较高、不易控制的患者，经抗真菌治疗效果不佳，可采取手术方式引流脑脊液、降低颅压。

（孔令薇）

第六章

高血压

第一节　原发性高血压

原发性高血压或高血压是指成年人（≥18 岁）凡在未服用降血压药物情况下和在安静状态下，非同日血压至少测量 3 次，当体循环动脉收缩压≥140mmHg 和（或）舒张压≥90mmHg，称为血压增高。与此同时，常伴有脂肪和糖代谢紊乱以及心、脑、肾和视网膜等器官功能性或器质性改变为特征的全身性疾病。如果仅收缩压≥140mmHg，而舒张压不高者称为单纯收缩性高血压。同理，若舒张压≥90mmHg，而收缩压 <140mmHg，则称为舒张性高血压。

一、病因

本病病因未完全阐明，目前认为是在一定的遗传基础上由于多种后天因素的作用，正常血压调节机制失代偿所致，以下因素可能与发病有关。

1. 遗传因素

高血压的发病有较明显的家族集聚性，双亲均有高血压的正常血压子女（儿童或少年）血浆去甲肾上腺素、多巴胺浓度明显较无高血压家族史的对照组高，以后发生高血压的比例亦高。国内调查发现，与无高血压家族史者比较，双亲一方有高血压者的高血压患病率高 1.5 倍，双亲均有高血压者则高 2~3 倍，高血压患者的亲生子女和收养子女虽然生活环境相同，但前者更易患高血压。动物实验已筛选出遗传性高血压大鼠株（SHR），分子遗传学研究已实验成功基因转移的高血压动物，上述资料均提示遗传因素的作用。

2. 饮食因素

（1）盐类：与高血压最密切相关的是 Na^+，人群平均血压水平与食盐摄入量有关，在摄盐较高的人群，减少每日摄入食盐量可使血压下降。高钠促使高血压可能是通过提高交感张力，增加外周血管阻力所致。饮食中 K^+、Ca^{2+} 摄入不足、Na^+/K^+ 比例升高时易患高血压，高 K^+ 高 Ca^{2+} 饮食可能降低高血压的发病率，动物实验也有类似的发现。我国不同年龄段人群食盐摄入量均较高，居民平均每日食盐摄入量为 12.1g，远远超过世界卫生组织（WHO）应将一般人群每日食盐限制在 6g 以下。

（2）脂肪酸与氨基酸：降低脂肪摄入总量，增加不饱和脂肪酸成分，降低饱和脂肪酸比例可使人群平均血压下降。动物实验发现摄入含硫氨基酸的鱼类蛋白质可预防血压升高。

（3）饮酒：长期饮酒者高血压的患病率升高，而且与饮酒量成正比。可能与饮酒促使皮质激素、儿茶酚胺水平升高有关。

3. 职业、环境和气候因素

流行病学资料提示，从事高度集中注意力工作、长期精神紧张、长期受环境噪声及不良视觉刺激者易患高血压。此外，气候寒冷地区冬季较长，人的血管容易收缩而导致血压升高，这也是我国北方地区高血压发病率比南方地区高的原因之一。

4. 其他因素

吸烟、肥胖和糖尿病患者高血压患病率高。

二、临床表现

高血压是多基因遗传因素与环境因素长期相互作用的结果，无论是男性还是女性，平均血压随年龄增长而增高，尤其是收缩压。流行病学研究已经证实，高血压本身不仅会造成心血管损害，而且当高血压患者合并有其他危险因素时更易引起或加重心血管损害，这些危险因素包括糖尿病、吸烟、高脂血症等。血压在同一水平上的高血压患者，合并危险因素越多，心血管系统并发症发生率也越高，说明危险因素之间存在着对心血管系统损害的协同作用。

高血压根据起病和病情进展的缓急及病程的长短可分为两型，缓进型和急进型高血压，前者又称良性高血压，绝大部分患者属此型，后者又称恶性高血压，仅占高血压患者的1%~5%。

（一）缓进型高血压

多为中年后起病，有家族史者发病年龄可较轻。起病多数隐匿，病情发展慢，病程长。早期患者血压波动，血压时高时正常，为脆性高血压阶段，在劳累、精神紧张、情绪波动时易有血压升高，休息、去除上述因素后，血压常可降至正常。随着病情的发展，血压可逐渐升高并趋向持续性或波动幅度变小。患者的主观症状和血压升高的程度可不一致，约50%患者无明显症状，只是在体格检查或因其他疾病就医时才发现有高血压，少数患者则在发生心、脑、肾等器官的并发症时才明确高血压的诊断。

患者可有头痛，多发在枕部，尤易发生在睡醒时，尚可有头晕、头胀、颈部板紧感、耳鸣、眼花、健忘、注意力不集中、失眠、烦闷、乏力、四肢麻木、心悸等。这些症状并非都是由高血压直接引起，部分是机体功能失调所致，无临床特异性。此外，尚可出现身体不同部位的反复出血，如眼结膜出血、鼻出血、月经过多，少数有咯血等。

1. 脑部表现

头痛、头晕和头胀是高血压常见的神经系统症状，也可有头部沉重或颈项板紧感。高血压直接引起的头痛多发生在早晨，位于前额、枕部或颞部，可能是颅外颈动脉系统血管扩张，其脉搏振幅增高所致。这些患者舒张压多很高，经降压药物治疗后头痛可减轻。

高血压脑血管并发症主要表现为脑血管意外，即脑卒中，可分为两大类：①缺血性脑卒中：其中有动脉粥样硬化血栓形成、腔隙梗死、栓塞、短暂性脑缺血和未定型等各种类型；②出血性脑卒中：有脑实质和蛛网膜下隙出血。

2. 心脏表现

血压长期升高增加了左心室的负担，左心室因代偿而逐渐肥厚，早期常呈向心性对称性肥厚，继之可出现心腔扩张，最终导致高血压性心脏病。近年来研究发现，高血压时心脏最先受影响的是左心室舒张期功能。左心室肥厚时舒张期顺应性下降，松弛和充盈功能受影响，若左心室舒张末压升高，左心房可有不同程度扩大，甚至可出现在临界高血压和左心室无肥厚时，与此同时，左心室的心肌间质已有胶原组织沉积和纤维组织形成，但此时患者可无明显临床症状。

出现临床症状的高血压性心脏病多发生在高血压起病数年至10余年之后。在心功能代偿期，除有时感心悸外，其他心脏方面的症状可不明显。代偿功能失调时，则可出现左心衰竭症状，开始时在体力劳累、饱食和说话过多时发生气喘、心悸、咳嗽，以后呈阵发性的发作，常在夜间发生，并可有痰中带血等，严重时或血压骤然升高时可发生急性肺水肿，出现端坐呼吸，咳粉红色泡沫样痰，若不及时降压可危及生命。反复发作或持续的左心衰竭，可影响右心室功能而发展为全心衰竭，出现尿少、水肿等临床症状。在心脏未增大前，体检可无特殊发现，或仅有脉搏或心尖搏动较强有力，主动脉瓣区第二心音因主动脉舒张压升高而亢进。心脏增大后，体检可发现心界向左、向下扩大；心尖搏动强而有力，呈抬举样；心尖区和（或）主动脉瓣区可听到Ⅱ～Ⅲ级收缩期吹风样杂音。心尖区杂音是左心室扩大导致相对性二尖瓣关闭不全或二尖瓣乳头肌功能失调所致；主动脉瓣区杂音是主动脉扩张，导致相对性主动脉瓣狭窄所致。主动脉瓣区第二心音可因主动脉及瓣膜病变而呈金属音调，可有第四心音。心力衰竭时心率增快，出现发绀，心尖区可闻奔马律，肺动脉瓣区第二心音增强，肺底出现湿啰音，并可有交替脉；后期出现颈静脉怒张、肝大、下肢水肿、腹水和发绀等全心衰竭征象。

3. 肾脏表现

肾血管病变的程度和血压升高的程度及病程密切相关。实际上，无控制的高血压患者均有肾脏的病变，但在早期可无任何临床表现。随病程的进展可先出现蛋白尿，如无合并其他情况（如心力衰竭和糖尿病等），24小时尿蛋白总量很少超过1g，控制高血压可减少尿蛋白。血尿多为显微镜血尿，少见有透明和颗粒管型。肾功能失代偿时，肾浓缩功能受损可出现多尿、夜尿、口渴、多饮等，尿比重逐渐降低，最后固定在1.010左右，称等渗尿。当肾功能进一步减退时，尿量可减少，血中非蛋白氮、肌酐、尿素氮常增高，酚红排泄试验示排泄量明显减低，尿素廓清率或肌酐廓清率可明显低于正常，上述改变随肾脏病变的加重而加重，最终出现尿毒症。但是，在缓进型高血压，患者在出现尿毒症前多数已死于心、脑血管并发症。此外，当高血压导致肾功能损害的同时，肾损害又可反过来加重血压升高，从而形成恶性循环。

（二）急进型高血压

在未经治疗的原发性高血压患者中，约1%可发展成急进型高血压，发病较急骤，在发病前可有病程不一的缓进型高血压史。男女发病比例约为3：1，多在青中年发病，近年来此型高血压已少见，可能与早期发现轻、中度高血压患者并得到及时有效的治疗有关。其表现基本上与缓进型高血压相似，但与后者相比，临床症状如头痛等更为明显，具有病情严重、发展迅速、视网膜病变和肾功能很快衰竭等特点。血压显著升高，舒张压多持续在130～140mmHg或更高。各种症状明显，小动脉纤维样坏死性病变进展迅速，常于数月至1～2年出现严重的脑、心、肾损害，发生脑血管意外、心力衰竭和尿毒症。并常有视物模糊或失明，视网膜可发生出血、渗出及视神经盘水肿。血浆肾素活性增高，以肾脏损害最为显著，常出现持续蛋白尿，24 小时尿蛋白可达 3g，伴有血尿和管型尿，最后多因尿毒症而死亡，但也可死于脑血管意外或心力衰竭。

（三）并发症

在我国，高血压最常见的并发症是脑血管意外，其次是高血压性心脏病、心力衰竭，再次是肾衰竭。较少见但严重的并发症为主动脉夹层血肿。其起病常突然，迅速发生剧烈胸痛，向背或腹部放射，伴有主动脉分支堵塞现象时，使两上肢血压及脉搏有明显差别，严重者堵塞一侧，从颈动脉到股动脉的脉搏均消失，或下肢暂时性瘫痪或偏瘫。当累及主动脉根部时，患者可发生主动脉关闭不全。未受堵塞的动脉血压升高。主动脉夹层血肿可破裂入心包或胸膜腔，因心脏压塞而迅速死亡。胸部 X 线检查可见主动脉明显增宽。超声心动图、CT 或磁共振断层显像检查（MRI）可直接显示主动脉夹层及范围，甚至可发现破口。主动脉造影也可确立诊断。高血压合并下肢动脉粥样硬化时，可造成下肢疼痛、间歇性跛行。

三、诊断要点

（一）确定是否高血压

1. 诊所血压

诊所偶测血压是目前诊断高血压和分级的标准方法和主要手段，要求在未服用降压药物情况下、非同日 3 次安静状态下，测血压达到诊断水平，体循环动脉收缩压≥140mmHg 及（或）舒张压≥90mmHg 者为高血压。由于测量次数少、观察误差较大和白大衣效应，不能可靠地反映血压的波动和活动状态下的情况。动态血压及家庭自测血压可弥补诊所偶测血压的不足，具有重要的临床价值。

2. 自测血压

对于评估血压水平及严重程度，评价降压效应，改善治疗依从性，增强治疗的主动参与，自测血压具有独特优点。且无白大衣效应，可重复性较好。目前，患者家庭自测血压在评价血压水平和指导降压治疗上已经成为诊所血压的重要补充。然而，对于精神焦虑或根据血压读数常自行改变治疗方案的患者，不建议自测血压。推荐使用符合国际标准（BHS 和 AAMI）的上臂式全自动或半自动电子血压计，正常上限参考值：135/85mmHg。应注意患者向医师报告自测血压数据时可能有主观选择性，即报告偏差，患者有意或无意选择较高或较低的血压读数向医师报告，影响医师判断病情和修改治疗。有记忆存储数据功能的电子血压计可克服报告偏差。血压读数的报告方式可采用每周或每月的平均值。家庭自测血压低于诊所血压，家庭自测血压 135/85mmHg 相当于诊所血压 140/90mmHg。对血压正常的人建议定期测量血压（20~29 岁，每 2 年 1 次；30 岁以上每年至少 1 次）。

3. 动态血压

动态血压测量应使用符合国际标准（BHS 和 AAMI）的监测仪。动态血压的正常值推荐以下国内参考标准：24 小时平均值 < 130/80mmHg，白昼平均值 < 135/85mmHg，夜间平均值 < 125/75mmHg。正常情况下，夜间血压均值比白昼血压值低 10%~15%。动态血压监测在临床上可用于诊断白大衣性高血压、隐蔽性高血压、顽固难治性高血压、发作性高血压或低血压，评估血压升高严重程度，但是目前主要仍用于临床研究，例如评估心血管调节机制、预后意义、新药或治疗方案疗效考核等，不能取代诊所血压测量。动态血压测量时应注

意以下问题：测量时间间隔应设定一般为每 30 分钟 1 次。可根据需要而设定所需的时间间隔。指导患者日常活动，避免剧烈运动。测血压时患者上臂要保持伸展和静止状态。若首次检查由于伪迹较多而使读数 <80% 的预期值，应再次测量。可根据 24 小时平均血压，日间血压或夜间血压进行临床决策参考，但倾向于应用 24 小时平均血压。

4. 中心动脉压

近年来提出了中心动脉压的概念，中心动脉压，是指升主动脉根部血管所承受的侧压力。中心动脉压也分为收缩压（SBP），舒张压（DBP）及脉压（PP）。主动脉的 SBP 由两部分组成：前向压力波（左心室搏动性射血产生），回传的外周动脉反射波。前向压力波形成收缩期第 1 个峰值（P1），反射波与前向压力波重合形成收缩期第 2 个峰值（即 SBP）。反射波压力又称增强压（AP），增强压的大小可用增压指数（AIx）表示，AIx = AP/PP（AP = SBP - P1）。通常情况下，AP 在舒张期回传到主动脉根部与前向压力波重合，在收缩期回传到外周动脉。

中心动脉压直接影响心、脑、肾等重要脏器的灌注压，因而可能比肱动脉血压更能够预测心脑血管病的发生。反射波是左心室后负荷的组分，是心脏后负荷的指标之一，也是收缩期高血压的发病基础。中心动脉压增高将诱发冠脉硬化，进而容易引起冠状动脉狭窄及冠状动脉事件。因此，降低中心动脉压将有助于预防心血管事件。已证明中心动脉血流动力学与高血压靶器官损害、心血管疾病独立相关。在预测、决定终点事件方面中心动脉血流动力学的意义优于外周血流动力学。ASCOT 试验的亚组研究 CAFE 中心动脉压可作为评价及优化抗高血压治疗方案的一个新的指标。

5. 白大衣高血压与隐匿性高血压

白大衣高血压也称诊所高血压。指患者去医院就诊时，在医师诊室测量血压时血压升高，但回到自己家中自测血压或 24 小时动态血压监测时血压正常。

隐匿性高血压与之相反，是指患者在医院测量血压正常，而动态血压监测或家庭自测血压水平增高。隐匿性高血压在一般人群中患病率为 8% ~ 23%，其发生靶器官损害和心血管疾病的危险性较一般人明显增高。目前对于是否应该采用药物手段干预隐匿性高血压与诊室高血压尚存争议，但加强对这些患者的血压监测、及时发现持续性高血压仍具有重要意义。同时，对于这些患者还应加强生活方式干预，例如控制饮食、增加体力运动、控制体重、限制食盐摄入量等，努力延缓或避免持久性高血压的发生。由此可见临床上应大力提倡并推广非诊室血压监测措施（包括动态血压监测与家庭自测血压）。动态血压监测与家庭自测血压能够提供更为详尽且真实的血压参数，有助于全面了解血压波动情况，鉴别与判定一过性血压升高（诊室高血压与隐匿性高血压）的人群。

（二）判断高血压的病因，明确有无继发性高血压

对怀疑继发性高血压者，通过临床病史、体格检查和常规实验室检查可对继发性高血压进行简单筛查。

1. 临床病史提示继发性高血压的指征

（1）肾脏疾病家族史（多囊肾）。

（2）肾脏疾病、尿路感染、血尿、滥用镇痛药（肾实质性疾病）。

（3）药物：口服避孕药、甘草、甘珀酸、滴鼻药、可卡因、安非他明、类固醇、非甾体类抗炎药、促红细胞生长素、环孢素。

（4）阵发性出汗、头痛、焦虑、心悸（嗜铬细胞瘤）。

（5）阵发性肌无力和痉挛（醛固酮增多症）。

2. 提示继发性高血压的体征

（1）库欣（Cushing）综合征面容。

（2）神经纤维瘤性皮肤斑（嗜铬细胞瘤）。

（3）触诊有肾增大（多囊肾）。

（4）听诊有腹部杂音（肾血管性高血压）。

（5）听诊有心前区或胸部杂音（主动脉缩窄或主动脉病）。

（6）股动脉搏动消失或胸部杂音（主动脉缩窄或主动脉病）。

（7）股动脉搏动消失或延迟、股动脉压降低（主动脉缩窄或主动脉病）。

3. 继发性高血压常规实验室及辅助检查

测定肾素、醛固酮、皮质激素和儿茶酚胺水平，动脉造影，肾和肾上腺超声、计算机辅助成像（CT）、头部磁共振成像（MRI）等。

四、治疗

（一）治疗目的

治疗高血压的主要目的是最大限度地降低心血管发病和死亡的总危险。当然，血压也并非降得越低越好，近年来研究表明，在降压治疗中存在明显的降压"J"点曲线问题。"J"点曲线现象即血压下降达到特定水平时，主要心血管疾病的发生率会下降；但持续降低血压，心血管事件发生率反而会回升。但究竟血压 J 点值在哪里，目前没有定论。可以肯定的是不同高血压人群其 J 点值不同，血压在 J 点值之上，降压治疗越低、越早越好。

（二）非药物治疗

非药物治疗包括提倡健康生活方式，消除不利于心理和身体健康的行为和习惯，达到减少高血压以及其他心血管病的发病危险，适用于所有高血压患者。具体内容如下。

1. 减重

建议体重指数（kg/m²）应控制在 24kg/m² 以下。减重对健康的利益是巨大的，如人群中平均体重下降 5～10kg，收缩压可下降 5～20mmHg。高血压患者体重减少 10%，则可使胰岛素抵抗、糖尿病、高脂血症和左心室肥厚改善。减重的方法一方面是减少总热量的摄入，强调少脂肪并限制过多糖类的摄入，另一方面则需增加体育锻炼，如跑步、太极拳、健美操等。在减重过程中还需积极控制其他危险因素，老年高血压则需严格限盐等。减重的速度可因人而异，但首次减重最好达到减重 5kg 以增强减重信心，减肥可提高整体健康水平，减少包括癌症在内的许多慢性病，关键是"吃饭适量，活动适度"。

2. 采用合理膳食

根据我国情况对改善膳食结构预防高血压提出以下建议。

（1）减少钠盐摄入：WHO 建议每人每日食盐量不超过 6g。我国膳食中约 80% 的钠来自烹调或含盐高的腌制品，因此，限盐首先要减少烹调用盐及含盐高的调料，少食各种咸菜及盐腌食品。如果北方居民减少日常用盐的一半，南方居民减少 1/3，则基本接近 WHO 建议。

（2）减少脂肪摄入，补充适量优质蛋白质：建议改善饮食结构，减少含脂肪高的猪肉，增加含蛋白质较高而脂肪较少的禽类及鱼类。蛋白质占总热量 15% 左右，动物蛋白占总蛋白质 20%。蛋白质质量依次为：奶、蛋；鱼、虾；鸡、鸭；猪、牛、羊肉；植物蛋白，其中豆类最好。

（3）注意补充钾和钙。

（4）多吃蔬菜和水果：研究证明增加蔬菜或水果摄入，减少脂肪摄入可使 SBP 和 DBP 有所下降。素食者比肉食者有较低的血压，其降压的作用可能基于水果、蔬菜、食物纤维和低脂肪的综合作用。

（5）限制饮酒：尽管有研究表明非常少量饮酒可能减少冠心病发病的危险，但是饮酒和血压水平及高血压患病率之间却呈线性相关，大量饮酒可诱发心脑血管事件发作。因此不提倡用少量饮酒预防冠心病，提倡高血压患者应戒酒，因饮酒可增加服用降压药物的抗性。如饮酒，建议每日饮酒量应为少量。男性饮酒量：葡萄酒 100～150mL（相当于 2～3 两），或啤酒 250～500mL（250～500g），或白酒 25～50mL（0.5～1 两）；女性则减半量，孕妇不饮酒。不提倡饮高度烈性酒。WHO 对酒的新建议是酒越少越好。

3. 增加体力活动

每个参加运动的人特别是中老年人和高血压患者在运动前最好了解一下自己的身体状况，以决定自己的运动种类、强度、频度和持续运动时间。对中老年人应包括有氧、伸展及增强肌力练习三类，具体项目可选择步行、慢跑、太极拳、门球、气功等。运动强度必须因人而异，按科学锻炼的要求，常用运动强度指标可用运动时最大心率达到 180（或 170）减去年龄，如 50 岁的人运动心率为 120～130 次/min，如果求精确则采用最大心率的 60%～85% 作为运动适宜心率，需在医师指导下进行。运动频率一般要求每周 3～5 次，每次持续 20～60 分钟即可，可根据运动者身体状况和所选择的运动种类以及气候条件等而定。

4. 减轻精神压力，保持平衡心态

长期精神压力和心情抑郁是引起高血压和其他一些慢性病的重要原因之一，对于高血压患者，这种精神状态常使他们较少采用健康的生活方式，如酗酒、吸烟等，并降低对抗高血压治疗的依从性。对有精神压力和心理不平衡的人，应减轻精神压力和改变心态，要正确对待自己、他人和社会，积极参加社会和集体活动。

5. 戒烟

对高血压患者来说戒烟也是重要的，虽然尼古丁只使血压一过性升高，但它降低服药的依从性并增加降压药物的剂量。吸烟可造成血管内皮损伤，它是导致心血管事件的最重要独立危险因素之一，因此必须提倡全民戒烟。

（三）药物治疗

1. 降压药物治疗原则

（1）小剂量：初始治疗时通常应采用较小的有效剂量以获得可能有的疗效而使不良反应最小，如有效而不满意，可逐步增加剂量以获得最佳疗效。

（2）尽量应用长效制剂：为了有效地防止靶器官损害，要求每天 24 小时内血压稳定于目标范围内，如此可以防止从夜间较低血压到清晨血压突然升高而致猝死、脑卒中或心脏病发作。要达到此目的，最好使用持续 24 小时作用的药物，一天一次给药。其标志之一是降压谷峰比值应 >50%，此类药物还可增加治疗的依从性。

（3）联合用药：为使降压效果增大而不增加不良反应，用低剂量单药治疗疗效不满意的可以采用两种或多种降压药物联合治疗。事实上2级以上高血压为达到目标血压常需降压药联合治疗。两种药物的低剂量联合使用，疗效优于大剂量单一用药。

（4）个体化：根据患者具体情况和耐受性及个人意愿或长期承受能力，选择适合患者的降压药物。

在用药过程中，同时考虑：①患者其他危险因素的情况；②患者有无其他合并疾病，包括糖尿病、心脏病、脑血管病、肾脏疾病等；③患者靶器官的损害情况；④长期药物服用应简便，以利于患者坚持治疗。

2. 降压药物的选择

（1）降压药物选择的原则：目前，治疗高血压的药物主要有6大类，即利尿药、β受体阻滞药、钙拮抗药、血管紧张素转化酶抑制药（ACEI）、血管紧张素Ⅱ受体拮抗药（ARB）及α肾上腺素能阻滞药。另外，我国也使用一些复方制剂及中药制剂。目前指南推荐的一线降压药物有5类：利尿药、β受体阻滞药、钙拮抗药、ACEI、ARB。近年来大型荟萃分析显示：常用的5种降压药物总体降压作用无显著性差异。任何降压治疗的心血管保护作用主要源自降压本身。5大类降压药物都可以用于高血压患者的起始和维持治疗。当然每种药物都有其临床适应证和禁忌证，不同类降压药在某些方面可能有相对的优势。

选择哪种降压药物作为开始治疗及维持降压治疗的原则是：对每个患者应该采取在指南指导下的个体化治疗，因为需要长期甚至终身的治疗。要考虑的主要因素有：①患者存在的心血管危险因素；②有无靶器官损害、临床有无合并心血管病、肾脏疾病及糖尿病等；③有无其他伴随疾病影响某种降压药物的使用；④对患者存在的其他情况，所用药物有无相互作用；⑤降压药降低心血管危险的证据有多少；⑥患者长期治疗的经济承受能力。

（2）常用降压药。

1）利尿药：最常用的一线类降压药，噻嗪类利尿药不论单用或联用，都有明确的疗效。有利于肾脏排出体内的钠盐和水分，达到降低血压的目的。主要不良反应为低钾血症、胰岛素抵抗和脂代谢异常。目前较少单独使用并尽量小剂量应用，在使用利尿药的同时，应该使用补钾和保钾制剂。新型利尿药吲达帕胺在常用剂量上仅表现有轻微的利尿作用，主要表现为血管扩张作用，降压有效率在70%左右，且不具有传统利尿药易造成代谢异常的特点。

适应证：主要用于轻、中度高血压，尤其是老年人高血压或并发心力衰竭时、肥胖者、有肾衰竭或心力衰竭的高血压患者。痛风患者禁用，糖尿病和高脂血症患者慎用。小剂量可以避免低血钾、糖耐量降低和心律失常等不良反应。可选择使用氢氯噻嗪（HCT）12.5 ~ 25mg、吲达帕胺1.25 ~ 2.5mg，每天1次。呋塞米仅用于并发肾衰竭时。

2）β受体阻滞药：β受体阻滞药降压安全、有效，通过阻断交感神经系统起作用。单用一般能使收缩压下降15 ~ 20mmHg。目前第一代的β受体阻滞药普萘洛尔已较少使用，临床常用的有美托洛尔、阿替洛尔（因临床研究获益不大，目前不建议使用）和比索洛尔。其中比索洛尔为每天1次的新型高度选择性的β受体阻滞药，服用方便，不良反应小，几乎不影响糖脂代谢。β受体阻滞药主要用于轻、中度高血压，尤其是静息心率较快的中青年患者或合并心绞痛。不良反应是心动过缓、房室传导阻滞、心肌收缩抑制、糖脂代谢异常。特别适用于年轻人、发生过心肌梗死、快速型心律失常、心绞痛的患者。

适应证：主要用于轻、中度高血压，尤其在静息时心率较快的中青年患者或合并心绞痛时。心脏传导阻滞、哮喘、慢性阻塞性肺病与周围血管病患者禁用。胰岛素依赖型糖尿病患者慎用。可选择使用美托洛尔 25 ~ 50mg，每天 1 ~ 2 次；比索洛尔 2.5 ~ 5mg，每天 1 次；倍他洛尔 5 ~ 10mg，每天 1 次。β 受体阻滞药也可用于治疗心力衰竭，但用法与降压完全不同，应加注意。

3）钙拮抗药（CCB）：钙拮抗药通过血管扩张以达到降压目的。用于高血压的钙拮抗药可分为 3 类，即二氢吡啶类，以硝苯地平为代表，目前第一代的短效制剂硝苯地平已较少应用，临床多使用缓释和控释制剂或二、三代制剂，如尼群地平、非洛地平、氨氯地平等。苯噻氮唑类，以地尔硫䓬为代表；苯烷胺类，以维拉帕米为代表。后两类钙拮抗药亦称非二氢吡啶类，多用于高血压合并冠心病和室上性心律失常的患者，不良反应主要有降低心率和抑制心肌收缩力。钙拮抗药的降压特点为：在具有良好降压效果的同时，能明显降低心、脑血管并发症的发生率和病死率，延缓动脉硬化进程，对电解质、糖脂代谢、尿酸无不良影响。第一代的短效制剂硝苯地平服用不方便、依从性差、对血压控制不稳、有反射性心率加速、交感神经激活、头痛、面红、踝部水肿等不良反应，研究显示，使用短效钙拮抗药有可能增加死于心肌梗死的危险性，但有证据显示，使用长效制剂则没有类似危险，故已较少应用短效钙拮抗药，建议尽量使用长效制剂。

长效钙拮抗药和缓释制剂能产生相对平稳和持久的降压效果，不良反应少。心脏传导阻滞和心力衰竭患者禁用非二氢吡啶类钙拮抗药。不稳定型心绞痛和急性心肌梗死时禁用速效二氢吡啶类钙拮抗药。优先选择使用长效制剂，例如非洛地平缓释片 5 ~ 10mg，每天 1 次；硝苯地平控释片 30mg，每天 1 次；氨氯地平 5 ~ 10mg，每天 1 次；拉西地平 4 ~ 6mg，每天 1 次；维拉帕米缓释片 120 ~ 240mg，每天 1 次。对于经济承受能力较低的患者，也可使用硝苯地平缓释片或尼群地平普通片 10mg，每天 2 ~ 3 次，虽然疗效可能没有长效制剂好，但降压总比不降好。慎用硝苯地平速效胶囊。常见不良反应为头痛、面红、踝部水肿等。

4）ACEI：通过扩张动脉降低血压。这些药物口服大多 1 小时内出现降压效应，但可能需要几天甚至几周才能达到最大降压效应。其中卡托普利作用时间最短，需每天 2 ~ 3 次服药，其他大多是新型的 ACEI，如贝那普利、赖诺普利、雷米普利、福辛普利等，均可每天 1 次服药。对降低高血压患者心力衰竭发生率及病死率、延缓胰岛素依赖型糖尿病患者肾损害的进展，尤其是伴有蛋白尿时特别有效。ACEI 不影响心率和糖、脂代谢，更重要的功能是能保护和逆转靶器官的损害。

主要不良反应为干咳、高钾血症、血管神经性水肿。主要用于高血压合并糖尿病，或者并发心脏功能不全、肾脏损害有蛋白尿的患者。妊娠和肾动脉狭窄、肾衰竭（血肌酐 > 265μmol/L 或 3mg/dL）患者禁用。可以选择使用以下制剂：卡托普利 12.5 ~ 25mg，每天 2 ~ 3 次；依那普利 10 ~ 20mg，每天 1 ~ 2 次；培哚普利 4 ~ 8mg，每天 1 次；西拉普利 2.5 ~ 5mg，每天 1 次；贝那普利 10 ~ 20mg，每天 1 次；雷米普利 2.5 ~ 5mg，每天 1 次；赖诺普利 20 ~ 40mg，每天 1 次。

5）ARB：ARB 是继 ACEI 之后的对高血压、动脉硬化、心肌肥厚、心力衰竭、糖尿病肾病等具有良好作用的新一类作用于肾素 - 血管紧张素系统（RAS）的抗高血压药物。作用机制与 ACEI 相似，但更加直接。与 ACEI 比较，它更充分、更具选择性地阻断 RAS，且很少有干咳、血管神经性水肿等不良反应，氯沙坦还可促进血尿酸排出。适用于 ACEI 不能耐受的患者。对糖尿病患者、心力衰竭患者、肾损害患者靶器官有良好的保护作用，可降低心脑突发事件的发生，减低心力衰竭患者的病死率。目前国内应用较多的是氯沙坦、缬沙坦，其次是伊贝沙坦和替米沙坦。例如氯沙坦 50~100mg，每日 1 次，缬沙坦 80~160mg，每日 1 次。

（3）新型的降压药。

1）肾素抑制药（DRI）：肾素抑制剂能有效、高度选择性地作用于 RAS 系统，抑制肾素以减少血管紧张素原转化为血管紧张素 I；具有抗交感作用，因而避免了血管扩张后反射性的心动过速；能改善心力衰竭患者的血流动力学；对肾脏的保护作用强于 ACEI 和血管紧张素受体（AT1）拮抗药；预期不良反应小。肽类肾素拮抗药如雷米克林、依那克林属第一代肾素抑制药，但由于其生物利用度低，口服有首剂效应，易为蛋白酶水解等缺点，临床应用价值低。

2）其他新型降压药：目前报道有内皮素受体拮抗药、神经肽 Y 抑制药、心钠素及内肽酶抑制药、咪唑林受体兴奋药（如莫索尼定、雷美尼定）、5-羟色胺受体拮抗药（酮色林、乌拉地尔）、K$^+$通道开放剂、降钙素基因相关肽（CGRP）等。这些新药研究进展迅速，有些已应用于临床，使高血压防治出现更为广阔的前景，但目前在国内应用这些新药的临床报道还不多。

（四）防治危险因素

1. 调脂治疗

高血压伴有血脂异常可增加心血管病发生危险。血压或非高血压者调脂治疗对预防冠状动脉事件的效果是相似的。一级预防和二级预防分别使脑卒中危险下降 15% 和 30%。我国完成的 CCSPS 研究表明，调脂治疗对中国冠心病的二级预防是有益的。调脂治疗参见新的中国血脂异常防治指南。

2. 抗血小板治疗

对于有心脏事件既往史或心血管高危患者，抗血小板治疗可降低脑卒中和心肌梗死的危险。

对高血压伴缺血性血管病或心血管高危因素者血压控制后可给予小剂量阿司匹林。

3. 控制血糖

高于正常的空腹血糖值或糖化血红蛋白（HbA1c）与心血管危险增高具有相关性。UKPDS研究提示强化血糖控制与常规血糖控制比较，虽对预防大血管事件不明显，但却明显减低微血管并发症。治疗糖尿病的理想目标是空腹血糖≤6.1mmol/L 或 HbA1c≤6.5%。

4. 重视微量蛋白尿

近年来随着对微量白蛋白尿（MAU）的不断认识，其临床意义越来越受到重视。肾脏的病变，如微量白蛋白尿的出现，是肾脏血管内皮功能障碍的标志，同时也是全身其他部位（心脏、脑）血管病变的一个反映窗口。神经体液因素不断作用于心血管疾病高危患者的大、小血管，引发高血压、动脉硬化、冠心病、内皮损伤及炎症反应导致随后发生靶器官损害，产生蛋白尿、心力衰竭等。MAU 已明确作为包括糖尿病（DM）、高血压及其他慢性肾脏疾病（CKD）患者甚至普通人群心血管并发症、肾脏疾病预后及死亡的独立预测因子，K/DOQI 指南已将尿白蛋白的检测列为 CKD 高危人群的筛查指标。RAS 抑制药通过抑制异常激活的神经体液因子、保护内皮来干预危险因素，明显改善了高危患者的预后，体现在肾脏保护作用、减少微量蛋白尿、改善代谢综合征、降低新发糖尿病，以及保护心脏功能、治疗心肌梗死和心力衰竭等方面。

（孔令薇）

第二节 继发性高血压

继发性高血压也称症状性高血压，此种高血压存在明确的病因，高血压为其临床表现之一。继发性高血压在所有高血压患者中占 5% ~ 10%。继发性高血压本身的临床表现和危害性，与原发性高血压甚相似。因此当原发病的其他症状不多或不太明显时，容易被误认为原发性高血压。由于继发性高血压和原发性高血压的治疗方法不尽相同，且有些继发性高血压的病因是可以去除的，因此在临床工作中，两者的鉴别关系到是否能及时正确地进行治疗，很为重要。

一、病因

引起继发性高血压的原因，可有以下 4 种。

（一）肾脏疾病

肾脏疾病引起的高血压，是继发性高血压中最常见的一种，称为肾性高血压。包括以下病变。

（1）肾实质性病变：如急性和慢性肾小球肾炎、慢性肾盂肾炎、妊娠高血压疾病、先天性肾脏病变（多囊肾、马蹄肾、肾发育不全）、肾结核、肾结石、肾肿瘤、继发性肾脏病变（各种结缔组织疾病、糖尿病性肾脏病变、肾淀粉样变、放射性肾炎、创伤和泌尿道阻塞所致的肾脏病变）等。

（2）肾血管病变：如肾动脉和肾静脉狭窄阻塞（先天性畸形、动脉粥样硬化、炎症、血栓、肾蒂扭转）。

（3）肾周围病变：如炎症、脓肿、肿瘤、创伤、出血等。

（二）内分泌疾病

肾上腺皮质疾病，包括皮质醇增多症（库欣综合征）、原发性醛固酮增多症、伴有高血压的肾上腺性变态综合征和肾上腺髓质的嗜铬细胞瘤、肾上腺外的嗜铬细胞肿瘤都能引起继发性高血压。其他内分泌性的继发性高血压包括垂体前叶功能亢进（肢端肥大症）、甲状腺功能亢进或低下、甲状旁腺功能亢进（高血钙）、类癌和绝经期综合征等。内分泌疾病伴有高血压的并不少见。继发性高血压也可由外源性激素所致：雌激素（女性长期口服避孕药）、糖皮质激素、盐皮质激素、拟交感胺和含酪胺的食物和单胺氧化酶抑制剂等。

（三）血管病变

如主动脉缩窄、多发性大动脉炎等。主要引起上肢血压升高。

（四）其他

睡眠呼吸暂停综合征和各种药物引起的高血压等。

二、临床表现

继发性高血压的临床表现主要是有关原发病的症状和体征，高血压仅是其中的表现之一。但有时也可由于其他症状和体征不甚显著而使高血压成为主要表现。继发性高血压患者的血压特点可与原发性高血压甚相类似，但又各有自身的特点。如嗜铬细胞瘤患者的血压增高常为阵发性，伴有交感神经兴奋的症状，在发作间期血压可以正常；而主动脉缩窄患者的高血压可仅限于上肢。

三、诊断

对下列高血压患者应考虑继发性高血压的可能：

（1）常规病史、体检和实验室检查提示患者有引起高血压的系统性疾病存在。

（2）20 岁之前开始有高血压。

（3）高血压起病突然，或高血压患者原来控制良好的血压突然恶化，难以找到其他原因。

（4）重度或难治性高血压。

（5）靶器官损害严重，与高血压不相称，宜进行深入仔细的病史询问，体格检查和必要的实验室检查。

在病史询问中，应特别注意询问各种肾脏病、泌尿道感染和血尿史、肾脏病家族史（多囊肾），有无发作性出汗、头痛与焦虑不安（嗜铬细胞瘤），肌肉无力和抽搐发作（原发性醛固酮增多症）等。体检中注意有无皮质醇增多症的外表体征、有无扪及增大的肾脏（多囊肾）、腹部杂音的听诊（肾血管性高血压），心前区或胸部杂音的听诊（主动脉缩窄或主动脉病），以及股动脉搏动减弱、延迟或胸部杂音，下肢动脉血压降低（主动脉缩窄或主动脉病），神经纤维瘤性皮肤斑（嗜铬细胞瘤）等。靶器官损害的体征包括有无颈动脉杂音，运动或感觉缺失，眼底异常，心尖搏动异常，心律失常，肺部啰音，重力性水肿和外周血管病变的体征。

四、治疗

继发性高血压的治疗，主要是针对其原发病。对原发病不能根治手术或术后血压仍高者，除采用其他针对病因的治疗外，对高血压可按治疗原发性高血压的方法进行降压治疗。

有关肾血管性高血压的治疗，目前认为：①顽固性高血压和肾功能进行性下降是血管重建的指征；②介入治疗已较手术血管重建更多选用；③对肌纤维发育不良者，选用单纯血管成形术成功率高、血压控制好，而对动脉粥样硬化性病变，再狭窄发生率较高，需加放置支架；④介入治疗的效果优于药物治疗，但药物治疗仍然十分重要。如果肾功能正常、血压得到控制、肾动脉狭窄不严重，或高血压病程较长，则首选药物治疗。由于动脉粥样硬化病变有进展的高度危险，仍然需要强化生活方式的改变、小剂量阿司匹林、他汀类药物和多种降压药治疗。降压药宜选用噻嗪类利尿剂和钙拮抗剂，如无双侧肾动脉狭窄，尚可加用肾素－血管紧张素抑制剂。主要危险是狭窄后部位血流灌注显著减少导致的肾功能急性恶化和血清肌酐增高，常见于给予肾素－血管紧张素抑制剂后，但血清肌酐的变化可在撤药后恢复正常。

嗜铬细胞瘤的治疗是切除肿瘤。手术前，患者必须充分准备，包括给予 α 受体阻滞剂和 β 受体阻滞剂（前者足量给药后），然后给予手术切除，常用腹腔镜指导，此前给予足量补液，以免容量不足。

对原发性醛固酮增多症，通过腹腔镜切除腺瘤，术前给予醛固酮拮抗剂（如螺内酯或依普利酮）。对肾上腺增生，给予醛固酮拮抗剂治疗。

主动脉缩窄患者在手术修复或安置支架后，高血压可仍然存在，患者可能需要继续服用降压药。

睡眠呼吸暂停综合征合并高血压的治疗，包括肥胖者减轻体重，以及使用正压呼吸装置。

（张　晓）

第三节　难治性高血压

难治性高血压又称为顽固性高血压。其定义为：在改善生活方式的基础上，使用足够剂量且合理的 3 种降压药物（包括利尿剂）后，血压仍在目标水平以上，或至少需要 4 种药物才能使血压达标（一般人群 < 140/90mmHg，糖尿病、冠心病和慢性肾病患者 < 130/80mmHg）。难治性高血压占高血压患者的 15% ~ 20%，由于血压难控，对靶器官的损伤更为严重，预后更差。收缩压持续升高是难治性高血压的主要表现形式。

一、病因

（一）假性难治性高血压的常见原因

1. 医患相关因素

（1）血压测量技术问题：包括使用有测量误差的电子血压计、测压方法不当，如测量姿势不正确、上臂较粗而未使用较大袖带。

（2）白大衣效应：表现为诊室血压高而诊室外血压正常（动态血压或家庭自测血压正常），发生率在普通人群和难治性高血压人群类似，可高达 20% ~ 30%，老年人似乎更常见。

（3）假性高血压：是指间接测压法测得的血压读数明显高于经动脉真正测得的血压读数。发生机制是由于周围动脉硬化，袖带气囊不易阻断僵硬的动脉血流。尽管血压较高，但并无靶器官损害，多见于有明显动脉硬化的老年人和大动脉炎的患者。

（4）患者依从性差：如服药怕麻烦，担心药物的不良反应；忧虑用"好药"后将来无药可用；经济上不能承受，听信不正确的舆论等。部分为发生药物不良反应而停药。

（5）生活方式改善不良：包括食盐过多、饮酒、吸烟、缺乏运动、低纤维素饮食等。摄盐过多可抵消降压药物的作用，对盐敏感性高血压更为明显。睡眠质量差造成血压升高，并且难于控制，临床上比较常见。长期大量饮酒者高血压发生率升高 12% ~ 14%，而戒酒可使 24 小时收缩压降低 7.2mmHg，舒张压降低 6.6mmHg，高血压的比例由 42% 降至 12%。

（6）肥胖与糖尿病：由于胰岛素抵抗、血管内皮功能紊乱、肾脏损害、药物敏感性低等原因，更易发生难治性高血压。有研究显示，糖尿病合并高血压患者平均需要 2.8 ~ 4.2 种抗高血压药物才能有效降低血压。

（7）高龄：单纯收缩性高血压比较常见，并随年龄增长而增多，更难降压。

（8）精神及心理因素：伴有慢性疼痛、失眠、焦虑、忧郁等。

2. 药物因素

（1）降压药物剂量不足或联合用药不合理。

（2）非固醇类抗炎药可使收缩压平均增高 5mmHg，可以削弱利尿剂、ACEI、ARB 和 β

受体阻滞剂的降压作用，对大部分患者影响较小，但对老年、糖尿病、慢性肾病患者影响较大。

（3）可卡因、安非他命及其他成瘾药物的使用。

（4）拟交感神经药。

（5）口服避孕药。

（6）皮质类固醇激素类。

（7）环孢素和他克莫司。

（8）促红细胞生成素。

（9）某些助消化药、通便药、通鼻用的交感神经兴奋剂和有激素样作用的甘草酸二铵等。

（10）部分中草药如人参、麻黄、甘草、苦橙等。

3. 其他因素

急性呼吸道感染常使血压显著升高或使高血压难以控制，可持续 1 周。环境和季节因素也显著影响血压水平，如寒冷环境血压上升幅度较大，且相对难以控制，平时所用药物不足以控制其血压，或者难以使血压达到目标水平。

（二）难治性高血压的继发原因

继发性高血压是难治性高血压的常见原因。

1. 高血压遗传学

11β–羟化酶缺乏、17β–羟化酶缺乏、Liddle 综合征（肾小管上皮细胞钠离子通道基因功能增强型突变）、糖皮质激素可治性高血压、肾单位上皮细胞 11β–羟类固醇脱氢酶缺乏所致的盐皮质样激素中间体过剩等均为单基因遗传的高血压，而且血压较难控制。近来认定的 WNK 激酶（丝氨酸–苏氨酸蛋白激酶家族成员）是有多种生理功能的蛋白，包括细胞信号、细胞生成、增殖和胚胎发育，其中对离子通道有重要的调节作用。其基因突变即可导致遗传性高血压和高血钾综合征，即假性醛固酮减低症 II 型。

2. 阻塞性睡眠—呼吸暂停综合征（OSAS）

约 50% 的高血压患者合并 OSAS，男性多于女性。然而 OSAS 与高血压明显相关，在药物难以控制的高血压患者中常见，美国将其列为继发性高血压的首位原因。OSAS 的低氧状态导致的交感神经激活及压力反射敏感性下降，引起血压调节功能障碍，可能是造成高血压难治的主要机制。不适当的睡眠姿势、急性上呼吸道感染、饮酒和吸烟可加重病情，与喉部炎症、充血和水肿有关。诊断依靠详细询问病史和夜间呼吸睡眠监测。

3. 原发性醛固酮增多症

在难治性高血压患者中的患病率 >10%，在继发性高血压中最为常见。常见原因是肾上腺腺瘤或增生，少见原因为遗传缺陷。大部分原发性醛固酮增多症并无低钾血症和尿钾增多的表现，血钾多在正常范围的低值。临床上不能以自发性低钾血症作为筛查和诊断的必要条件。肾上腺无创影像学检查对单侧肾上腺单个腺瘤的诊断价值较高，而对双侧肾上腺多个结节的准确性欠佳，需要行选择性肾上腺静脉血激素测定予以明确。

4. 肾血管性高血压

包括先天性纤维肌性发育不良、大动脉炎及肾动脉粥样硬化。前两者在年轻人（尤其是年轻女性）中多见，而后者在年龄 >50 岁的患者中多见，尤其是合并糖尿病、冠心病或周围动脉粥样硬化者。对于粥样硬化性肾动脉狭窄，介入治疗仍能获得较好的血压控制和肾脏功能的改善，但尚需大规模的临床研究加以证实。

5. 肾实质疾病

慢性肾脏疾病既是高血压难治的原因，也是难治性高血压或高血压长期未能有效控制的并发症。慢性肾脏疾病的患者绝大多数伴有高血压，通常需要抗高血压治疗且多需联合用药，需要使用 3 种以上降压药物者占 70%。

6. 库欣综合征

70% ~90% 的库欣综合征患者有高血压，其中 17% 为严重高血压。其主要机制为过多的糖皮质激素非选择性地刺激盐皮质激素受体，导致水钠重吸收增多、排钾增多和碱中毒，同时肥胖、睡眠 – 呼吸暂停也参与高血压的形成。其最有效的降压药物是醛固酮受体拮抗剂如螺内酯，必要时联用其他降压药物。

7. 嗜铬细胞瘤

患病率低却难治。95% 的患者有高血压，其中 50% 有持续性高血压。有研究表明，患者从发病到最后确诊平均需要 3 年以上时间。通过尸检发现，约有 55% 的患者被漏诊。确诊需要实验室检查（定性诊断）和影像学检查（定位诊断）。

8. 主动脉缩窄

属于先天性畸形，特点为上肢血压增高而下肢血压降低，甚至完全测不出，并且不能触及下肢的动脉搏动。发病率虽低，但应考虑到发病的可能。

二、临床评估与辅助检查

1. 翔实的病史资料

详细了解高血压的时间、严重程度、进展情况及影响因素；以往治疗用药及其疗效和不良反应，现在用药情况；询问继发性高血压的可能线索，以及睡眠情况、打鼾和睡眠呼吸暂停情况；了解有无动脉粥样硬化或冠心病；注意有无近期呼吸道感染史。

2. 评估患者的依从性

患者对于药物治疗的依从性直接关系治疗效果，一般可根据患者服药史获得。但是，对于依从性差的患者必须讲究询问技巧，如询问时不要直截了当或带有责备口气，应该从用药的不良反应、药物的价格及其承受能力、用药的方便程度着手。

3. 体格检查

要获得准确的血压信息，必须规范血压测量。测量血压时应在合适的温度和环境下安静休息 >5 分钟，在正确舒适的体位和姿势下测量。袖带应覆盖上臂长度2/3，同时气囊覆盖上臂周长的 2/3 以上。每一侧至少测量 2 次，2 次之间至少间隔 1 分钟；当 2 次血压读数差 <5mmHg时方可认为测量读数准确，取其较低的数值为血压测量值。两臂血压不等时，应采用较高一侧的血压读数。注意测量四肢血压（下肢血压只取收缩压），有助于排除主动脉缩窄以及其他大动脉疾病。仔细检查颈区、锁骨下动脉区、肾区和股动脉区有无血管杂音，有助于诊断大血管疾病、肾动脉狭窄。肾区未闻及血管杂音不能排除肾动脉狭窄；胸骨左缘上部的杂音应当考虑到主动脉缩窄的可能。患者有皮肤紫纹、面颊部发红并且呈中心性肥胖，可能是库欣综合征。

4. 诊所外血压监测

动态血压有利于排除白大衣效应，并能观察血压变化的规律（包括夜间高血压）以及对药物治疗的反应等。鼓励家庭血压监测，对识别白大衣效应、评价血压和判定预后也具有重要价值。

5. 实验室检查

（1）尿常规：结合病史可以帮助认定或排除肾实质性疾病，如肾炎和肾功能受损。

（2）血液生化：包括血肌酐和血浆钾、钠、镁浓度以及血糖、血脂水平。

（3）检查清晨卧位和立位血浆血管紧张素、醛固酮、血浆肾素水平，并计算血浆醛固酮/血浆肾素活性比值，以便诊断或排除原发性醛固酮增多症。

（4）必要时检测血浆和尿液儿茶酚胺代谢产物水平，以排除嗜铬细胞瘤。

（5）当高度怀疑库欣综合征时检查血浆皮质醇水平，并做地塞米松抑制试验。

（6）肾脏超声检查：能提供肾脏大小和结构信息，有助于某些病因的诊断。

（7）24 小时尿液（乙酸防腐）检查：用于分析尿钠钾排泄、尿醛固酮排泄和计算内生肌酐清除率（必要时）。

6. 影像学检查

多排 CT 血管影像学检查能提供清晰可靠、接近选择性血管造影质量的图像。对于可疑肾动脉狭窄患者，如青少年高血压、女性疑为纤维肌性发育不良、老年人及粥样硬化性肾动脉狭窄的患者应进行 CT 肾动脉造影。对于非可疑肾动脉狭窄患者，不应该常规进行肾动脉造影检查。其他部位的 CT 动脉造影也有助于明确血管狭窄或结构异常的诊断。超声和 MRI 检查，对于肾动脉狭窄诊断敏感性差，不能作为排除诊断的依据。

三、诊断

对于难治性高血压患者的诊断，首先是要符合其诊断标准，其次是找出引起难治性高血压的病因，这也是诊断难治性高血压的重要环节。

1. 筛查程序

是否为假性难治性高血压→患者服用降压药物是否规律→降压药物选择和使用是否合理→有无联用拮抗降压的药物→治疗性生活方式改变有无不良或失败→是否合并使血压增高的器质性疾病（肥胖症、糖尿病等）→有无慢性疼痛和精神心理疾病→启动继发性高血压的筛查。可简化为：识别假性高血压→分析药物原因→注意生活方式不良→重视合并的疾病（肥胖症、糖尿病等）→排除继发性高血压。

2. 确定诊断

经过明确的筛查程序后，如诊室血压 >140/90mmHg 或糖尿病和慢性肾脏病患者血压 >130/80mmHg，且患者已经使用了包括利尿剂在内的 3 种足量降压药物血压难以达标，或需要 4 种或以上的降压药物才能使血压达标，方可诊断为难治性高血压。

3. 专家诊治

已知和可疑的难治性高血压，需要就诊于相关专家门诊；对于治疗 6 个月血压仍未控制或仍不见好转者，也需要就诊高血压专家门诊，以进一步诊断和治疗。

四、治疗

（一）治疗原则

（1）由心血管医师诊治，最好由高血压专科诊治。

（2）多与患者沟通，提高用药的依从性。

（3）强化治疗性生活方式，如减轻体重、严格限盐、控制饮酒。

（4）合理选用联合降压药物治疗方案。

（5）降压失败后，在严密观察下停用现有药物，重启新的联合用药方案。原则是，专科诊治有利于寻找难治性高血压原因，有利于制订合理的治疗方案。

（二）药物选用原则

抗高血压药物剂量不足和组合不当是所谓高血压难治的最常见原因。对于血压控制不良的患者，首先停用干扰血压的药物，对其所用的≥3种抗高血压药物，根据其血压的基本病理生理、药理学原则和临床经验进行调整或加强。基本原则为能够阻断导致血压增高的所有病因，联合药物的作用机制及协同作用，抵消不良反应。

（三）药物治疗

降压药物首先选用 ACEI 或 ARB + 钙离子拮抗剂 + 噻嗪类利尿剂、扩张血管药 + 减慢心率药 + 利尿剂的降压方案。如果效果不理想，增加原有药物的剂量尤其是利尿剂剂量。血压仍不达标时，可再加用另一种降压药物如螺内酯、β 受体阻滞剂、α 受体阻滞剂或交感神经抑制剂（可乐定）。

1. 利尿剂

难治性高血压患者血浆及尿醛固酮的水平均较高，而且即使无慢性肾病，心房利钠肽及脑利钠肽的水平也较高。利尿剂是控制难治性高血压有效而稳定的药物，特别是对于盐敏感性高血压。当血压难以控制时，可适当增大剂量。通常选用噻嗪类利尿剂，当有明显肾功能不全时使用襻利尿剂如呋塞米或托拉塞米。因呋塞米是短效制剂，需要每日给药 2~3 次，否则间歇性尿钠排泄反而会激活 RAS 引起水、钠潴留。如果利尿剂加量后效果仍不佳，可联合醛固酮受体拮抗剂。值得提醒的是，利尿剂的降压效果在用药 2 周后较显著，而在用药 2 个月后才能达到比较理想的效果。

2. ACEI 或 ARB

抑制 RAS 系统，兼有明显的心脏和肾脏保护作用，在难治性高血压中是重要的联合治疗药物之一，尤其适用于糖尿病、肥胖症、胰岛素抵抗或睡眠 – 呼吸暂停者。但是目前国内所用剂量普遍较小，应当适当增大剂量以加强降压效果。

3. 钙离子拮抗剂

常为难治性高血压患者联合用药的选择。钙离子拮抗剂的种类和品种不同，药理作用特点有较大差异，应该根据临床情况具体选择，建议选择缓释或长效制剂。硝苯地平作用强，但半衰期短，应该使用控释型或缓释片剂。尼卡地平作用强，目前尚无缓释型，仅在病情需要时使用。氨氯地平是长半衰期药物，作用温和，可安全使用。对于某些血压难控的患者，可采用二氢吡啶类与非二氢吡啶类联用，如硝苯地平联合地尔硫䓬。

4. β 受体阻滞剂

阻滞外周交感神经活性，降低中枢交感神经活性，减少肾素释放，并具有镇静和抗焦虑作用。在难治性高血压患者中，β 受体阻滞剂常作为血压难控时的联合用药，尤其对舒张压较高、脉压较小、心率较快和有焦虑或失眠的患者效果更好。兼有 α 受体阻滞作用的 β 受体阻滞剂如卡维地洛，在降压方面也有较好的效果。

5. α 受体阻滞剂或交感神经抑制剂

在难治性高血压常用联合药物不能控制时也可选用。外周 α 受体阻滞剂的耐受性良好，如果选用的 β 受体阻滞剂不兼有 α 受体阻滞作用，可加用外周 α 受体阻滞剂。中枢性 α 受体阻滞剂虽可选用，但不良反应较多，耐受性差。

6. 肾素抑制剂

临床试验证实降压有效，但作为难治性高血压中的联合用药，尚缺乏确切的临床证据。有研究证实，肾素抑制剂与 ACEI 或 ARB 联用，不良事件并不减少反而增多。

（张 晓）

第七章

冠状动脉粥样硬化性心脏病

冠状动脉疾病（CAD），如冠状动脉粥样硬化性心脏病（简称冠心病），是一种最常见的心脏病，是因冠状动脉痉挛、狭窄或闭塞，引起心肌供氧与耗氧间不平衡，从而导致心肌缺血性损害，也称为缺血性心脏病（IHD）。引起冠状动脉狭窄的原因绝大部分为冠状动脉粥样硬化所致（占95%以上），因此习惯上把冠状动脉病视为冠心病。冠心病目前是我国居民致残、致死的主要原因之一。本病多见于40岁以上的男性和绝经期后的女性。近年来，我国冠心病发病有增多趋势。

第一节　冠状动脉粥样硬化性心脏病危险因素与临床分型

冠心病的发病机制也即动脉粥样硬化的发病机制，目前尚不十分清楚，目前观点看，动脉粥样硬化是一种慢性炎症性疾病。内皮损伤或血清胆固醇水平过高导致大量以低密度脂蛋白（LDL）为主的脂质颗粒沉积于动脉内皮下；这些沉积的脂质颗粒随后被修饰标记并吸引血液中的单核细胞、淋巴细胞等迁移至内皮下；迁移至内皮下的单核细胞转化为巨噬细胞并大量吞噬修饰的脂质颗粒，但超过高密度脂蛋白（HDL）等把胆固醇向内膜外转运的能力，则巨噬细胞形成的泡沫细胞破裂、死亡；大量死亡的泡沫细胞聚集形成脂池并吸收动脉中层的平滑肌细胞迁移至内膜，随后平滑肌细胞由收缩型衍变为合成型并产生大量胶原和弹力纤维等包裹脂池形成典型粥样硬化病变。

一、危险因素

尽管动脉粥样硬化发生机制并不十分清楚，但流行病学研究显示，有些因素与动脉粥样硬化的发生发展有明显相关性，称为危险因素。

1. 高血压

收缩压或舒张压升高与冠心病发病危险性之间有明显的相关性，而且收缩压升高比舒张压升高的危险性更大。

高血压引起动脉粥样硬化的可能原因：①由于对动脉壁的侧压作用，动脉伸长等导致动脉壁机械损伤，使胆固醇和LDL易侵入动脉壁；②由于血管张力增加，使动脉内膜伸张及弹力纤维破裂，引起内膜损伤，并刺激平滑肌细胞增生，壁内黏多糖、胶原及弹力素增多；③由于引起毛细血管破裂，使动脉壁局部血栓形成；④使平滑肌细胞内溶酶体增多，减少动脉壁上胆固醇清除。

2. 吸烟

吸烟增加冠心病危险的机制：①吸烟降低 HDL 胆固醇水平，男性减低 12%，女性降低 7%。吸烟改变 LCAT 活性，对 HDL 的代谢和结构产生不良影响。吸烟可使 apo A－Ⅰ和 apo A－Ⅱ相互交联，使 HDL 的功能改变，失去保护心脏的作用，这可能是吸烟增加患冠心病危险的主要机制。②对冠状动脉血流量有不利影响。吸烟可明显增加血管痉挛的危险，对血管内皮细胞功能、纤维蛋白原浓度和血小板凝集性也产生不利影响。③可使碳氧血红蛋白显著增高，载氧血红蛋白减少，氧离曲线左移，从而使动脉组织缺氧，平滑肌细胞对 LDL 的摄取增加而降解减少。④可使组织释放儿茶酚胺增多，前列环素释放减少，致血小板聚集和活力增强，从而促进动脉粥样硬化的发生和发展。

3. 血脂异常

血脂是血浆中的胆固醇、三酰甘油（TG）和类脂如磷脂等的总称。血脂异常指循环血液中脂质或脂蛋白的组成成分浓度异常，可由遗传基因和（或）环境条件引起。冠心病是多因素疾病，其中，总胆固醇（TC）作为危险因素积累了最多的循证证据。血浆三酰甘油和冠心病的关系尚未明确，但流行病学资料提示，TG 在判断冠心病危险性时起重要作用。TG 增高和冠心病的相关性减弱的部分原因是富含 TG 的脂蛋白和 HDL 在代谢中有相互关系。

4. 糖尿病

糖尿病使中年男性患冠心病的危险性增加 1 倍，中年女性增加 3 倍。胰岛素依赖性糖尿病（IDDM）患者有 1/3 死于冠心病。而非胰岛素依赖性糖尿病（NIDDM）患者有一半死于冠心病。若糖尿病患者同时伴有高血压，其冠心病的发生率为单纯高血压患者的 2 倍。另有报道，糖耐量不正常的男性发生冠心病的危险性较糖耐量正常者多 50%；女性则增加 2 倍。

糖尿病使患冠心病危险增高的机制：①糖尿病常与其他冠心病危险因素如高血压和肥胖同时存在；②糖尿病患者典型的血脂异常表现是血浆 HDL 胆固醇降低，TG 升高；常伴有小颗粒致密 LDL；③糖尿病患者的脂蛋白可经糖基化而改变结构，影响受体识别和结合。LDL 糖基化后在循环中积聚，使巨噬细胞中积聚的胆固醇酯增多，HDL 糖基化后可促进胆固醇酯在动脉壁中积聚；④伴有动脉粥样硬化的糖尿病患者血小板凝集性增高和纤溶酶原激活抑制剂（PAI－1）增多，导致高凝状态；⑤胰岛素促进平滑肌细胞增殖，增加动脉壁内胆固醇的积聚。近年，已把糖尿病作为冠心病的等危症。

5. 缺少体力活动

定期体育活动可减少患冠心病事件的危险。与积极活动的职业相比，久坐职业的人员冠心病相对危险是 1.9。增加体育活动减少冠心病事件的机制，有增高 HDL 胆固醇、减轻胰岛素抵抗、减轻体重和降低血压。

6. 肥胖

在男性和女性中，肥胖都是心血管疾病的独立危险因素。年龄＜50 岁的最胖的 1/3 人群，比最瘦的 1/3 人群的心血管病发生率在男性和女性分别增加 1 倍和 1.5 倍。

7. 其他因素

（1）血栓因子：各种致血栓因子可预测冠心病事件。纤维蛋白原、凝血因子Ⅶ和 PAI－1浓度增高，纤维蛋白溶解活性降低可导致高凝状态；溶解血块的能力和清除纤维蛋白片断的能力降低，在粥样硬化形成中起作用。

（2）高半胱氨酸血症：也是冠心病的一个独立危险因素。确切机制不明，可能与血管内皮损伤和抗凝活性减退有关。

（3）饮酒：在冠心病危险中的地位难以确定，中等量适度饮酒伴冠心病危险减少。这可能与饮酒增加 HDL 胆固醇浓度和增加纤溶活性有关。在中国居民膳食指南中建议每天红酒不超过 50mL，白酒不超过 20mL。

（4）A 型性格：A 型性格者患心绞痛或心肌梗死的危险性是 B 型性格者的 2 倍，但也有不同的意见，可能与不同的研究用于判断性格分型的方法不同有关。

（5）抗氧化物：血液中抗氧化物浓度低可使 LDL 和 Lp（a）易于氧化，脂蛋白氧化被认为是巨噬细胞上的清除受体识别脂蛋白的先决条件，抗氧化物浓度降低就增加了动脉粥样硬化的危险性。

8. 不可调整的危险因素

（1）家族史：是较强的独立危险因素。在控制其他危险因素后，冠心病患者的亲属患冠心病的危险性是对照组亲属的 2.0～3.9 倍。阳性家族史伴随冠心病危险增加可能是基因对其他易患因素（如肥胖、高血压、血脂异常和糖尿病）介导而起作用的。冠心病家族史是指患者的一级亲属男性在 55 岁以前、女性在 65 岁以前患冠心病。

（2）年龄：临床绝大多数冠心病发生于 40 岁以上的人，随着年龄增长患冠心病的危险性增高。致死性心肌梗死患者中约 4/5 是 65 岁以上的老年人。

（3）性别：男性冠心病病死率为女性的 2 倍，60% 冠心病事件发生在男性中。男性发生有症状性冠心病比女性早 10 年，但绝经后女性的冠心病发生率迅速增加，与男性接近。女性可调节危险因素与男性相同，但糖尿病对女性产生较大的危险。HDL 胆固醇减低和 TG 增高对女性的危险也较大。

二、临床分型

（一）隐匿型或无症状性冠心病

无症状，但有客观心肌缺血的证据（包括心电图、运动负荷试验等）。心肌无组织形态改变。

（二）心绞痛

有发作性胸骨后疼痛，为短时间心肌供血不足引起。心肌多无组织形态改变。临床分为 3 种。

1. 劳力性心绞痛

由体力劳动或其他增加心肌耗氧量的因素（如运动、情绪激动等）所诱发的短暂胸痛发作，休息或舌下含服硝酸甘油后疼痛可迅速消失。

（1）如心绞痛性质稳定在 1 个月以上无明显改变，诱发疼痛的劳力和情绪激动程度相同，且疼痛程度和频度相仿者，称为稳定型劳力性心绞痛。

（2）如心绞痛病程在 1 个月以内者称为初发型劳力性心绞痛。

（3）如在原来稳定型心绞痛的基础上，在 3 个月内疼痛发作次数增加、疼痛程度加剧、发作时限延长（可能超过 10 分钟），用硝酸甘油不能使疼痛立即或完全消除，较轻的体力活动或情绪激动即能引起发作者，称为恶化型劳力性心绞痛，亦称进行性心绞痛。

2. 自发性心绞痛

指胸痛发作与心肌耗氧量的增加无明显关系，在安静状态下发生心绞痛。这种心绞痛一般持续时间较长，程度较重，且不易为硝酸甘油所缓解。包括以下4种。

（1）卧位型心绞痛：指在休息时或熟睡时发生的疼痛。此疼痛持续时间较长，程度较重，患者常烦躁不安，起床走动。硝酸甘油的疗效不明显。发生机制尚有争论，可能与夜梦、夜间血压降低或发生未被发觉的左心室衰竭，以致狭窄的冠状动脉远端心肌灌注不足；或平卧时静脉回流增加，心脏工作量增加，耗氧增加有关。

（2）变异型心绞痛：特点是休息时胸痛，劳力不诱发心绞痛；有定时发作倾向，常在下半夜、清晨或其他固定时间发作；发作时心电图某些导联 ST 段抬高，伴非缺血区导联 ST 段压低，发作缓解后 ST 段恢复正常；发作时间超过 15 分钟。其原因主要由冠状动脉大分支痉挛引起，痉挛可发生在冠状动脉狭窄的基础上，也可发生在冠状动脉造影正常的血管。可能与 α 受体受到刺激有关。心电图 ST 段抬高系由受累区域全层心肌急性缺血所致。

（3）中间综合征：指心肌缺血引起的心绞痛历时较长，从 30～60 分钟，甚至更长时间。发作常在休息或睡眠中发生，但心电图和心肌酶检查无心肌坏死。常是心肌梗死的前奏。

（4）梗死后心绞痛：指在急性心肌梗死后 24 小时至 1 个月内发生的心绞痛。

3. 混合性心绞痛

指劳力性和自发性心绞痛混合出现，由冠状动脉病变导致冠状动脉血流储备固定地减少，同时又发生短暂性的再减少所致。

（三）心肌梗死

症状严重，为冠状动脉闭塞致心肌急性缺血性坏死所引起。

（四）缺血性心肌病

长期心肌缺血所导致的心肌逐渐纤维化，过去称为心肌纤维化或心肌硬化。表现为心脏增大，心力衰竭和（或）心律失常。

（五）猝死

突发心脏骤停而死亡，多为心脏局部发生电生理紊乱或起搏、传导功能障碍引起严重心律失常所致。

目前临床上根据病理、临床表现及治疗的不同常分为：稳定型心绞痛和急性冠状动脉综合征。急性冠状动脉综合征包括：①不稳定型心绞痛；②急性非 ST 段抬高型心肌梗死；③急性 ST 段抬高型心肌梗死。不稳定型心绞痛包括初发劳力性心绞痛、恶化劳力性心绞痛、自发性心绞痛、混合性心绞痛。

（张龙龙）

第二节　不稳定型心绞痛

临床上将原来的初发型心绞痛、恶化型心绞痛和各型自发性心绞痛广义地统称为不稳定型心绞痛（UAP）。其特点是疼痛发作频率增加、程度加重、持续时间延长、发作诱因改变，甚至休息时亦出现持续时间较长的心绞痛。含化硝酸甘油效果差，或无效。本型心绞痛介于稳定型心绞痛和急性心肌梗死之间，易发展为心肌梗死，但无心肌梗死的心电图及血清酶学改变。

有学者认为除了稳定的劳力性心绞痛为稳定型心绞痛外，其他所有的心绞痛均属于不稳定型心绞痛，包括初发劳力型心绞痛、恶化劳力型心绞痛、卧位型心绞痛、夜间发作的心绞痛、变异型心绞痛、梗死前心绞痛、梗死后心绞痛和混合型心绞痛。如果劳力性和自发性心绞痛同时发生在一个患者身上，则称为混合型心绞痛。

不稳定型心绞痛具有独特的病理生理机制及临床预后，如果得不到恰当及时的治疗，可能发展为急性心肌梗死。

一、病因及发病机制

目前认为有5种因素与不稳定型心绞痛有关，它们相互关联。

1. 冠脉粥样硬化斑块上有非阻塞性血栓

为最常见的发病原因，冠脉内粥样硬化斑块破裂诱发血小板聚集及血栓形成，血栓形成和自溶过程的动态不平衡过程，导致冠脉发生不稳定的不完全性阻塞。

2. 动力性冠脉阻塞

在冠脉器质性狭窄基础上，病变局部的冠脉发生异常收缩、痉挛导致冠脉功能性狭窄，进一步加重心肌缺血，产生不稳定型心绞痛。这种局限性痉挛与内皮细胞功能紊乱、血管收缩反应过度有关，常发生在冠脉粥样硬化的斑块部位。

3. 冠状动脉严重狭窄

冠脉以斑块导致的固定性狭窄为主，不伴有痉挛或血栓形成，见于某些冠脉斑块逐渐增大、管腔狭窄进行性加重的患者，或 PCI 术后再狭窄的患者。

4. 冠状动脉炎症

近年来研究认为斑块发生破裂与其局部的炎症反应有十分密切的关系。在炎症反应中感染因素可能也起一定作用，其感染物可能是巨细胞病毒和肺炎衣原体。这些患者炎症递质标志物水平检测常有明显增高。

5. 全身疾病加重的不稳定型心绞痛

在原有冠脉粥样硬化性狭窄基础上，由于外源性诱发因素影响冠脉血管导致心肌氧的供求失衡，心绞痛恶化加重。常见原因有：①心肌需氧增加，如发热、心动过速、甲亢等；②冠脉血流减少，如低血压、休克；③心肌氧释放减少，如贫血、低氧血症。

二、临床表现

（一）症状

临床上不稳定型心绞痛可表现为新近发生（1 个月内）的劳力型心绞痛，或原有稳定型心绞痛的主要特征近期内发生了变化，如心前区疼痛发作更频繁、程度更严重、时间也延长，轻微活动甚至在休息也发作。少数不稳定型心绞痛患者可无胸部不适表现，仅表现为颌、耳、颈、臂或上胸部发作性疼痛不适，或表现为发作性呼吸困难，其他还可表现为发作性恶心、呕吐、出汗和不能解释的疲乏症状。

（二）体征

一般无特异性体征。心肌缺血发作时可发现反常的左心室心尖冲动，听诊有心率增快和第一心音减弱，可闻及第三心音、第四心音或二尖瓣反流性杂音。当心绞痛发作时间较长，或心肌缺血较严重时，可发生左心室功能不全的表现，如双肺底细小水泡音，甚至急性肺水肿或伴低血压。也可发生各种心律失常。

体检的主要目的是努力寻找诱发不稳定型心绞痛的原因，如难以控制的高血压、低血压、心律失常、梗阻性肥厚型心肌病、贫血、发热、甲状腺功能亢进、肺部疾病等，并确定心绞痛对患者血流动力学的影响，如对生命体征、心功能、乳头肌功能或二尖瓣功能等的影响，这些体征的存在高度提示预后不良。

体检对胸痛患者的鉴别诊断至关重要，有几种疾病状态如得不到及时准确诊断，即可能出现严重后果。如背痛、胸痛、脉搏不整，心脏听诊发现主动脉瓣关闭不全的杂音，提示主动脉夹层破裂，心包摩擦音提示急性心包炎，而奇脉提示心脏压塞，气胸表现为气管移位、急性呼吸困难、胸膜疼痛和呼吸音改变等。

（三）临床类型

1. 静息心绞痛

心绞痛发生在休息时，发作时间较长，含服硝酸甘油效果欠佳，病程1个月以内。

2. 初发劳力型心绞痛

新近发生的严重心绞痛（发病时间在1个月以内），CCS（加拿大心脏病学会的劳力型心绞痛分级标准，表7-1）分级，Ⅲ级以上的心绞痛为初发性心绞痛，尤其注意近48小时内有无静息心绞痛发作及其发作频率变化。

3. 恶化劳力型心绞痛

既往诊断的心绞痛，最近发作次数频繁、持续时间延长或痛阈降低（CCS分级增加Ⅰ级以上或CCS分级Ⅲ级以上）。

4. 心肌梗死后心绞痛

急性心肌梗死后24小时以后至1个月内发生的心绞痛。

5. 变异型心绞痛

休息或一般活动时发生的心绞痛，发作时ECG显示暂时性ST段抬高。

表7-1　加拿大心脏病学会的劳力型心绞痛分级标准

分级	特点
Ⅰ级	一般日常活动例如走路、登楼不引起心绞痛，心绞痛发生在剧烈、速度快或长时间的体力活动或运动后
Ⅱ级	日常活动轻度受限，心绞痛发生在快步行走、登楼、餐后行走、冷空气中行走、逆风行走或情绪波动后活动
Ⅲ级	日常活动明显受限，心绞痛发生在一般速度行走时
Ⅳ级	轻微活动即可诱发心绞痛患者不能做任何体力活动，但休息时无心绞痛发作

三、辅助检查

（一）心电图

不稳定型心绞痛患者中，常有伴随症状而出现的短暂的ST段偏移伴或不伴有T波倒置，但不是所有不稳定型心绞痛患者都发生这种 ECG 改变。ECG 变化随着胸痛的缓解而常完全或部分恢复。症状缓解后，ST 段抬高或降低或 T 波倒置不能完全恢复，是预后不良的标志。伴随症状产生的 ST 段、T 波改变持续超过 12 小时者可能提示非 ST 段抬高心肌梗死。此外临床表现拟诊为不稳定型心绞痛的患者，胸导联 T 波呈明显对称性倒置（≥0.2mV），高度提示急性心肌缺血，可能系前降支严重狭窄所致。胸痛患者 ECG 正常也不能排除不稳定型心绞痛可能。若发作时倒置的 T 波呈伪性改变（假正常化），发作后 T 波恢复原倒置状态；或以前心电图正常者近期内出现心前区多导联 T 波深倒，在排除非 Q 波性心肌梗死后结合临床也应考虑不稳定型心绞痛的诊断。

不稳定型心绞痛患者中有 75% ～88% 的一过性 ST 段改变不伴有相关症状，为无痛性心肌缺血。动态心电图检查不仅有助于检出上述心肌缺血的动态变化，还可用于不稳定型心绞痛患者常规抗心绞痛药物治疗的评估以及是否需要进行冠状动脉造影和血管重建术的参考指标。

（二）心脏生化标志物

心脏肌钙蛋白：肌钙蛋白复合物包括 3 个亚单位，即肌钙蛋白 T（TnT）、肌钙蛋白 I（TnI）和肌钙蛋白 C（TnC），目前只有 TnT 和 TnI 应用于临床。约有 35% 不稳定型心绞痛患者显示血清 TnT 水平增高，但其增高的幅度与持续的时间与 AMI 有差别。AMI 患者 TnT > 3.0ng/mL 者占 88%，非 Q 波心肌梗死中仅占 17%，不稳定型心绞痛中无 TnT > 3.0ng/mL 者。因此，TnT 升高的幅度和持续时间可作为不稳定型心绞痛与 AMI 的鉴别诊断之参考。

不稳定型心绞痛患者 TnT 和 TnI 升高者较正常者预后差。临床怀疑不稳定型心绞痛者 TnT 定性试验为阳性结果者表明有心肌损伤（相当于 TnT > 0.05μg/L），但如为阴性结果并不能排除不稳定型心绞痛的可能性。

（三）冠状动脉造影

目前仍是诊断冠心病的金标准。在长期稳定型心绞痛的基础上出现的不稳定型心绞痛常提示为多支冠脉病变，而新发的静息心绞痛可能为单支冠脉病变。冠脉造影结果正常提示可能是冠脉痉挛、冠脉内血栓自发性溶解、微循环系统异常等原因引起，或冠脉造影病变漏诊。

不稳定型心绞痛有以下情况时应视为冠脉造影强适应证：①近期内心绞痛反复发作，胸痛持续时间较长，药物治疗效果不满意者可考虑及时行冠状动脉造影，以决定是否急诊介入性治疗或急诊冠状动脉旁路移植术（CABG）；②原有劳力性心绞痛近期内突然出现休息时频繁发作者；③近期活动耐量明显减低，特别是低于 Bruce Ⅱ级或 4METs 者；④梗死后心绞痛；⑤原有陈旧性心肌梗死，近期出现由非梗死区缺血所致的劳力性心绞痛；⑥严重心律失常、LVEF < 40% 或充血性心力衰竭。

（四）螺旋 CT 血管造影（CTA）

近年来，多层螺旋 CT 尤其是 64 排螺旋 CT 冠状动脉成像（CTA）在冠心病诊断中正在推广应用。CTA 能够清晰显示冠脉主干及其分支狭窄、钙化、开口起源异常及桥血管病变。有资料显示，CTA 诊断冠状动脉病变的灵敏度为 96.33%、特异度为 98.16%，阳性预测值为 97.22%，阴性预测值为 97.56%。其中对左主干、左前降支病变及大于 75% 的病变灵敏度最高，分别达到 100% 和 94.4%。CTA 对冠状动脉狭窄病变、桥血管、开口畸形、支架管腔、斑块形态均显影良好，对钙化病变诊断率优于冠状动脉造影，阴性者不能排除冠心病，阳性者应进一步行冠状动脉造影检查。另外，CTA 也可以作为冠心病高危人群无创性筛选检查及冠脉支架术后随访手段。

（五）其他

其他非创伤性检查包括运动平板试验、运动放射性核素心肌灌注扫描、药物负荷试验、超声心动图等，也有助于诊断。通过非创伤性检查可以帮助决定冠状动脉造影单支临界性病变是否需要做介入性治疗，明确缺血相关血管，为血运重建治疗提供依据。同时可以提供有否存活心肌的证据，也可作为经皮腔内冠状动脉成形术（PTCA）后判断有否再狭窄的重要对比资料。但不稳定型心绞痛急性期应避免做任何形式的负荷试验，这些检查宜放在病情稳定后进行。

四、诊断

（一）诊断依据

对同时具备下述情形者，应诊断为不稳定型心绞痛。

（1）临床新出现或恶化的心肌缺血症状表现（心绞痛、急性左心衰竭）或心电图心肌缺血图形。

（2）无或仅有轻度的心肌酶（肌酸激酶同工酶）或 TnT、TnI 增高（未超过 2 倍正常值），且心电图无 ST 段持续抬高。应根据心绞痛发作的性质、特点、发作时体征和发作时心电图改变以及冠心病危险因素等，结合临床综合判断，以提高诊断的准确性。心绞痛发作时心电图 ST 段抬高或压低的动态变化或左束支阻滞等具有诊断价值。

（二）危险分层

不稳定型心绞痛的诊断确立后，应进一步进行危险分层，以便于对其进行预后评估和干预措施的选择。

1. 中华医学会心血管分会关于不稳定型心绞痛的危险度分层

根据心绞痛发作情况，发作时 ST 段下移程度以及发作时患者的一些特殊体征变化，将不稳定型心绞痛患者分为高、中、低危险组（表 7 - 2）。

表 7 - 2 不稳定型心绞痛临床危险度分层

组别	心绞痛类型	发作时 ST 降低幅（mm）	持续时间（min）	肌钙蛋白 T 或 I
低危险组	初发、恶化劳力型，无静息时发作	≤1	<20	正常
中危险组	1 个月内出现的静息心绞痛，但 48 小时内无发作者（多数由劳力型心绞痛进展而来）或梗死后心绞痛	>1	<20	正常或轻度升高
高危险组	48 小时内反复发作静息心绞痛或梗死后心绞痛	>1	>20	升高

注：①陈旧性心肌梗死患者其危险度分层上调一级，若心绞痛是由非梗死区缺血所致时，应视为高危险组；②左心室射血分数（LVEF）<40%，应视为高危险组；③若心绞痛发作时并发左心功能不全、二尖瓣反流、严重心律失常或低血压［SBP≤12.0kPa（90mmHg）］，应视为高危险组；④当横向指标不一致时，按危险度高的指标归类。例如：心绞痛类型为低危险组，但心绞痛发作时 ST 段压低 >1mm，应归入中危险组。

2. 美国 ACC/AHA 关于不稳定型心绞痛/非 ST 段抬高心肌梗死危险分层
见表 7 - 3。

表 7 - 3　ACC/AHA 关于不稳定型心绞痛/非 ST 段抬高心肌梗死的危险分层

项目	高危（至少有下列特征之一）	中危（无高危特点但有以下特征之一）	低危（无高中危特点但有下列特点之一）
病史	近 48 小时内加重的缺血性胸痛发作	既往 MI、外围血管或脑血管病，或 CABG，曾用过阿司匹林	近 2 周内发生的 CCS 分级 Ⅲ 级或以上伴有高、中度冠脉病变可能者
胸痛性质	静息心绞痛 > 20 分钟	静息心绞痛 > 20 分钟，现已缓解，有高、中度冠脉病变可能性；静息心绞痛 < 20 分钟，经休息或含服硝酸甘油缓解	无自发性心绞痛 > 20 分钟持续发作
临床体征或发现	第三心音、新的或加重的奔马律，左心室功能不全（EF < 40%），二尖瓣反流，严重心律失常或低血压 [SBP ≤ 12.0kPa（90mmHg）] 或存在与缺血有关的肺水肿，年龄 > 75 岁	年龄 > 75 岁	
ECG 变化	休息时胸痛发作伴 ST 段变化 > 0.1mV；新出现 Q 波，束支传导阻滞；持续性室性心动过速	T 波倒置 > 0.2mV，病理性 Q 波	胸痛期间 ECG 正常或无变化
肌钙蛋白监测	明显增高（TnT 或 TnI > 0.1μg/mL）	轻度升高（即 TnT > 0.01，但 < 0.1μg/mL）	正常

五、治疗

不稳定型心绞痛的治疗目标是控制心肌缺血发作和预防急性心肌梗死。治疗措施包括内科药物治疗、冠状动脉介入治疗（PCI）和外科冠状动脉旁路移植手术（CABG）。

（一）一般治疗

对于符合不稳定型心绞痛诊断的患者应及时收住院治疗（最好收入监护病房），急性期卧床休息 1 ~ 3 天，吸氧，持续心电监测。对于低危险组患者留观期间未再发生心绞痛，心电图也无缺血改变，无左心衰竭的临床证据，留观 12 ~ 24 小时未发现有 CK - MB 升高，TnT 或 TnI 正常者，可在留观 24 ~ 48 小时之后出院。对于中危或高危组的患者特别是 TnT 或 TnI 升高者，住院时间相对延长，内科治疗亦应强化。

（二）药物治疗

1. 控制心绞痛发作

（1）硝酸酯类：硝酸甘油主要通过扩张静脉，减轻心脏前负荷来缓解心绞痛发作。心绞痛发作时应舌下含化硝酸甘油，初次含硝酸甘油的患者以先含 0.5mg 为宜。对于已有含服经验的患者，心绞痛发作时若含 0.5mg 无效，可在 3～5 分钟追加 1 次，若连续含硝酸甘油 1.5～2.0mg 仍不能控制疼痛症状，需应用强镇痛药以缓解疼痛，并随即采用硝酸甘油或硝酸异山梨酯静脉滴注，硝酸甘油的剂量以 5μg/min 开始，以后每 5～10 分钟增加 5μg/min，直至症状缓解或收缩压降低 1.3kPa（10mmHg），最高剂量一般不超过 80～100μg/min，一旦患者出现头痛或血压降低［SBP < 12.0kPa（90mmHg）］应迅速减少静脉滴注的剂量。维持静脉滴注的剂量以 10～30μg/min 为宜。对于中危和高危险组的患者，硝酸甘油持续静脉滴注 24～48 小时即可，以免产生耐药性而降低疗效。

（2）β 受体阻滞药：通过减慢心率、降低血压和抑制心肌收缩力而降低心肌耗氧量，从而缓解心绞痛症状，对改善近、远期预后有益。

对不稳定型心绞痛患者控制心绞痛症状以及改善其近、远期预后均有好处，除有禁忌证外，主张常规服用。首选具有心脏选择性的药物，如阿替洛尔、美托洛尔和比索洛尔等。除少数症状严重者可采用静脉推注 β 受体阻滞药外，一般主张直接口服给药。剂量应个体化，根据症状、心率及血压情况调整剂量。阿替洛尔常用剂量为 12.5～25mg，每日 2 次，美托洛尔常用剂量为 25～50mg，每日 2～3 次，比索洛尔常用剂量为 5～10mg，每日 1 次，不伴有劳力性心绞痛的变异性心绞痛不主张使用。

（3）钙拮抗药：通过扩张外周血管和解除冠状动脉痉挛而缓解心绞痛，也能改善心室舒张功能和心室顺应性。非二氢吡啶类有减慢心率和减慢房室传导作用。常用药物有两类：①二氢吡啶类钙拮抗药：硝苯地平对缓解冠状动脉痉挛有独到的效果，故为变异性心绞痛的首选用药，一般剂量为 10～20mg，每 6 小时 1 次，若仍不能有效控制变异性心绞痛的发作还可与地尔硫䓬合用，以产生更强的解除冠状动脉痉挛的作用，当病情稳定后可改为缓释和控释制剂。对合并高血压者，应与 β 受体阻滞药合用；②非二氢吡啶类钙拮抗药：地尔硫䓬有减慢心率、降低心肌收缩力的作用，故较硝苯地平更常用于控制心绞痛发作。一般使用剂量为 30～60mg，每日 3～4 次。该药可与硝酸酯类合用，亦可与 β 受体阻滞药合用，但与后者合用时需密切注意心率和心功能变化。

如心绞痛反复发作，静脉滴注硝酸甘油不能控制时，可试用地尔硫䓬短期静脉滴注，使用方法为 5～15μg/（kg·min），可持续静脉滴注 24～48 小时，在静脉滴注过程中需密切观察心率、血压的变化，如静息心率低于 50 次/分，应减少剂量或停用。

2. 抗血小板治疗

阿司匹林为首选药物。急性期剂量应在 150～300mg/d，可达到快速抑制血小板聚集的作用，3 天后可改为小剂量即 50～150mg/d 维持治疗，对于存在阿司匹林禁忌证的患者，可采用氯吡格雷替代治疗，使用时应注意经常检查血常规，一旦出现明显白细胞或血小板降低应立即停药。

（1）阿司匹林：阿司匹林对不稳定型心绞痛治疗目的是通过抑制血小板的环氧化酶快速阻断血小板中血栓素 A_2 的形成。因小剂量阿司匹林（50～75mg）需数天才能发挥作用。故目前主张：①尽早使用，一般应在急诊室服用第一次；②为尽快达到治疗性血药浓度，第一次应采用咀嚼法，促进药物在口腔颊部黏膜吸收；③剂量300mg，每日1次，5天后改为100mg，每日1次，很可能需终身服用。

（2）氯吡格雷：为第二代抗血小板聚集的药物，通过选择性地与血小板表面腺苷酸环化酶偶联的ADP受体结合而不可逆地抑制血小板的聚集，且不影响阿司匹林阻滞的环氧化酶通道，与阿司匹林合用可明显增加抗凝效果，对阿司匹林过敏者可单独使用。噻氯匹定的最严重不良反应是中性粒细胞减少，见于连续治疗2周以上的患者，易出现血小板减少和出血时间延长，亦可引起血栓性血小板减少性紫癜，而氯吡格雷则不明显，目前在临床上已基本取代噻氯匹定。

（3）血小板糖蛋白Ⅱb/Ⅲa受体抑制药：为第三代血小板抑制药，主要通过占据血小板表面的糖蛋白Ⅱb/Ⅲa受体，抑制纤维蛋白原结合而防止血小板聚集。在不稳定型心绞痛患者盐酸替罗非班静脉输注可分两步，在肝素和阿司匹林应用条件下，可先给以负荷量0.4μg/（kg·min）（30分钟），而后以0.1μg/（kg·min）维持静脉点滴48小时。对于高度血栓倾向的冠脉血管成形术患者盐酸替罗非班两步输注方案为负荷量10μg/kg于5分钟内静脉推注，然后以0.15μg/（kg·min）维持16～24小时。

3. 抗凝血酶治疗

目前临床使用的抗凝药物有普通肝素、低分子肝素和水蛭素，其他人工合成或口服的抗凝药正在研究或临床观察中。

（1）普通肝素。是常用的抗凝药，通过激活抗凝血酶而发挥抗栓作用，静脉滴注肝素会迅速产生抗凝作用，但个体差异较大，故临床需化验部分凝血活酶时间（APTT）。一般将APTT延长至60～90秒作为治疗窗口。多数学者认为，在ST段不抬高的急性冠状动脉综合征，治疗时间为3～5天，具体用法为75u/kg体重，静脉滴注维持，使APTT在正常的1.5～2倍。

（2）低分子肝素。低分子肝素是由普通肝素裂解制成的小分子复合物，分子量在2 500～7 000，具有以下特点：抗凝血酶作用弱于肝素，但保持了抗因子Ⅹa的作用，因而抗因子Ⅹa和凝血酶的作用更加均衡；抗凝效果可以预测，不需要检测APTT；与血浆和组织蛋白的亲和力弱，生物利用度高；皮下注射，给药方便；促进更多的组织因子途径抑制物生成，更好地抑制因子Ⅶ和组织因子复合物，从而增加抗凝效果等。

（3）水蛭素。是从药用水蛭唾液中分离出来的第一个直接抗凝血酶制剂，通过重组技术合成的是重组水蛭素。重组水蛭素理论上优点有：无须通过AT-Ⅲ激活凝血酶；不被血浆蛋白中和；能抑制凝血块黏附的凝血酶；对某一剂量有相对稳定的APTT，但主要经肾脏排泄，在肾功能不全者可导致不可预料的蓄积。

（4）抗血栓治疗的联合应用。①阿司匹林+ADP受体拮抗药，阿司匹林与ADP受体拮抗药的抗血小板作用机制不同，一般认为，联合应用可以提高疗效。CURE试验表明，与单用阿司匹林相比，氯吡格雷联合使用阿司匹林可使死亡和非致死性心肌梗死降低20%，减少冠状动脉重建需要和心绞痛复发。②阿司匹林加肝素，RISC试验结果表明，男性非ST段抬高心肌梗死患者使用阿司匹林明显降低死亡或心肌梗死的危险，单独使用肝素没有受益，阿司匹林加普通肝素联合治疗的最初5天事件发生率最低。目前资料显示，普通肝素或低分子肝素与阿司匹林联合使用疗效优于单用阿司匹林；阿司匹林加低分子肝素等同于甚至可能优于阿司匹林加普通肝素。③肝素加血小板GPⅡb/Ⅲa抑制药，PUR-SUTT试验结果显示，与单独应用血小板 GPⅡb/Ⅲa 抑制药相比，未联合使用肝素的患者事件发生率较高。目前多主张联合应用肝素与血小板 GPⅡb/Ⅲa 抑制药。由于两者连用可延长 APTT，肝素剂量应小于推荐剂量。④阿司匹林加肝素加血小板 GPⅡb/Ⅲa 抑制药，目前，合并急性缺血的非 ST 段抬高心肌梗死的高危患者，主张三联抗血栓治疗，是目前最有效的抗血栓治疗方案。持续性或伴有其他高危特征的胸痛患者及准备做早期介入治疗的患者，应给予该方案。

4. 调脂治疗

血脂增高的干预治疗除调整饮食、控制体重、体育锻炼、控制精神紧张、戒烟、控制糖尿病等非药物干预手段外，调脂药物治疗是最重要的环节。近代治疗急性冠脉综合征的最大进展之一就是 3 - 羟基 - 3 - 甲基戊二酰辅酶 A（HMG - CoA）还原酶抑制药（他汀类）的开发和应用，该类药物除降低总胆固醇（TC）、低密度脂蛋白胆固醇（LDL - C）、三酰甘油（TG）和升高高密度脂蛋白胆固醇（HDL - C）外，还有缩小斑块内脂质核、加固斑块纤维帽、改善内皮细胞功能、减少斑块炎性细胞数目、防止斑块破裂等作用，从而减少冠脉事件，另外还能通过改善内皮功能减弱凝血倾向，防止血栓形成，防止脂蛋白氧化，起到了抗动脉粥样硬化和抗血栓作用。随着长期大样本的实验结果出现，已经显示他汀类强化降脂治疗和 PTCA 加常规治疗可同样安全有效地减少缺血事件。所有他汀类药物均有相同的不良反应，即胃肠道功能紊乱、肌痛及肝损害，儿童、孕妇及哺乳期妇女不宜应用。常见他汀类降调脂药见表 7 - 4。

表 7 - 4　临床常见他汀类药物剂量

药物	常用剂量（mg）	用法
阿托伐他汀（立普妥）	10 ~ 80	每天 1 次，口服
辛伐他汀（舒将之）	10 ~ 80	每天 1 次，口服
洛伐他汀（美将之）	20 ~ 80	每天 1 次，口服
普伐他汀（普拉固）	20 ~ 40	每天 1 次，口服
氟伐他汀（来适可）	40 ~ 80	每天 1 次，口服

5. 溶血栓治疗

国际多中心大样本的临床试验（TIMI ⅢB）业已证明采用 AMI 的溶栓方法治疗不稳定型心绞痛反而有增加 AMI 发生率的倾向，故已不主张采用。至于小剂量尿激酶与充分抗血小板和抗凝血酶治疗相结合是否对不稳定型心绞痛有益，仍有待临床进一步研究。

6. 不稳定型心绞痛出院后的治疗

不稳定心绞痛患者出院后仍需定期门诊随诊。低危险组的患者 1 ~ 2 个月随访 1 次，中、高危险组的患者无论是否行介入性治疗都应 1 个月随访 1 次，如果病情无变化，随访半年即可。

UA 患者出院后仍需继续服阿司匹林、β 受体阻滞药。阿司匹林宜采用小剂量，每日 50 ~ 150mg 即可，β 受体阻滞药宜逐渐增量至最大可耐受剂量。在冠心病的二级预防中阿司匹林和降胆固醇治疗是最重要的。降低胆固醇的治疗应参照国内降血脂治疗的建议，即血清胆固醇 > 4.68mmol/L（180mg/dL）或低密度脂蛋白胆固醇 > 2.60mmol/L（100mg/dL）均应服他汀类降胆固醇药物，并达到有效治疗的目标。血浆三酰甘油 > 2.26mmol/L（200mg/dL）

的冠心病患者一般也需要服降低三酰甘油的药物。其他二级预防的措施包括向患者宣教戒烟、治疗高血压和糖尿病、控制危险因素、改变不良的生活方式、合理安排膳食、适度增加活动量、减少体重等。

（张龙龙）

第三节　稳定型心绞痛

稳定型心绞痛是由于劳力引起心肌耗氧量增加，而病变的冠状动脉不能及时调整和增加血流量，从而引起可逆性心肌缺血，但不引起心肌坏死。这是由于心肌供氧与耗氧之间暂时失去平衡而发生心肌缺血的临床症状，是在一定条件下冠状脉所供应的血液和氧不能满足心肌需要的结果。

本病多见于男性，多数患者年龄在 40 岁以上，常合并高血压、吸烟、糖尿病、脂质代谢异常等心血管疾病危险因子。大多数为冠状动脉粥样硬化导致血管狭窄引起，还可由主动脉瓣病变、梅毒性主动脉炎、肥厚型心肌病、先天性冠状动脉畸形、风湿性冠状动脉炎、心肌桥等引起。

一、发病机制

心肌内没有躯体神经分布，因此机械性刺激并不引起疼痛。心肌缺血时产生痛觉的机制仍不明确。当冠状动脉的供氧与心肌的氧耗之间发生矛盾时，心肌急剧的、暂时的缺血缺氧，导致心肌的代谢产物如乳酸、丙酮酸、磷酸等酸性物质，以及一些类似激肽的多肽类物质在心肌内大量积聚，刺激心脏内自主神经的传入纤维末梢，经 1~5 胸交感神经节和相应的脊髓段，传至大脑，产生疼痛感觉。因此，与心脏自主神经传入处于相同水平脊髓段的脊神经所分布的区域，如胸骨后、胸骨下段、上腹部、左肩、左上肢内侧等部位可以出现痛觉，这就是牵涉痛产生的可能原因。由于心绞痛并非躯体神经传入，所以常不是锐痛，不能准确定位。

心肌产生能量的过程需要大量的氧供，心肌耗氧量（MVO_2）的增加是引起稳定型心绞痛发作的主要原因之一。心肌耗氧量由心肌张力、心肌收缩强度和心率所决定，常用心率与收缩压的乘积作为评估心肌耗氧程度的指标。在正常情况下，冠状循环有强大的储备力量，在剧烈运动时，其血流量可增加到静息时的 6~7 倍，在缺氧状况下，正常的冠状动脉可以扩张，也能使血流量增加 4~5 倍。动脉粥样硬化而致冠状动脉狭窄或部分分支闭塞时，冠状动脉对应激状态下血流的调节能力明显减弱。在稳定型心绞痛患者，虽然冠状动脉狭窄，心肌的血液供应减少，但在静息状态下，仍然可以满足心脏的需要，故安静时患者无症状；当心脏负荷突然增加，如劳力、激动、寒冷刺激、饱食等，使心肌张力增加（心腔容积增加、心室舒张末期压力增高）、心肌收缩力增加（收缩压增高、心室压力曲线最大压力随时间变化率增加）或心率增快，均可引起心肌耗氧量增加，引起心绞痛的发作。

在其他情况下，如严重贫血、肥厚型心肌病、主动脉瓣狭窄/关闭不全等，由于血液携带氧的能力下降，或心肌肥厚致心肌氧耗增加，或心排血量过少/舒张压过低，均可以造成心肌氧供和氧耗之间的失平衡，心肌血液供给不足，遂引起心绞痛发作。

在多数情况下，稳定型心绞痛常在同样的心肌耗氧量的情况下发生，即患者每次某一固定运动强度的诱发下发生症状，因此症状的出现很具有规律性。当发作的规律性在短期内发生显著变化时（如诱发症状的运动强度明显减低），常提示患者出现了不稳定型心绞痛。

二、临床表现

稳定型心绞痛通常为劳力性心绞痛，其发作的性质通常在 3 个月内并无改变，即每日和每周疼痛发作次数大致相同，诱发疼痛的劳力和情绪激动程度相同，每次发作疼痛的性质和部位无改变，用硝酸甘油后，也在相同时间内发生疗效。

（一）症状

稳定型心绞痛的发作具有其较为特征性的临床表现，对临床的冠心病诊断具有重要价值，可以通过仔细的病史询问获得这些有价值的信息。心绞痛以发作性胸痛为主要临床表现，疼痛的特点如下。

1. 性质

心绞痛发作时，患者常无明显的疼痛，而表现为压迫、发闷或紧缩感，也可有烧灼感，但不尖锐，非针刺样或刀割样痛，偶伴濒死、恐惧感。发作时，患者往往不自觉地停止活动，至症状缓解。

2. 部位

主要位于心前区、胸骨体上段或胸骨后，界线不清楚，约有手掌大小。常放射至左肩、左上肢内侧达无名指和小指、颈、咽或下颌部，也可以放射至上腹部甚至下腹部。

3. 诱因

常由体力劳动或情绪激动（如愤怒、焦急、过度兴奋等）、饱食、寒冷、吸烟、心动过速等诱发。疼痛发生于劳力或激动的当时，而不是在劳累以后。典型的稳定型心绞痛常在类似活动强度的情况下发生。早晨和上午是心肌缺血的好发时段，可能与患者体内神经体液因素在此阶段的激活有关。

4. 持续时间和缓解因素

心绞痛出现后常逐步加重，在患者停止活动后 3 ~ 5 分钟逐渐消失。舌下含服硝酸甘油症状也能在 2 ~ 3 分钟缓解。如果患者在含服硝酸甘油后 10 分钟内无法缓解症状，则认为硝酸甘油无效。

5. 发作频率

稳定型心绞痛可数天或数星期发作一次，也可一日内发作多次。一般来说发作频率固定，如短时间内发作频率较以前明显增加，应该考虑不稳定型心绞痛（恶化劳力型）。

（二）体征

稳定型心绞痛患者在心绞痛发作时常见心率增快、血压升高。通常无其他特殊发现，但仔细的体格检查可以明确患者存在的心血管病危险因素。体格检查对鉴别诊断有很大的意义，例如在胸骨左缘闻及粗糙的收缩期杂音应考虑主动脉瓣狭窄或肥厚梗阻型心肌病的可能。在胸痛发作期间，体格检查可能发现乳头肌缺血和功能失调引起的二尖瓣关闭不全的收缩期杂音；心肌缺血发作时可能出现左心室功能障碍，听诊时有时可闻及第四或第三心音奔马律、第二心音逆分裂或出现交替脉。

三、辅助检查

（一）心电图

心电图是发现心肌缺血、诊断心绞痛最常用、最经济的检查方法。

1. 静息心电图检查

稳定型心绞痛患者静息心电图多数是正常的，所以静息心电图正常并不能除外冠心病。一些患者可以存在 ST－T 改变，包括 ST 段压低（水平型或下斜型），T 波低平或倒置，可伴有或不伴有陈旧性心肌梗死的表现。单纯、持续的 ST－T 改变对心绞痛并无显著的诊断价值，可以见于高血压、心室肥厚、束支传导阻滞、糖尿病、心肌病变、电解质紊乱、抗心律失常药物或化疗药物治疗、吸烟、心脏神经官能症患者。因此，单纯根据静息心电图诊断心肌缺血很不可靠。虽然冠心病患者可以出现静息心电图 ST－T 异常，并可能与冠状动脉病变的严重程度相关，但绝对不能仅根据心电图存在 ST－T 的异常即诊断冠心病。

心绞痛发作时特征性的心电图异常是 ST－T 较发作前发生明显改变，在发作以后恢复至发作前水平。由于心绞痛发作时心内膜下心肌缺血常见，心电图改变多表现为 ST 段压低（水平型或下斜型）0.1mV 以上，T 波低平或倒置，ST 段改变往往比 T 波改变更具特异性；少数患者在发作时原来低平、倒置的 T 波变为直立（假性正常化），也支持心肌缺血的诊断。虽然 T 波改变对心肌缺血诊断的特异性不如 ST 段改变，但如果发作时的心电图与发作之前比较有明显差别，发作后恢复，也具有一定的诊断意义。部分稳定型心绞痛患者可以表现为心脏传导系统功能异常，最常见的是左束支传导阻滞和左前分支传导阻滞。此外，心绞痛发作时还可以出现各种心律失常。

2. 心电图负荷试验

心电图负荷试验是对疑有冠心病的患者，通过给心脏增加负荷（运动或药物）而激发心肌缺血来诊断冠心病。运动试验的阳性标准为运动中出现典型心绞痛，运动中或运动后出现 ST 段水平或下斜型下降≥1mm（J 点后 60～80 毫秒），或运动中出现血压下降者。心电图负荷试验检查的指征为：临床上怀疑冠心病，为进一步明确诊断；对稳定型心绞痛患者进行危险分层；冠状动脉搭桥及心脏介入治疗前后的评价；陈旧性心肌梗死患者对非梗死部位心肌缺血的监测。禁忌证包括：急性心肌梗死；高危的不稳定型心绞痛；急性心肌、心包炎；严重高血压［收缩压≥200mmHg 和（或）舒张压≥110mmHg］心功能不全；严重主动脉瓣狭窄；肥厚型梗阻性心肌病；静息状态下有严重心律失常；主动脉夹层。负荷试验终止的指标：ST－T 降低或抬高≥0.2mV；心绞痛发作；收缩压超过 220mmHg；血压较负荷前下降；室性心律失常（多源性、连续 3 个室性期前收缩和持续性室性心动过速）。

通常运动负荷心电图的敏感性可达到约 70%，特异性为 70%～90%。有典型心绞痛并且负荷心电图阳性，诊断冠心病的准确率达 95% 以上。运动负荷试验为最常用的方法，运动方式主要为分级踏板或蹬车，其运动强度可逐步分期升级。目前通常是以达到按年龄预计的最大心率（HRmax）或 85%～90% 的最大心率为目标心率，前者为极量运动试验，后者为次极量运动试验。运动中应持续监测心电图、血压的改变并记录，运动终止后即刻和此后每 2 分钟均应重复心电图记录，直至心率恢复运动前水平。

Duke 活动平板评分是可以用来进行危险分层的指标。

Duke 评分 = 运动时间（min）－5×ST 段下降（mm）－（4×心绞痛指数）

心绞痛指数 0：运动中无心绞痛；心绞痛指数 1：运动中有心绞痛；心绞痛指数 2：因心绞痛需终止运动试验。

Duke 评分 ≥5 分低危，1 年病死率 0.25%；–10 ~ –4 分中危，1 年病死率 1.25%；≤ –11 高危，1 年病死率 5.25%。Duke 评分系统适用于 75 岁以下的冠心病患者。

3. 心电图连续监测（动态心电图）

连续记录 24 小时的心电图，可从中发现心电图 ST – T 改变和各种心律失常，通过将 ST – T 改变出现的时间与患者症状的对照分析，从而确定患者症状与心电图改变的意义。心电图中显示缺血性 ST – T 改变而当时并无心绞痛发作者称为无痛性心肌缺血，诊断无痛性心肌缺血时，ST 段呈水平或下斜型压低 ≥0.1mV，并持续 1 分钟以上。进行 12 导联的动态心电图监测对心肌缺血的诊断价值较大。

（二）超声心动图

稳定型心绞痛患者的静息超声心动图大部分无异常表现，但在心绞痛发作时，如果同时进行超声心动图检查，可以发现节段性室壁运动异常，并可以出现一过性心室收缩与舒张功能障碍的表现。超声心动图负荷试验是诊断冠心病的手段之一，可以帮助识别心肌缺血的范围和程度，敏感性和特异性均高于心电图负荷试验。超声心动图负荷试验按负荷的性质可分为药物负荷试验（常用多巴酚丁胺）、运动负荷试验、心房调搏负荷试验以及冷加压负荷试验。根据负荷后室壁的运动情况，可将室壁运动异常分为运动减弱、运动消失、矛盾运动及室壁瘤。

（三）放射性核素

^{201}Tl – 静息和负荷心肌灌注显像：^{201}Tl（铊）随冠状动脉血流很快被正常心肌所摄取。静息时铊显像所示灌注缺损主要见于心肌梗死后瘢痕部位；而负荷心肌灌注显像可以在运动诱发心肌缺血时，显示出冠状动脉供血不足导致的灌注缺损。不能运动的患者可作双嘧达莫（潘生丁）试验，静脉注射双嘧达莫使正常或较正常的冠状动脉扩张，引起"冠状动脉窃血"，产生狭窄血管供应的局部心肌缺血，可取得与运动试验相似的效果。近年还用腺苷或多巴酚丁胺作药物负荷试验。近年用 ^{99m}Tc – MIBI 作心肌显像取得良好效果，并已推广，它在心肌内分布随时间变化相对固定，无明显再分布，显像检查可在数小时内进行。

（四）多层 CT 或电子束 CT

多层 CT 或电子束 CT 平扫可检出冠状动脉钙化并进行积分。人群研究显示钙化与冠状动脉病变的高危人群相联系，但钙化程度与冠状动脉狭窄程度却并不一致，因此，不推荐将钙化积分常规用于心绞痛患者的诊断。

CT 冠状动脉造影（CTA）为显示冠状动脉病变及形态的无创检查方法，具有较高的阴性预测价值，若 CTA 未见狭窄病变，一般无须进行有创检查。但 CT 冠状动脉造影对狭窄部位病变程度的判断仍有一定局限性，特别当存在明显的钙化病变时，会显著影响狭窄程度的判断，而冠状动脉钙化在冠心病患者中相当普遍，因此，CTA 对冠状动脉狭窄程度的显示仅能作为参考。

（五）左心导管

主要包括冠状动脉造影术和左心室造影术，是有创性检查方法，前者目前仍然是诊断冠心病的金标准。左心导管检查通常采用穿刺股动脉（Judkins 技术）、肱动脉（Sones 技术）或桡动脉的方法。选择性冠状动脉造影将导管插入左、右冠状动脉口，注射造影剂使冠状动脉主支及其分支显影，可以较准确地反映冠状动脉狭窄的程度和部位。左心室造影术是将导管送入左心室，用高压注射器将造影剂以 12～15mL/s 的速度注入左心室以评价左心室整体收缩功能及局部室壁运动状况。心导管检查的风险与疾病的严重程度以及术者经验直接相关，并发症大约 0.1%。根据冠状动脉的灌注范围，将冠状动脉分为左冠状动脉优势型、右冠状动脉优势型和均衡型。"优势型"是指哪一支冠状动脉供应左心室间隔和左心室后壁；85% 为右冠状动脉优势型，7% 为右冠状动脉和左冠的回旋支共同支配，即均衡型，8% 为左冠状动脉优势型。

四、诊断

（一）危险分层诊断

通过危险分层，定义出发生冠心病事件的高危患者，对采取个体化治疗，改善长期预后具有重要意义。根据以下各个方面对稳定型心绞痛患者进行危险分层。

1. 临床评估

患者病史、症状、体格检查及实验室检查可为预后提供重要信息。冠状动脉病变严重、有外周血管疾病、心力衰竭者预后不良。心电图有陈旧性心肌梗死、完全性左束支传导阻滞、左心室肥厚、二至三度房室传导阻滞、心房颤动、分支阻滞者，发生心血管事件的危险性也增高。

2. 负荷试验

Duke 活动平板评分可以用来进行危险分层。此外运动早期出现阳性（ST 段压低 >1mm）、试验过程中 ST 段压低 >2mm、出现严重室律失常时，预示患者高危。超声心动图负荷试验有很好的阴性预测价值，年死亡或心肌梗死发生率 <0.5%。而静息时室壁运动异常、运动引发更严重的室壁运动异常者高危。

核素检查显示运动时心肌灌注正常则预后良好，年心脏性猝死、心肌梗死的发生率 <1%，与正常人群相似；运动灌注明显异常提示有严重的冠状动脉病变，预示患者高危，应动员患者行冠状动脉造影及血运重建治疗。

3. 左心室收缩功能

左心室射血分数（LVEF）<35% 的患者年病死率 >3%。男性稳定型心绞痛伴心功能不全者 5 年存活率仅 58%。

4. 冠状动脉造影

冠状动脉造影显示的病变部位和范围决定患者预后。CASS 注册登记资料显示正常冠状动脉 12 年的存活率为 91%，单支病变为 74%，双支病变为 59%，三支病变为 50%，左主干病变预后不良，左前降支近端病变也能降低存活率，但血运重建可以降低病死率。

（二）诊断要点

根据典型的发作特点，结合年龄和存在的其他冠心病危险因素，除外其他疾病所致的胸痛，即可建立诊断。发作时典型的心电图改变为：以 R 波为主的导联中，ST 段压低，T 波平坦或倒置，发作过后数分钟内逐渐恢复。心电图无改变的患者可考虑做心电图负荷试验。

发作不典型者，诊断要依靠观察硝酸甘油的疗效和发作时心电图的变化，如仍不能确诊，可以考虑做心电图负荷试验或24小时的动态心电图连续监测。诊断困难者可考虑行超声心动图负荷试验、放射性核素检查和冠状动脉CTA。考虑介入治疗或外科手术者必须行选择性冠状动脉造影。在有CTA设备的医院，单纯进行冠心病的诊断已经很少使用选择性冠状动脉造影检查。

五、治疗

治疗有两个主要目的，一是预防心肌梗死和猝死，改善预后；二是减轻症状，提高生活质量。

（一）一般治疗

症状出现时立刻休息，在停止活动后3~5分钟症状即可消除。应尽量避免各种确知的诱发因素，如过度的体力活动、情绪激动、饱餐等，冬天注意保暖。调节饮食，特别是一次进食不宜过饱，避免油腻饮食，禁绝烟酒。调整日常生活与工作量；减轻精神负担；同时治疗贫血、甲状腺功能亢进等相关疾病。

（二）药物治疗

药物治疗的目的是预防心肌梗死和猝死，改善生存率；减轻症状和缺血发作，改善生活质量。在选择治疗药物时，应首先考虑预防心肌梗死和死亡。此外，应积极处理心血管危险因素。

1. 预防心肌梗死和死亡的药物治疗

（1）抗血小板治疗：冠状动脉内血栓形成是急性冠心病事件发生的主要特点，而血小板的激活和白色血栓的形成，是冠状动脉内血栓的最早期形式。因此，在冠心病患者，抑制血小板功能对于预防事件、降低心血管死亡具有重要意义。

1）阿司匹林：通过抑制血小板环氧化酶从而抑制血栓素 A_2（TXA_2）诱导的血小板聚集，防止血栓形成。研究表明，阿司匹林治疗能使稳定型心绞痛的心血管不良事件的相对危险性降低33%，在所有缺血性心脏病的患者，无论是否有症状，只要没有禁忌证，应常规、终身服用阿司匹林75~150mg/d。阿司匹林不良反应主要是胃肠道症状，并与剂量有关。阿司匹林引起消化道出血的年发生率为1%~2%，其禁忌证包括过敏、严重未经治疗的高血压、活动性消化性溃疡、局部出血和出血体质。因胃肠道症状不能耐受阿司匹林的患者，在使用氯吡格雷代替阿司匹林的同时，应使用质子泵抑制药（如奥美拉唑）。

2）二磷酸腺苷（ADP）受体拮抗药：通过ADP受体抑制血小板内 Ca^{2+} 活性，从而发挥抗血小板作用，主要抑制ADP诱导的血小板聚集。常用药物包括氯吡格雷和噻氯匹定，氯吡格雷的应用剂量为75mg，每日1次；噻氯匹定为250mg，1~2次/d。由于噻氯匹定可以引起白细胞、中性粒细胞和血小板减少，因此要定期做血象检查，目前已经很少使用。在使用阿司匹林有禁忌证时可口服氯吡格雷。在稳定型心绞痛患者，目前尚无足够证据推荐联合使用阿司匹林和氯吡格雷。

（2）β肾上腺素能受体阻滞药（β受体阻滞药）：β受体阻滞药对冠心病病死率影响的荟萃分析显示，心肌梗死后患者长期接受β受体阻滞药治疗，可以使病死率降低24%。而具有内在拟交感活性的β受体阻滞药心脏保护作用较差，故推荐使用无内在拟交感活性的β

受体阻滞药（如美托洛尔、比索洛尔、阿罗洛尔、普萘洛尔等）。β受体阻滞药的使用剂量应个体化，从较小剂量开始，逐级增加剂量，以达到缓解症状、改善预后的目的。β受体阻滞药治疗过程中，以清醒时静息心率不低于50次/分为宜。

β受体阻滞药长期应用可以显著降低冠心病患者心血管事件的患病率和病死率，为冠心病二级预防的首选药物，应终身服用。如果必须停药时应逐步减量，突然停用可能引起症状反跳，甚至诱发急性心肌梗死。对慢性阻塞性肺部/支气管哮喘、心力衰竭、外周血管病患者，应谨慎使用β受体阻滞药，对显著心动过缓（用药前清醒时心率<50次/分），或高度房室传导阻滞者不用为宜。

（3）HMG-CoA还原酶抑制药（他汀类药物）：他汀类药物通过抑制胆固醇合成，在治疗冠状动脉粥样硬化中起重要作用，大量临床研究和荟萃分析均证实，降低胆固醇（主要是低密度脂蛋白胆固醇，LDL-C）治疗与冠心病病死率和总死亡率的降低有明显的相关性。他汀类药物还可以改善血管内皮细胞的功能、抑制炎症反应、稳定斑块、促使动脉粥样硬化斑块消退，从而发挥调脂以外的心血管保护作用。稳定型心绞痛的患者（高危）应长期接受他汀类治疗，建议将LDL-C降低至100mg/dL以下，对合并糖尿病者（极高危），应将LDL-C降低至80mg/dL以下。

（4）ACEI：ACEI治疗在降低稳定型冠心病缺血性事件方面有重要作用。ACEI能逆转左心室肥厚、血管增厚，延缓动脉粥样硬化进展，能减少斑块破裂和血栓形成，另外有利于心肌氧供/氧耗平衡和心脏血流动力学，并降低交感神经活性。推荐用于冠心病患者的二级预防，尤其是合并高血压、糖尿病和心功能不全的患者。HOPE、PEACE和EUROPA研究的荟萃分析显示，ACEI用于稳定型心绞痛患者，与安慰剂相比，可以使所有原因死亡降低14%、非致死性心肌梗死降低18%、所有原因卒中降低23%。下述情况不应使用：收缩压<90mmHg、肾衰竭、双侧肾动脉狭窄和过敏者。其不良反应包括干咳、低血压和罕见的血管性水肿。

2. 抗心绞痛和抗缺血治疗

（1）β受体阻滞药：通过阻断儿茶酚胺对心率和心收缩力的刺激作用，减慢心率、降低血压、抑制心肌收缩力，从而降低心肌氧耗量，预防和缓解心绞痛的发作。由于心率减慢后心室射血时间和舒张期充盈时间均延长，舒张末心室容积（前负荷）增加，在一定程度上抵消了心率减慢引起的心肌耗氧量下降，因此与硝酸酯类药物联合可以减少舒张期静脉回流，而且β受体阻滞药可以抑制硝酸酯给药后对交感神经系统的兴奋作用，获得药物协同作用。

（2）硝酸酯类药物：这类药物通过扩张容量血管、减少静脉回流、降低心室容量、心腔内压和心室壁张力，同时对动脉系统有轻度扩张作用，降低心脏后负荷，从而降低心肌耗氧量。此外，硝酸酯可以扩张冠状动脉，增加心肌供氧，从而改善心肌氧供和氧耗的失平衡，缓解心绞痛症状。近期研究发现，硝酸酯还具有抑制血小板聚集的作用，其临床意义有待于进一步证实。

1）硝酸甘油：为缓解心绞痛发作，可使用起效较快的硝酸甘油舌下含片，1~2片（0.3~0.6mg），舌下含化，通过口腔黏膜迅速吸收，给药后1~2分钟即开始起作用，约10分钟后作用消失。大部分患者在给药3分钟内见效，如果用药后症状仍持续10分钟以上，应考虑舌下硝酸甘油无效。延迟见效或无效时，应考虑药物是否过期或未溶解，或应质疑患者的症状是否为稳定型心绞痛。硝酸甘油口腔气雾剂也常用于缓解心绞痛发作，作用方式同舌下含片。用2%硝酸甘油油膏或贴片（含5~10mg）涂或贴在胸前或上臂皮肤而缓慢吸收，适用于预防心绞痛发作。

2）二硝酸异山梨酯：二硝酸异山梨酯（消心痛）口服3次/d，每次5~20mg，服后半小时起作用，持续3~5小时。本药舌下含化后2~5分钟见效，作用维持2~3小时，可用5~10毫克/次。口服二硝酸异山梨酯肝脏首过效应明显，生物利用度仅20%~30%，气雾剂通过黏膜直接吸收，起效迅速，生物利用度相对较高。

3）5-单硝酸异山梨酯：为二硝酸异山梨酯的两种代谢产物之一，半衰期长达4~6小时，口服吸收完全，普通剂型每日给药2次，缓释剂型每日给药1次。

硝酸酯药物持续应用的主要问题是产生耐药性，其机制尚未明确，可能与体内巯基过度消耗、肾素-血管紧张素-醛固酮（RAS）系统激活等因素有关。防止发生耐药的最有效方法是偏心给药，保证每天足够长（8~10小时）的无硝酸酯期。硝酸酯药物的不良作用有头晕、头胀痛、头部跳动感、面红、心悸等，偶有血压下降（静脉给药时相对多见）。

（3）钙通道阻滞药：本类药物抑制钙离子进入心肌内，抑制心肌细胞兴奋-收缩偶联中钙离子的作用。因而抑制心肌收缩；扩张周围血管，降低动脉压，降低心脏后负荷，因此减少心肌耗氧量。钙通道阻滞药可以扩张冠状动脉，解除冠状动脉痉挛，改善心内膜下心肌的供血；此外，实验研究发现钙通道阻滞药还可以降低血黏度，抑制血小板聚集，改善心肌的微循环。常用制剂包括二氢吡啶类钙通道阻滞药（氨氯地平、硝苯地平等）和非二氢吡啶类钙通道阻滞药（硫氮唑酮等）。

钙通道阻滞药在减轻心肌缺血和缓解心绞痛方面，与β受体阻滞药疗效相当。在单用β受体阻滞药症状控制不满意时，二氢吡啶类钙通道阻滞药可以与β受体阻滞药合用，获得协同的抗心绞痛作用。与硝酸酯联合使用，也有助于缓解症状。应避免将非二氢吡啶类钙通道阻滞药与β受体阻滞药合用，以免两类药物的协同作用导致对心脏的过度抑制。

推荐使用控释、缓释或长效剂型，避免使用短效制剂，以免明显激活交感神经系统。常见的不良反应包括胫前水肿、便秘、头痛、面色潮红、嗜睡、心动过缓和房室传导阻滞等。

（三）经皮冠状动脉介入治疗

经皮冠状动脉介入治疗（PCI）包括经皮冠状动脉球囊成形术（PTCA）、冠状动脉支架植入术和粥样斑块消蚀技术。PCI+理想药物治疗能减少血运重建的次数，提高患者的生活质量（活动耐量增加），但是心肌梗死的发生和病死率与单纯药物治疗无显著差异。随着新技术的出现，尤其是药物洗脱支架（DES）及新型抗血小板药物的应用，远期疗效明显提高。冠状动脉介入治疗不仅可以改善生活质量，而且可明显降低高危患者的心肌梗死发生率和病死率。

（四）冠状动脉旁路手术

冠状动脉旁路手术（CABG）是使用患者自身的大隐静脉、内乳动脉或桡动脉作为旁路移植材料，一端吻合在主动脉，另一端吻合在有病变的冠状动脉段的远端，通过引流主动脉血流以改善病变冠状动脉所供血心肌区域的血流供应。CABG术前进行选择性冠状动脉造影，了解冠状动脉病变的程度和范围，以供制订手术计划（包括决定移植血管的根数）的参考。目前在发达的国家和地区，CABG已成为最普通的择期心脏外科手术，对缓解心绞痛、改善冠心病长期预后有很好效果。随着动脉化旁路手术的开展，极大提高了移植血管桥的远期开通率；微创冠状动脉手术及非体外循环的 CABG 均在一定程度上减少创伤及围手术期并发症的发生，患者能够很快恢复。目前 CABG 总的手术死亡率在 1%~4%。

对于低危（年病死率<1%）的患者，CABG 并不比药物治疗给患者更多的预后获益。因此，CABG 的适应证主要包括：①冠状动脉多支血管病变，尤其是合并糖尿病的患者；②冠状动脉左主干病变；③不适合于行介入治疗的严重血管病变患者；④心肌梗死后合并室壁瘤，需要进行室壁瘤切除的患者；⑤闭塞段的远段管腔通畅，血管供应区有存活心肌。

（五）其他治疗

1. 健康教育

对患者进行疾病知识的教育，对长期保持病情稳定，改善预后具有重要意义。有效的教育可以使患者全身心参与治疗和预防，并减轻对病情的担心与焦虑，协调患者理解其治疗方案，更好地依从治疗方案和控制危险因素，从而改善和提高患者的生活质量，降低病死率。

2. 戒烟

吸烟能使心血管疾病病死率增加 50%，心血管死亡的风险与吸烟量直接相关。吸烟还与血栓形成、斑块不稳定及心律失常相关。资料显示，戒烟能降低心血管事件的风险。医务工作者应向患者讲明吸烟的危害，动员并协助患者完全戒烟，并且避免被动吸烟。一些行为及药物治疗措施，如尼古丁替代治疗等，可以协助患者戒烟。

3. 运动

运动应与多重危险因素的干预结合起来，成为冠心病患者综合治疗的一部分。研究显示，适当运动能减少心绞痛发作次数、改善运动耐量。建议每日运动 30 分钟，每周运动不少于 5 天。运动强度以不引起心绞痛发作为度。

4. 控制血压

目前高血压治疗指南推荐，冠心病患者的降压治疗目标应将血压控制在 130/80mmHg 以下。选择降压药物时，应优先考虑 β 受体阻滞药和 ACEI。

5. 治疗糖尿病

糖尿病合并稳定型心绞痛患者为极高危患者，应在改善生活方式的同时及时使用降糖药物治疗，使糖化血红蛋白（HbA1c）在正常范围（≤7%）。

6. 控制肥胖

按照中国肥胖防治指南定义，体重指数（BMI）24~27.9kg/m² 为超重，BMI≥28kg/m² 为肥胖；腹形肥胖指男性腰围≥90cm，女性≥80cm。肥胖多伴随着其他冠心病发病的危险因素，如高血压、胰岛素抵抗、HDL-C 降低和 TG 升高等。减轻体重（控制饮食、活动和锻炼、减少饮酒量）有利于控制其他多种危险因素，也是冠心病二级预防的重要组成部分。

（赵洪伟）

第四节　非 ST 段与 ST 段抬高型心肌梗死

一、非 ST 段抬高型心肌梗死

非 ST 段抬高型心肌梗死（NSTEMI）属于急性冠脉综合征（ACS）的一种类型，通常由动脉粥样硬化斑块破裂引起，临床表现为突发胸痛但不伴有 ST 段抬高。通常心电图表现为持续性或短暂 ST 段压低或 T 波倒置或低平，但也有部分患者无变化；此外，多数非 ST 段抬高心肌梗死的患者伴有血浆肌钙蛋白水平升高，这一点有别于不稳定性心绞痛，后者通常不升高或仅有轻度升高。

（一）临床表现

1. 症状

非 ST 段抬高心肌梗死包括多种临床表现，比较严重或典型的临床症状有：①长时间的静息心绞痛（>20 分钟）；②新发的严重心绞痛（加拿大分级Ⅲ级）；③近期稳定型心绞痛加重（加拿大分级Ⅲ级以上）；④心肌梗死后心绞痛。

非 ST 段抬高心肌梗死表现为胸骨后压榨性疼痛，伴有向左侧肩部、颈部以及下腭放射，常伴有冷汗、恶心、腹痛、呼吸困难、昏厥等症状。也有部分患者表现为上腹痛、新出现的消化不良、胸部刺痛、肋软骨炎样疼痛或者进行性的呼吸困难等不典型症状，这种不典型的临床症状常常发生在 24~40 岁和年龄大于 75 岁、女性及合并糖尿病、慢性肾衰竭或痴呆的患者。

在临床实践中，80% 的患者表现胸痛时间的延长，20% 的患者是心绞痛症状的加重。当然，仅仅通过症状来判断是否是非 ST 段抬高心肌梗死是不可靠的。在诊断过程中，病史往往具有协助诊断意义。

2. 体征

通常缺乏特异性的阳性体征，部分患者由于伴有心力衰竭或血流动力学不稳定，可能会出现肺部啰音、心率加快等非特异性体征，肺部啰音的出现和范围、Killip 分级对临床预后起影响作用。另有部分体征的发现，对于判断危险性的高低有帮助。如收缩期低血压（收缩压 <100mmHg）、心动过速（心率 >100 次/分）和呼吸窘迫可能提示可能发生心源性休克；新出现的二尖瓣关闭不全性杂音、原有的杂音增强提示乳头肌或二尖瓣缺血性功能失调；出现第三或第四心音或左心室扩大提示心肌缺血范围可能较大。

（二）辅助检查

1. 心电图

ST-T 压低性动态改变是非 ST 段抬高心肌梗死的特征性心电图变化，通过分析 ST 段压低的导联数和压低的幅度可以大约判断病变的严重性及预后情况。ST 段在相邻 2 个或以上导联压低 ≥0.05mV 可能提示是非 ST 段抬高心肌梗死，但轻微 ST 段压低不能作为诊断的有力依据，部分患者的心电图可表现完全正常。

部分心电图特点对判断预后具有重要的价值，如症状发作时出现短暂的 ST 段改变（>0.05mV）并随着症状缓解而消失，强烈提示有严重的冠状动脉疾病；胸前导联上对称的 T 波倒置（>0.2mV）强烈提示左前降支或左主干的急性缺血；aVR 导联上 ST 段抬高，常常提示存在左冠状动脉主干或三支病变，通常住院期间缺血复发和心力衰竭的危险性很高；ST 段压低伴有一过性 ST 段抬高，提示可能发生过短暂的血管闭塞性血栓形成、冠脉痉挛，或病变血管闭塞后侧支循环快速形成，此种情况表明冠脉病变极不稳定，很容易进展为 ST 段抬高性心肌梗死，临床上要高度重视。需要强调的是，心电图正常不能除外非 ST 段抬高心肌梗死的诊断，临床上一定要结合症状、心电图、生化指标进行综合分析。

2. 实验室检查

所有患者，一旦怀疑非 ST 段抬高心肌梗死，应即刻检测肌酸激酶同工酶（CK - MB）、肌钙蛋白 T 或肌钙蛋白 I。目前，已经不主张传统的心肌酶谱全套检查，因为其他的心肌酶对诊断的特异性极低。通常，非 ST 段抬高心肌梗死发病后 48～72 小时会有肌钙蛋白的升高，而肌钙蛋白的灵敏度和特异度明显高于肌酸激酶，在肌酸激酶正常的患者群中，有将近 1/3 的人高敏肌钙蛋白检测可以表现为肌钙蛋白水平增高。尽管肌钙蛋白的特异性极高，也并非所有肌钙蛋白升高的患者都诊断为非 ST 段抬高性心肌梗死。某些非心肌梗死性胸痛也可伴有肌钙蛋白升高，而且有些疾病是十分严重甚至是致命性的，在临床诊断上同样要给予高度重视。

有时根据临床需要，需进行其他的实验室检查，包括全血细胞计数、全身代谢情况和甲状腺功能，以此来鉴别其他少见病因，并用于指导治疗由于贫血和肾衰竭引起的严重不良后果。血脂检查作为常规应在入院后 24 小时内进行，评估是否患有高胆固醇血症，以此决定是否进行强化降脂治疗。另外，行脑钠肽及 C - 反应蛋白检查，利于对预后进行评估，前者可判断患者的心功能受损情况，后者则可反映血管病变的炎性状态。

3. 胸部 X 线片

所有的患者均应行胸 X 线片检查，一方面判断心脏的形态和大小，另一方面了解肺部情况，尤其对于诊断是否有血流动力学不稳定或肺水肿的患者很有用，可以用来判断心脏功能情况。

（三）诊断及危险分层

非 ST 段抬高心肌梗死的诊断及短期危险分层需结合病史、症状、心电图、生化指标以及危险评分结果。

1. 根据患者的病情变化动态评估其风险性

（1）入院即应及时进行 12 导联心电图检查，同时由具有经验的临床医师进行分析。怀疑有下壁和右心室心梗的患者，还应有附加导联（V_3R，V_4R，$V_7～V_9$）。如果患者持续有症状发作，应在 6 小时、12 小时以及出院前复查心电图。

（2）60 分钟内及时检测肌钙蛋白（cTnT 或 cTnI），如果检测结果阴性，应在 6～12 小时后复查肌钙蛋白。

（3）要对患者进行危险评分（如 GRACE 评分），以此对患者早期及晚期的病情和预后做出风险评估。

（4）进行心脏超声检查鉴别诊断。

（5）对无再发胸痛、心电图正常、肌钙蛋白阴性的患者，出院前应检测运动负荷试验，进一步评估心肌缺血的风险。

2. 根据以下结果对患者的远期病死率及心肌梗死的可能性预测进行危险分层

（1）临床情况：年龄、心率、血压、Killip 分级、糖尿病史、既往心肌梗死或冠心病史。

（2）心电图：ST 段持续压低情况。

（3）实验室检查：肌钙蛋白、肾小球滤过率/肌酐清除率/半胱氨酸蛋白酶抑制药 C、BNP/NT proBNP、hsCRP 等的结果。

（4）影像学：是否有低射血分数、左主干病变、三支病变。

（5）危险评分结果：目前，对非 ST 段抬高心肌梗死的危险分层有数个评分标准。GRACE 危险评分是一项基于急性冠脉综合征患者的全球注册研究，其危险因素的评判来源于住院期间死亡和治疗开始后 6 个月内死亡的独立预测因子，因此 GRACE 危险评分对于预测住院期间及 6 个月的病死率具有一定意义。

（四）治疗

1. 治疗原则

关于非 ST 段抬高心肌梗死的治疗策略，目前争论的焦点在于早期介入抑或早期保守治疗。早期介入治疗策略为 48 小时内接受冠状动脉造影及血管重建术，而早期保守治疗策略为先行积极的抗心肌缺血、抗凝、抗血小板治疗，择期根据病情决定冠状动脉造影及血管重建术。尽管尚无统一的意见，但都认为应该在入院时进行危险分层，根据危险性的高低决定选择哪种策略。

2. 早期保守治疗

早期药物治疗应该包括积极的抗心肌缺血、抗凝、抗血小板治疗，目的在于缓解心绞痛症状、稳定斑块、纠正血流动力学不稳。

（1）缓解缺血性疼痛。

1）β 受体阻滞药：减轻心脏负荷、快速缓解缺血是治疗非 ST 段抬高心肌梗死的基础，目前推荐无禁忌证的胸痛患者应立即静脉滴注 β 受体阻滞药，随后口服治疗。β 受体阻滞药通过减弱心肌收缩力、降低心率和心室壁压力前负荷而缓解缺血。治疗时应首选心脏选择性 β 受体阻滞药（阿替洛尔和美托洛尔），对于正在疼痛或高/中危患者首次给予 β 受体阻滞药时应静脉给药；对于患有高度房室传导阻滞、心源性休克和气道高反应性疾病的患者，不建议使用 β 受体阻滞药，此时，可考虑使用非二氢吡啶类钙离子通道阻滞药。

2）硝酸酯类：硝酸酯类药物应该用于所有无禁忌证的患者，该药通过静脉舒张减轻心脏负荷，可以明显缓解急性胸痛的发作。硝酸酯类药物最初应舌下含服以利于机体快速吸收，如果疼痛未能缓解，且患者没有低血压时应静脉给药。硝酸酯类药物在下列患者中禁用：在过去 24 小时服用磷酸二酯酶抑制药、肥厚型心肌病和怀疑右心室梗死的患者；严重的主动脉瓣狭窄的患者慎用。

（2）抗血小板治疗：抗血小板治疗是非 ST 段抬高心肌梗死的最基本治疗手段，目前常用的抗血小板治疗药物有三种：环氧化酶 -1 抑制药（阿司匹林）、ADP 抑制药（噻氯匹定及氯吡格雷）、糖蛋白 Ⅱb/Ⅲa 受体阻滞药（阿昔单抗、依替巴肽、替罗非班）。

1）阿司匹林：为环氧合酶 -1 抑制药，可以明显减少非 ST 段抬高心肌梗死患者发生血管性死亡的危险，在没有绝对禁忌证时，所有患者均应在初次给予 300mg 负荷剂量嚼服，以后每天 75～100mg 长期维持。对阿司匹林过敏的患者，可以用氯吡格雷替代治疗。

2）氯吡格雷：为 ADP 受体阻滞药，初次给予 300mg，如果接受急诊介入治疗，应给予 600mg，以后每天 75mg 维持。目前推荐所有患者，如果没有禁忌证，均应联合应用阿司匹林和氯吡格雷。

3）GP Ⅱb/Ⅲa 受体阻滞药：机制为抑制纤维蛋白原与糖蛋白 Ⅱb/Ⅲa 受体的相互作用，对介入治疗的缺血并发症有预防作用，因此推荐早期介入治疗的患者使用。目前使用的 GP Ⅱb/Ⅲa 受体阻滞药有 3 种，即阿昔单抗、依替巴肽、替罗非班，在早期保守治疗时 GP Ⅱb/Ⅲa 受体阻滞药的作用不是很清楚。决定保守治疗时再次发生缺血、生化指标阳性或有其他高危特征的患者，ACC/AHA 推荐持续静脉输入替罗非班和依替巴肽。具体用法为：①阿昔单抗，0.25mg/kg 静脉负荷，而后 0.125μg/（kg·min）维持量持续 12～24 小时（最大剂量 10μg/min）；②依替巴肽，180μg/kg 静脉负荷（PCI 术后 10 分钟再次负荷），而后静脉持续 2.0μg/（kg·min）维持 72～96 小时；③替罗非班，30 分钟内以 0.4μg/（kg·min）静脉负荷，后以 0.1μg/（kg·min）静脉维持 48～96 小时。

（3）抗凝治疗：如果没有活动性出血或肝素引起的血小板减少或过敏反应，在阿司匹林基础上加用普通肝素或低分子肝素对所有患者有益。有关低分子肝素的比较研究及伊诺肝素的比较试验显示，其在减少心血管事件的复发方面优于普通肝素。ACC/AHA 指南指出伊诺肝素优于普通肝素，与普通肝素相比，低分子肝素优点包括不用检测血液指标而简化管理、较少引起肝素诱发的血小板减少症和可能改善结果。低分子肝素在肾衰竭患者慎用，如果患者在 12 小时内行冠脉造影，低分子肝素无法检测准确的抗凝效果又无法完全对抗，应考虑使用普通肝素。但是，任何一种抗凝血药物均存在出血的风险，因此在决定使用抗凝血药物时，应权衡利弊。

（4）溶栓治疗：非 ST 段抬高心肌梗死的病理基础是在不稳定斑块破裂的基础上血小板血栓形成，因此，适用于 ST 段抬高心肌梗死的溶栓治疗对非 ST 段抬高心肌梗死没有益处，TIMI－ⅢA 和ⅢB 试验中，溶栓治疗和常规治疗相比并无优势，反而可能有增加心肌梗死的危险，因为溶栓剂可激活血小板，促进血栓形成。

（5）主动脉内球囊反搏：当上述治疗对心肌缺血患者无效、持续低血压或在冠状动脉造影时有高危闭塞性病变（显著的左主干或左前降支近端病变）时可考虑应用主动脉内球囊反搏，以增加冠状动脉灌注压。其禁忌证包括重度外周血管疾病；重度主动脉瓣关闭不全；严重的髂总动脉疾病，包括腹主动脉瘤。

3. 早期介入治疗——冠状动脉造影和血管重建术

非 ST 段抬高心肌梗死患者应该行冠状动脉血管造影检查，ACC/AHA 建议对于出现新的 ST 段压低、肌钙蛋白升高、药物治疗下仍反复发作的胸痛、左心室功能不全及伴有其他高危因素者，应行冠状动脉造影检查。ESC 指南对冠状动脉造影和血管重建术的建议如下。

（1）合并有动态 ST 段改变、心力衰竭、危及生命的心律失常和血流动力学紊乱的顽固性和反复发作的心绞痛患者，需行紧急冠脉造影。

（2）中、高危的患者建议行早期（＜72 小时）冠脉造影及血运重建术（PCI 或 CABG）。

（3）非中、高危的患者不建议行早期冠脉造影检查，但建议行能够诱发缺血症状的无创性检查。

（4）不建议对冠脉造影显示的非严重病变行 PCI 术。

（5）如果短期内患者需要行非心脏的外科手术而必须停用抗血小板药，PCI 手术考虑选用裸金属支架；而对于较长时间以后才行外科手术者，可选用药物洗脱支架（如无多聚糖载体支架或载体可降解支架）。

二、ST 段抬高型心肌梗死

急性心肌梗死（AMI）是心肌缺血性坏死。为在冠状动脉病变的基础上，发生冠状动脉血供急剧减少或中断，使相应的心肌严重而持久地急性缺血导致心肌坏死。目前，全球每年约有 1 700 万人死于心血管疾病，其中有一半以上死于 AMI。美国心脏病学会估计每年约 100 万人次发生心肌梗死（MI）事件，其中 30%～45% 为急性 ST 段抬高心肌梗死（STE-MI）。近年来，我国 AMI 的发病率一直呈明显上升趋势，已接近国际上的平均水平。AMI 起病突然，急性期病死率约为 30%。

（一）病因

基本病因是冠状动脉粥样硬化疾病（偶为冠状动脉栓塞、炎症、创伤、先天性畸形、痉挛和冠状动脉口阻塞），造成一支或多支血管管腔狭窄和心肌供血不足，而侧支循环未充分建立。在此基础上，一旦血供急剧减少或中断，使心肌严重而持久地发生急性缺血达 20～30 分钟以上，即可发生 AMI。大量研究已证明，绝大多数 AMI 是由于不稳定的粥样斑块溃破，继而出血和管腔内血栓形成，而使管腔闭塞。少数情况下粥样斑块内或其下发生出血或血管持久痉挛，也可使冠状动脉完全闭塞。

促使斑块破裂出血及血栓形成的诱因如下。

（1）晨起 6～12 时交感神经活动增加，机体应激反应增强，心肌收缩力、心率、血压增高，冠状动脉张力增高。

（2）在饱餐特别是进食多量脂肪后，血脂增高，血黏稠度增高。

（3）重体力活动、情绪过分激动、血压剧升或用力大便时，致左心室负荷明显加重。

（4）休克、脱水、出血、外科手术或严重心律失常，致心排血量骤降，冠状动脉灌流量锐减。

AMI 可发生在频发心绞痛的患者，也可发生在原来从无症状者中。AMI 后发生的严重心律失常、休克或心力衰竭等并发症，均可使冠状动脉灌流量进一步降低，心肌坏死范围扩大。

（二）临床表现

AMI 临床表现不尽相同，虽然发作前大多数患者有胸部不适，20% 以上患者 AMI 胸痛为缺血性心脏病的首发表现。20%～30% 的 AMI 患者不能立刻作出 MI 的诊断，但通常具有临床症状。

1. 先兆

50%～81.2% 患者在发病前数日有乏力，胸部不适，活动时心悸、气急、烦躁、心绞痛等前驱症状，其中以新发生心绞痛（初发型心绞痛）或原有心绞痛加重（恶化型心绞痛）为最突出。后者表现为心绞痛发作较以往频繁、程度较剧、持续较久、硝酸甘油疗效差、诱发因素不明显，同时心电图示 ST 段一过性明显抬高（变异型心绞痛）或压低，T 波倒置或增高（"假性正常化"），即前述不稳定型心绞痛的表现。如及时住院处理，可使部分患者避免发生 MI。

2. 症状

（1）疼痛：是最先出现的症状，多发生在清晨，疼痛部位和性质与心绞痛相同，但诱因多不明显，且常发生于安静时，程度较重，持续时间较长，可达数小时或更长，休息和含用硝酸甘油片多不能缓解。患者常烦躁不安、出汗、恐惧感，胸闷或有濒死感。老年患者多无疼痛，一开始即表现为休克、急性心力衰竭或昏厥。部分患者疼痛位于上腹部，易被误认为急腹症；部分患者疼痛放射至下颌、颈部、背部上方，易被误认为骨关节痛。

（2）全身症状：有发热、心动过速、白细胞增高和红细胞沉降率增快等，由坏死物质被吸收而引起。一般在疼痛发生后 24～48 小时出现，程度与梗死范围常呈正相关，体温一般在 38℃ 左右，很少达到 39℃，持续约 1 周。

（3）胃肠道症状：疼痛剧烈时常伴有频繁的恶心、呕吐和上腹胀痛，与迷走神经受坏死心肌刺激和心排血量降低导致组织灌注不足等有关。肠胀气亦不少见。重症者可发生呃逆。

（4）心律失常：见于 70%～95% 的患者，多发生在起病 1～2 天，而以 24 小时内最多见，可伴乏力、头晕、昏厥等症状。各种心律失常中以室性心律失常最多，尤其是室性期前收缩，如室性期前收缩频发（每分钟 5 次以上）、成对出现或呈短暂室性心动过速、多源性或落在前一心搏的易损期时（R 波落在 T 波上），常为心室颤动的先兆。心室颤动是 AMI 早期特别是入院前主要的死因。房室传导阻滞和束支传导阻滞也较多见，室上性心律失常则较少，多发生在心力衰竭者中。前壁 MI 如发生房室传导阻滞表明梗死范围广泛，病情严重。

（5）低血压和休克：AMI 患者胸痛发作中血压下降常见，未必是休克。如疼痛缓解而收缩压仍低于 80mmHg，有烦躁不安、面色苍白、皮肤湿冷、脉细而快、大汗淋漓、尿量减少（<20mL/h），神志迟钝，甚至昏厥者，则为休克表现。休克多在起病后数小时至数日内发生，见于约 20% 的患者，主要是心源性，为心肌广泛（40% 以上）坏死，心排血量急剧下降所致，其次为神经反射引起的周围血管扩张，有些患者尚有血容量不足的因素参与。

（6）心力衰竭：主要是急性左心衰竭，可在起病最初几天内发生，或在疼痛、休克好转阶段出现，为梗死后心脏舒缩力显著减弱或不协调所致，发生率为 32%～48%。出现呼吸困难、咳嗽、发绀、烦躁等症状，随后可有颈静脉怒张、肝大、水肿等，严重者可发生肺水肿。右心室 MI 者可一开始即出现右心衰竭表现，伴血压下降。

3. 体格检查

（1）心脏体征：心浊音界可正常也可轻度至中度增大；心率多增快，少数也可减慢；心尖区第一心音减弱；可出现第四心音（心房性）奔马律，少数有第三心音（心室性）奔马律；10%～20% 的患者在起病第 2～3 天出现心包摩擦音，为反应性纤维性心包炎所致；心尖区可出现粗糙的收缩期杂音或伴收缩中晚期喀喇音，为二尖瓣乳头肌功能失调或断裂所致，可有各种心律失常。

（2）血压：除极早期血压可增高外，几乎所有患者均有血压降低。起病前有高血压者，血压可降至正常，且可能不再恢复到起病前的水平。

（3）其他：可有与心律失常、休克或心力衰竭相关的其他体征。

（三）辅助检查

1. 实验室检查

（1）起病 24～48 小时之后白细胞可增至（10～20）×10^9/L，中性粒细胞增多，嗜酸性粒细胞减少或消失；红细胞沉降率增快；C 反应蛋白增高，以上指标增高均可持续 1～3 周；起病数小时至 2 天血中游离脂肪酸增高。

（2）心肌坏死标志物增高水平与 MI 范围及预后明显相关。肌红蛋白起病后 2 小时内升高，12 小时内达高峰，24～48 小时恢复正常；肌钙蛋白 I（cTNI）或 T（cTNT）起病 3～4 小时升高，cTNI 于 11～24 小时达高峰，7～10 天降至正常；cTNT 于 24～48 小时达高峰，10～14 天降至正常。这些心肌结构蛋白含量的增高是诊断 MI 的敏感指标。肌酸激酶同工酶

（CK‒MB）在起病后 4 小时内增高，16 ~ 24 小时达高峰，3 ~ 4 天恢复正常，其增高的程度能较准确地反映梗死的范围，其高峰出现时间是否提前有助于判断溶栓治疗是否成功。

对心肌坏死标志物的测定应进行综合评价，如肌红蛋白在 AMI 后出现最早，也十分敏感，但特异性不很强，因为轻微骨骼肌损伤也释放肌红蛋白，肌红蛋白经肾排出，肾小球滤过率的轻度下降也可使肌红蛋白升高；cTNT 和 cTNI 出现稍延迟，而特异性很高，在症状出现 6 小时内测定为阴性的患者，则 6 小时后应再复查，其缺点是持续时间可长达 10 ~ 14 天，对在此期间出现胸痛的患者，判断是否有新的梗死没有价值；CK‒MB 虽不如 cTNT、cTNI 敏感，但对早期（<4 小时）AMI 的诊断有较重要价值。

2. 心电图

仅有小部分心电图具有 MI 特异性。一般来说，ST 段弓背抬高对诊断 AMI 具有高度特异性。下壁 MI 的患者应检测全部右心导联，V_3R 或 V_4R 导联 ST 段抬高可诊断为右心室梗死，V_1、V_2 导联 ST 段压低要考虑回旋支冠状动脉完全阻塞所致的后壁 MI，后者可通过 V_8、V_9 后壁导联 ST 段升高证实。Q 波的出现表明此类患者存在冠状动脉闭塞，结合闭塞发生的可能时间，可考虑行血运重建治疗，这类 MI 患者再灌注治疗可加速 Q 波的出现。在有传导障碍的情况下，心电图不显示典型改变，如完全性左束支阻滞（LBBB）可掩盖 MI 表现，如无急性 ST 段抬高及新的 Q 波形成，不如其他心电图改变特异性强。甚至有 ST 段抬高及 Q 波形成，亦不是 AMI 100% 特异性诊断。AMI 时心电图甚至可以完全正常。在无以往心电图做比较时，任何变化均应考虑为新出现的改变。

（1）特征性改变。

1）ST 段抬高呈弓背向上型，在面向坏死区周围心肌损伤区的导联上出现。

2）宽而深的 Q 波（病理性 Q 波），在面向透壁心肌坏死区的导联上出现。

3）T 波倒置，在面向损伤区周围心肌缺血区的导联上出现。

在背向 MI 区的导联则出现相反的改变，即 R 波增高，ST 段压低和 T 波直立并增高。

（2）动态性改变。

1）起病数小时内，可尚无异常或出现异常高大两肢不对称的 T 波，为超急性期改变。

2）数小时后，ST 段明显抬高，弓背向上，与直立的 T 波连接，形成单相曲线。数小时至 2 天出现病理性 Q 波，同时 R 波减低，是为急性期改变。Q 波在 3 ~ 4 天稳定不变，以后有 70% ~ 80% 的患者永久存在。

3）在早期如不进行治疗干预，ST 段抬高持续数日至 2 周，逐渐回到基线水平，T 波则变为平坦或倒置，是为亚急性期改变。

4）数周至数月后，T 波呈 V 形倒置，两支对称，波谷尖锐，是为慢性期改变。T 波倒置可永久存在，也可在数月或数年内逐渐恢复。

3. 影像学

AMI 患者应做床旁胸部 X 线检查，必要时行胸主动脉增强 CT 扫描或 MRI 以便排除主动脉夹层。但这不应影响实施再灌注治疗（除非疑有主动脉夹层等潜在禁忌证）。单电子发射 CT（SPECT）能用于证实 MI 存在与否，但不应常规用于心电图能够明确诊断 STEMI 的患者，对于有提示急性心肌缺血症状而心电图正常或不具备诊断 AMI 意义的患者，可提供有价值的诊断和预后信息。STEMI 患者住院的恢复期，SPECT 可应用于研究心肌灌注和发现左心室室壁运动异常。超声也用于检测 AMI，某些作者认为如果超声心动图无局部室壁运动异常不考虑 AMI。

（四）诊断

（1）检测到心肌损伤标志物（最好是肌钙蛋白）至少有一次数值较正常上限值的 99% 百分位值升高，同时存在至少一项下列心肌缺血证据：缺血症状；心电图改变提示新的缺血（新的 ST－T 改变或新出现的 LBBB）；心电图出现病理性 Q 波；影像学有存活心肌的丧失或新出现的局部室壁运动异常。

（2）突发意外的心源性死亡，包括心搏骤停，常有心肌缺血的症状，伴随新出现的 ST 段抬高、新发的 LBBB 和（或）冠状动脉造影或病理检查到的冠状动脉新鲜血栓证据，但是死亡发生于抽血化验前，或患者于心肌坏死标记物血中水平升高之前死亡。

（3）对肌钙蛋白基础值正常的经皮冠状动脉介入治疗（PCI）患者，心肌坏死标记物高于正常上限值的 99% 百分位值时提示有围术期心肌坏死。一般来讲，心肌坏死标记物高于 3 倍正常上限值的 99% 百分位值时可定义为 PCI 相关的 MI。其中一个亚型是支架血栓导致的 MI。

（4）对肌钙蛋白基础值正常的冠状动脉旁路移植术（CABG）患者，心肌坏死标记物高于正常上限值的 99% 百分位值时提示有围术期心肌坏死。心肌坏死标记物高于正常上限值的 99% 百分位值 5 倍，加上新出现的病理性 Q 波或新出现的 LBBB，或冠状动脉造影检测到新的桥血管或原发冠状动脉堵塞，或有新出现的存活心肌丧失的影像学证据时，可定义为 CABG 相关的 MI。

（5）AMI 的病理学发现。

1）根据面积将 MI 分为局灶坏死、小面积（＜10% 左心室心肌）、中等面积（10% ~ 30% 左心室心肌）和大面积（＞30% 左心室心肌）梗死。

2）按临床和病理学表现，MI 可分为演变期（＜6 小时）、急性期（6 小时 ~ 7 天）、愈合期（7 ~ 28 天）和已愈合期（≥29 天）。

（五）治疗

1. 院外急诊处理

（1）AMI 的初步诊断。

1）胸痛、胸部不适的症状。

2）入院时的心电图显示 ST 段抬高或新发 LBBB。通常需要重复心电图检查。

3）心肌坏死标记物（肌钙蛋白、CK－MB）升高。不要等待心肌坏死标记物的检查结果才开始再灌注治疗。

4）二维超声心动图和灌注显像有助于排除 AMI 的诊断。

（2）疼痛、气短和焦虑的缓解。

1）可静脉给予类罂粟碱（如吗啡 4 ~ 8mg），每隔 5 分钟可再给 2mg。

2）如果有气短和心力衰竭时可给氧气（2 ~ 4L/min）。

3）如果类罂粟碱不能缓解疼痛，可考虑静脉给予 β 受体阻滞药或硝酸酯类药物。

4）镇静剂也许有益。

（3）转运和急救：医疗急救系统在接到呼救后 8 分钟内到达救护现场，实施患者转运和急救。描记 12 导联心电图，明确诊断，力争 AMI 患者自发病起 3 小时内实现再灌注治疗，也可于30分钟内实施院前溶栓。对于溶栓治疗有禁忌或溶栓不成功的AMI患者，建议转上一级医院行急诊PCI，力争使AMI患者到达上一级医院90分钟内或自溶栓治疗后60分钟内完成急诊或补救性PCI。

2. 院内急救和治疗

对于所有胸痛/胸部不适症状<12小时、心电图显示相邻两个以上导联ST段抬高或新发（假性）LBBB的患者都要进行再灌注治疗，包括溶栓和急诊PCI。要求做到患者到达医院30分钟内开始溶栓或90分钟内完成PCI，黄金时间窗是STEMI症状出现后60分钟内。

（1）溶栓治疗。下列情况首选溶栓治疗：①发病早期（症状出现<3小时且不能及时行介入治疗）；②不能选择介入治疗，导管室被占用或不能使用，血管入路困难，缺乏熟练进行PCI的导管室条件；③不具备24小时急诊PCI治疗条件或不具备迅速转运条件，符合溶栓适应证及无禁忌证的STEMI患者；④具备24小时急诊PCI治疗条件，但是就诊-球囊扩张与就诊-溶栓时间相差超过60分钟，就诊-球囊扩张时间超过90分钟；⑤对于再梗死的患者应该及时进行血管造影并根据情况进行血运重建治疗，包括PCI或CABG，如果不能立即（症状发作后60分钟内）进行血管造影和PCI，则给予溶栓治疗。

常用溶栓药物的剂量和用法：患者明确诊断后应该尽早用药，理想的就诊至静脉用药时间是30分钟内，但是很难达到，应该越早越好，规范用药方法和剂量是获得最佳疗效的保证。①阿替普酶：90分钟加速给药法：首先静脉推注15mg，随后30分钟持续静脉滴注50mg，剩余的35mg于60分钟持续静脉滴注，最大剂量100mg。3小时给药法：首先静脉推注10mg，随后1小时持续静脉滴注50mg，剩余剂量按10mg/30min静脉滴注，至3小时末滴完，最大剂量100mg。②链激酶：链激酶150万u，30~60分钟静脉滴注。③尿激酶：150万u（2.2万u/kg）溶于100mL注射用水，30~60分钟静脉滴入。溶栓结束12小时皮下注射普通肝素7 500u或低分子量肝素，共3~5天。④瑞替普酶：10MU瑞替普酶溶于5~10mL注射用水，静脉推注>2分钟，30分钟后重复上述剂量。

溶栓治疗后是否进行PCI，需要判断溶栓疗效和临床情况。溶栓治疗失败后，应积极进行补救性PCI。溶栓治疗后患者出现下列情况为PCI的适应证：①再灌注治疗失败；②休克和（或）血流动力学不稳定；③心力衰竭和（或）肺水肿；④严重心律失常；⑤持续存在缺血。

（2）介入治疗。下列情况首选介入治疗：①有熟练PCI技术的导管室且有心外科支持，就诊-球囊扩张时间<90分钟，就诊-球囊扩张比就诊-溶栓治疗的时间差<60分钟；②高危STEMI患者，如心源性休克、Killip 3级以上、前壁AMI等；③有溶栓禁忌证，如出血高危或颅内出血等；④患者到达医院较晚（发病>3小时）；⑤疑诊STEMI者。

（3）泵衰竭和休克的治疗。

1）轻度和中度心力衰竭的治疗：①氧气；②呋塞米20~40mg静脉注射，如果必要可于1~4小时重复给药；③硝酸酯类药物，如果没有低血压可应用；④ACEI，在无低血压、低血容量或肾衰竭的情况下应用。

2）重度心力衰竭的治疗：①氧气；②呋塞米20~40mg静脉注射，如果必要可于1~4小时重复给药；③硝酸酯类药物，如果没有低血压可应用；④正性肌力药，多巴胺和（或）多巴酚丁胺；⑤血流动力学评估，应用球囊漂浮导管；⑥通气支持，如果氧分压较低应考虑早期再灌注治疗。

3）休克的治疗：①氧气；②血流动力学评估，应用球囊漂浮导管；③正性肌力药，多巴胺和（或）多巴酚丁胺；④通气支持，如果氧分压较低应考虑早期通气支持；⑤主动脉内球囊反搏；⑥考虑左心室辅助装置和早期再灌注。

（4）室性心律失常的治疗：AMI患者恶性室性心律失常的发生率已减少，可能因再灌注治疗或其他干预措施如β受体阻滞药产生的益处。虽然预防性使用利多卡因可减少心室颤动发生，但可能因为抑制了心动过缓时室性逸搏而增加心脏性死亡的可能，弊大于利，不再推荐预防使用。

对于无脉室性心动过速或心室颤动，其治疗与心搏骤停治疗相同。应立即开始标准的高级心脏生命支持方案，包括非同步电除颤后，判断气道通畅情况并进行心肺复苏。

对于持续性单形或多形性室速的治疗：①QRS波增宽的心动过速诊断不清时，按室性心动过速治疗；②对持续性单形室性心动过速伴有血流动力学不稳定时，立即同步直流电复律（如果心室率过快，QRS波过宽，则需非同步直流电复律）；③持续性单形室性心动过速如血流动力学尚稳定，可首选药物治疗，指南推荐静注普罗卡因胺，但国内目前无此药，故也可应用胺碘酮，150mg于10分钟左右静脉注入，必要时可重复，然后1～2mg/min静脉滴注6小时，再减量维持。如果患者心功能正常，也可应用索他洛尔或利多卡因静注。但如果心功能降低，推荐静脉应用胺碘酮，其后应用胺碘酮口服。

AMI时，加速性室性自主节律发生率高达40%，有时为再灌注的标志，此种心律失常为良性，一般无须治疗。

MI超过40天，左心室射血分数0.30～0.40，NYHA心功能Ⅱ或Ⅲ级者，猝死的一级预防应置入埋藏式心脏复律除颤器（ICD）；血流动力学不稳定的持续性室性心动过速或心搏骤停，猝死的二级预防应置入ICD。

（六）二级预防

完全戒烟、控制血压（β受体阻滞药和ACEI）以及严格降脂。要求患者不但要完全戒烟，而且不能处于吸烟的环境中。血压控制在140/90mmHg以下，合并糖尿病或慢性肾损害者应控制在130/80mmHg以下，糖化血红蛋白应低于7%，体重指数控制在18.5～24.9kg/m^2，鼓励患者活动，减轻患者思想负担，主张每年应接种流感疫苗。

STEMI患者LVEF<40%或合并高血压、糖尿病或慢性肾损害而无ACEI禁忌证者应尽早开始ACEI治疗，尤其适合于前壁AMI、伴肺淤血、LVEF<40%的患者，血管紧张素受体拮抗药则适于不能耐受ACEI者。指南推荐STEMI合并收缩功能不全的心力衰竭患者联合应用血管紧张素受体拮抗药和ACEI可能更有效。低危STEMI患者服用ACEI仍可获得益处。

正在服用ACEI或β受体阻滞药的MI后患者，如LVEF<40%，或合并糖尿病或临床心力衰竭而无明显肾功能障碍或高血钾者，应服用醛固酮受体拮抗药。

患者入院24小时内即应开始调脂治疗，使低密度脂蛋白胆固醇（LDL-C）低于100mg/dL，并可能进一步降低至70mg/dL以下。如患者治疗前LDL-C基线在70～100mg/dL，应进一步降低至70mg/dL以下。

二级预防应全面综合考虑，为方便记忆可归纳为以A、B、C、D、E为符号的5个方面。

A：asprin抗血小板聚集（阿司匹林或氯吡格雷、噻氯匹定）。

anti-anginal therapy抗心绞痛治疗，硝酸酯类制剂。

B：beta-blocker 预防心律失常，减轻心脏负荷等。

blood pressure control 控制好血压。

C：cholesterol lowing 控制血脂水平。

cigarettes quiting 戒烟。

D：diet control 控制饮食。

diabetes treatment 治疗糖尿病。

E：education 普及有关冠心病的教育，包括患者及其家属。

exercise 鼓励有计划地、适当地运动锻炼。

（赵洪伟）

第八章

肺炎

肺炎是指终末气道、肺泡和肺间质的炎症，可由病原微生物、理化因素、免疫损伤、过敏及药物所致。肺炎是呼吸系统的多发病和常见病，儿童、老年人或机体免疫功能低下者尤为易感。肺炎的发病率和病死率曾一度因抗生素的发展与疫苗的出现而明显下降，但近年来其发病率和病死率呈上升趋势，其原因可能与社会人口老龄化、吸烟、伴有基础疾病和免疫功能低下、病原体变迁、不合理使用抗生素导致细菌耐药性增加等有关。肺炎按解剖学分类可分为大叶性肺炎、小叶性肺炎和间质性肺炎；按病因分类，肺炎可分为病毒、细菌、支原体、衣原体、立克次体、寄生虫、真菌性肺炎以及化学性、放射性、过敏性肺炎等。近年来，倾向于按发病场所分类为社区获得性肺炎（CAP）和医院获得性肺炎（HAP），健康护理相关肺炎（HCAP）。CAP是指在医院外罹患的感染性肺实质（含肺泡壁，即广义上的肺间质）炎症，包括具有明确潜伏期的病原体感染而在入院后潜伏期内发病的肺炎；HAP是指患者入院时不存在、也不处感染潜伏期，而于入院48小时后发生的，由细菌、真菌、支原体、病毒或原虫等病原体引起的各种类型的肺实质炎症。

第一节　肺炎球菌肺炎

肺炎球菌肺炎是由肺炎链球菌引起的急性肺部炎症，为社区获得性肺炎中最常见的一种。

一、病因与发病机制

肺炎链球菌为革兰阳性球菌，常寄生于正常人呼吸道，尤其是在冬春季节呼吸道疾病流行期间，带菌率可达40%~70%，但仅在呼吸道防御功能受到损害或全身抵抗力削弱时才致病。因此本病多发生于冬春季，发病前常有诱因，如上呼吸道感染、受寒、饥饿、疲劳、醉酒、吸入有害气体、外科手术、昏迷、肿瘤、心力衰竭、长期卧床等。肺炎链球菌经上呼吸道吸入肺泡并在局部繁殖，该菌本身不产生毒素，不引起原发性组织坏死或形成空洞，其致病性主要在于它含有高分子多糖体的荚膜对组织的侵袭作用，根据荚膜抗原性，肺炎链球菌已分出86个血清型，成人致病菌以1~9型居多，其中3型毒力最强；而儿童多为6、14、19及23型。细菌侵入肺泡引起充血、水肿和渗出，随炎症渗液经肺泡间孔或呼吸性细支气管向邻近肺组织蔓延，可累及整个肺叶。以往常以此作为大叶性肺炎的典型，随着近年来抗菌药物广泛应用，目前临床上以轻症或不典型病例多见。

二、临床表现与诊断

本病起病急骤，先有寒战，继之高热，体温可达 39~40℃，多呈稽留热。数小时内即有明显呼吸道症状，早期为干咳，渐有少量黏痰或脓性黏痰，典型者咳铁锈色痰，咯血少见。大部分患者累及胸膜，有针刺样胸痛，如为下叶肺炎可累及膈胸膜，疼痛放射至上腹部，易误诊为急腹症。少数患者出现恶心、呕吐等上消化道症状。严重感染可发生周围循环衰竭，甚至起病即表现为休克。

由于近些年卫生医疗条件的改善，多数患者得到了早期诊治，故可没有明显异常体征。严重患者可有急性病容，呼吸急促及肺实变体征和湿性啰音，累及胸膜时可听到胸膜摩擦音，或有胸腔积液体征。

白细胞计数增多，通常为（10~30）×10^9/L，中性粒细胞占比在 80% 以上，呈核左移，可见中毒性颗粒，白细胞总数减少者预后差。痰涂片可见革兰阳性成对的球菌，在白细胞内者对诊断意义较大，培养可确定菌属，严重感染伴菌血症者可能在血液中培养出致病菌。

胸部 X 线检查，早期仅见纹理增多或淡薄、均匀阴影；典型表现为大叶性、肺段或亚肺段分布的均匀密度增高阴影。近年以肺段性病变多见。若病变累及胸膜时可有胸腔积液。经有效治疗，X 线征 2 周之内迅速消散，但个别患者，尤其是老年患者消散较慢，可达 3 周以上，并容易出现吸收不完全而成为机化性肺炎；治疗开始后 6 周或 6 周以上仍然有浸润，应怀疑其他疾病如原发性支气管癌或结核之可能。

三、治疗

（一）一般治疗

患者应卧床休息，进食易消化饮食，高热患者宜用物理降温，必要时可口服少量阿司匹林或其他退热剂，同时应注意补充水分（鼓励饮水每日 1~2L，进水困难者予以输液，保持尿比重在 1.020 以下，血清钠保持在 145mmol/L 以下）、足够蛋白质、热量及维生素，根据病情决定补液的量和种类。除刺激性咳嗽者可给予镇咳药如可待因外，一般不用镇咳剂，宜给予祛痰止咳药如氯化铵或棕色合剂。老年人或慢性阻塞性肺疾病患者应注意呼吸道通畅，必要时配合应用支气管扩张剂，缓解支气管痉挛，以利于痰液排出。剧烈胸痛者，可酌情用少量镇痛药，如可待因 15mg。有缺氧症状者给予鼻导管吸氧。若有明显麻痹性肠梗阻或胃扩张，应暂时禁食、禁饮和胃肠减压，直至肠蠕动恢复。烦躁不安、谵妄、失眠者酌情给予地西泮 5mg 或水合氯醛 1~1.5g，禁用抑制呼吸的镇静药。

（二）抗生素治疗

一经诊断立即开始抗生素治疗，不必等待细菌培养结果，但在抗菌药的选择上，应注意肺炎链球菌的耐药问题。20 世纪 90 年代以来，肺炎链球菌对青霉素、大环内酯类及 SMZco 等耐药逐渐增加，已成为全球性威胁，其耐药率在我国近年来已有明显增高，资料显示肺炎链球菌对青霉素为 23% 以上，耐药与临床预后关系的研究表明：仅在高水平耐药（青霉素的 MIC≥4μg/mL。MIC 指最低抑菌浓度）时才影响预后，故凡青霉素的 MIC≤2μg/mL 的敏感和中介菌株感染仍可选择高剂量青霉素、阿莫西林等，以及头孢菌素中的头孢呋辛、头孢曲松、头孢噻肟等和厄他培南、新氟喹诺酮类对肺炎链球菌均有良好的抗菌活性；轻症患者可口服，病情重者应静脉给药。高水平耐药株感染应选用万古霉素。大环内酯类耐药率高达73%以上，不宜单独应用大环内酯类治疗肺炎链球菌感染。

应用适当的抗菌药物后，高热一般在24小时内消退，或数日逐渐下降，抗生素的疗程持续热退后3~5天，一般为5~7天。若体温降而复发或3天后仍不降者，应考虑肺炎链球菌的肺外感染，如脓胸、心包炎或关节炎等。持续发热的其他原因尚有耐青霉素的肺炎链球菌（PRSP）或混合细菌感染、药物热或并存其他疾病。肿瘤或异物阻塞支气管时，经治疗后肺炎虽可消退，但阻塞因素未除，肺炎可再次出现。如伴发胸腔积液，应酌情取胸腔积液检查以确定其性质，若并发脓胸，应积极考虑外科切开，引流排脓。

（王艳艳）

第二节　肺炎支原体肺炎

一、病因

肺炎支原体肺炎是由肺炎支原体所引起的呼吸道和肺部急性炎症，常通过患者急性期感染，经呼吸道吸入而感染，可引起散发或小流行，流行主要发生于学校、部队，最基本单位为家庭，全年均可发病，以秋、冬季多见，儿童和青年人易罹患。支原体是介于细菌和病毒之间，兼性厌氧、能独立生活的最小微生物，大小为150nm×300nm，丝状。肺炎支原体肺炎非常普遍，国外报道15%~20%的社区获得性肺炎为肺炎支原体肺炎，2%~4%的患者需要住院治疗。

二、临床表现与诊断

一般起病缓慢，主要症状有发热，一般为低热，偶或高热；咳嗽为突出的症状，可有阵发性刺激性咳嗽，初为干咳，后有黏液痰，偶有血痰。此外可有乏力、头痛、咽痛、肌痛。一部分病例无明显症状。

肺部体征多不明显。可有呼吸音减低或少量干、湿性啰音。

X线检查显示肺部多种形态的浸润影，呈节段性分布，有的从肺门附近向外伸展。一般在2~4周消散。

血白细胞计数正常或稍增。起病后2周，约2/3患者冷凝集试验阳性，滴定效价大于1：32，特别是当滴度逐渐升高时有诊断价值；约半数患者对链球菌MG凝集试验阳性。诊断的进一步证实有赖于血清中支原体IgM抗体的测定，血清IgM抗体滴度呈4倍或4倍以上变化（增高或降低），同时抗体滴度≥1：64可进一步确诊。若有条件可作肺炎支原体培养。单克隆抗体免疫印迹法、核酸杂交技术，以及PCR技术等具有高效、特异而敏感等优点，易于推广，对诊断肺炎支原体感染有重要价值。

三、治疗

本病有自限性，少数病例不经治疗可自愈。因肺炎支原体无细胞壁，对影响细胞壁合成的药物如β-内酰胺类抗生素等不敏感。红霉素和四环素治疗有效，能明显减轻症状，缩短病程，但不能消除肺炎支原体的寄居。用药后痰内肺炎支原体仍可持续存在达数月之久，约10%肺炎可复发。推荐红霉素用量 1.5～2g/d，分 3～4 次口服，疗程为 10～14 天。替代疗法可选用克拉霉素 1.0g/d，分 2 次口服，或阿奇霉素首剂口服 0.5g，以后每日 0.25g。氟喹诺酮类药物亦可用于支原体肺炎的治疗，文献报道，对大环内酯类耐药的肺炎支原体对左氧氟沙星仍然敏感。

家庭中发病应注意隔离，避免密切接触。抗生素预防无效。

（王艳艳）

第三节　衣原体肺炎

一、病因

衣原体是一类体积较小（0.2～1.5μm），可在光学显微镜下观察到，革兰染色阴性，原体为圆形或椭圆形或梨形的细胞内寄生物。它具有 RNA 和 DNA 及一定的酶，能独立进行极少的物质代谢，以二分裂为方式繁殖，能产生脂多糖内毒素，可引起人和其他哺乳动物及鸟类、禽类的感染。衣原体属包括 4 个衣原体种，即沙眼衣原体、鹦鹉热衣原体、肺炎衣原体和牛衣原体。沙眼衣原体和肺炎衣原体为人 - 人传播，鹦鹉热衣原体既可通过与病禽接触时吸入其干燥的排泄物飞沫而受感染，亦可人 - 人传播。牛衣原体不引起人类感染。

二、临床表现与诊断

衣原体肺炎临床表现类似肺炎支原体肺炎，无特征性，可有不同程度的发热、咳嗽、咯痰、畏寒或寒战和肌痛或头痛等。婴幼儿患者严重，可引起气胸、严重低氧血症及急性呼吸衰竭。肺部可有湿啰音。

白细胞计数大多正常，胸片表现为斑片状浸润阴影或单个浸润病灶，下叶多见；或呈间质弥漫性及实质斑点状渗出性病变。若衣原体侵犯肝、脾、心肾等脏器可出现肺外症状、体征。

衣原体肺炎诊断主要依靠病史、血清学检测和病原体的分离。血清学检查包括衣原体抗体 IgM 和 IgG 检测，常用的方法有补体结合试验（CF）、微量免疫荧光试验（MIF）和 PCR 方法。原发感染者，早期可检测血清 IgM，急性期血清标本如 IgM 抗体滴度≥1：32 或急性期和恢复期的双份血清 IgM 或 IgG 抗体有 4 倍以上升高。再感染者 IgG 抗体滴度≥1：512 或 4 倍增高，或恢复期 IgM 有较大的升高。可从痰、咽拭子、咽喉分泌物、支气管肺泡灌洗液中直接分离出肺炎衣原体是诊断的金标准。

三、治疗

衣原体是细胞内生长缓慢的病原体，抗衣原体药物必须具有良好的细胞穿透性，兼能作用于非分裂细胞和分裂细胞。红霉素为首选药物，每日 2.0g，分 4 次口服，亦可选用多西环素 0.1g，每日 2 次，首日加倍。克拉霉素 0.5g，每日 2 次。疗程均为 14～21 天。阿奇霉素、喹诺酮类也有很好疗效。对发热、干咳、头痛等可对症处理。

（郭　琳）

第四节 病毒性肺炎

一、病因与发病机制

病毒性肺炎是由多种病毒如流感病毒、腺病毒、呼吸道合胞病毒、巨细胞病毒及某些肠道病毒等引起的肺部炎症，往往由上呼吸道病毒感染向下延伸所致。病原体大体可以分为两类：呼吸道病毒（包括流感病毒、副流感病毒、人感染禽流感病毒、麻疹病毒、腺病毒、呼吸道合胞病毒、SARS－CoV等）和疱疹病毒（包括水痘－带状疱疹病毒、单纯疱疹病毒和巨细胞病毒）。在非细菌性肺炎中，病毒感染占25%~50%。需住院的社区获得性肺炎约8%为病毒性肺炎。

二、临床表现与诊断

本病多发生于冬春季节，可散发流行或暴发。患者多为儿童，成人相对少见且症状轻微，婴幼儿、老人、妊娠妇女或原有慢性心肺疾病者，病情往往较重，甚至导致死亡。近年来由于免疫抑制药物广泛应用于器官移植和肿瘤的放、化疗，导致患者免疫功能低下而诱发单纯疱疹病毒、巨细胞病毒、带状疱疹、水痘病毒、腺病毒等所致的严重肺炎亦不少见。

病毒性肺炎的临床表现一般较轻，与肺炎支原体肺炎相似，起病缓慢，以全身乏力、头痛、全身酸痛、发热为主，可有咳嗽、咳少量黏痰；小儿或老年人易发生重症病毒性肺炎，表现为呼吸困难、发绀、嗜睡、精神萎靡，甚至发生休克、心力衰竭和呼吸衰竭等并发症，也可发生急性呼吸窘迫综合征。

本病常无显著的胸部体征，病情严重者有呼吸浅速、心率增快、发绀、肺部干湿性啰音。

血白细胞计数正常，或稍增高，或稍减少。X线肺部呈斑点状或片状均匀的阴影，病情严重者显示双肺弥漫性结节性浸润，但大叶实变及胸腔积液者均不多见；病毒性肺炎的致病原不同，其X线征象亦有不同的特征。本病确诊则有赖于病原学检测，包括病毒分离、血清学检查，以及病毒抗原的检测。

2003年在我国暴发的传染性非典型肺炎，该病是SARS冠状病毒（SARS－CoV）引起的一种具有明显传染性、可累及多个脏器系统的特殊肺炎。世界卫生组织（WHO）将其命名为严重急性呼吸综合征（SARS）。本病依据报告病例计算的平均病死率达9.3%。人群普遍易感，呈家庭和医院聚集性发病，多见于青壮年，儿童感染率较低。其主要临床特征为急性起病、发热、干咳、呼吸困难、白细胞不高或降低、肺部阴影及抗菌药物治疗无效。病原诊断早期可用鼻咽部冲洗/吸引物、血、尿、便等标本进行病毒分离、聚合酶链反应（PCR）。平行检测进展期和恢复期双份血清SARS病毒特异性IgM、IgG抗体，抗体阳转或出现4倍及4倍以上升高，有助于诊断和鉴别诊断，常用免疫荧光抗体法（IFA）和酶联免疫吸附法（ELISA）检测。

三、治疗

病毒性肺炎以对症治疗为主，卧床休息，居室保持空气流通，注意隔离消毒，预防交叉感染。给予足量维生素及蛋白质，多饮水及少量多次进软食。酌情静脉输液及吸氧。保持呼吸道通畅，及时清除上呼吸道分泌物等。原则上不宜应用抗生素预防继发性细菌感染，一旦明确已合并细菌感染，应及时选用敏感的抗生素。

（一）目前已证实较有效的病毒抑制药物

1. 利巴韦林（三氮唑核苷、病毒唑）

具广谱抗病毒功能，包括呼吸道合胞病毒、腺病毒、副流感病毒和流感病毒。0.8～1.0g/kg 分 3～4 次服用或 10～15mg/kg 分 2 次静脉滴注。

2. 阿昔洛韦（无环鸟苷）

为一化学合成的抗病毒药，具有广谱、强效和起效快的特点。临床用于疱疹病毒、水痘病毒感染。尤其对免疫缺陷或应用免疫抑制剂者应尽早应用，每次 5mg/kg，静脉滴注每日 3 次。

3. 更昔洛韦

为无环鸟苷类似物，抑制 DNA 合成。主要用于巨细胞病毒感染，7.5～15mg/(kg·d)。

4. 奥司他韦

为神经氨酸酶抑制剂，对甲、乙型流感病毒均有很好作用，耐药发生率低，75 毫克/次，每日 2 次。

5. 阿糖腺苷

为嘌呤核苷类化合物，具有广泛的抗病毒作用。多用于治疗免疫缺陷患者的疱疹病毒与水痘病毒感染，5～15mg/(kg·d) 静滴。

6. 金刚烷胺（金刚胺）

为人工合成胺类药物，有阻止某些病毒进入人体细胞及退热作用。临床用于流感病毒等感染，0.1 克/次，每日 2 次。

（二）抗病毒药物

SARS 及人禽流感病毒肺炎，对临床诊断和确诊患者应进行隔离治疗。一般性治疗同上述治疗，应尽早应用抗流感病毒药物。

1. 神经氨酸酶抑制剂

可选用奥司他韦或扎那米韦，临床应用表明对禽流感病毒 H5N1 和 H1N1 感染等有效，推测对人感染 H7N9 禽流感病毒应有效。奥司他韦成人剂量 75mg 每日两次，重症者剂量可加倍，疗程 5～7 天。扎那米韦成人剂量 10mg，每日两次吸入。

2. 离子通道 M2 阻滞剂

目前实验室资料提示金刚烷胺和金刚乙胺耐药，不建议单独使用。病情重者应酌情使用糖皮质激素，具体剂量及疗程应根据病情而定，并应密切注意糖皮质激素的不良反应和 SARS 的并发症。对出现低氧血症的患者，可使用无创机械通气，应持续使用至病情缓解。如效果不佳或出现 ARDS，应及时进行有创机械通气治疗。注意器官功能的支持治疗，一旦出现休克或多器官功能障碍综合征，应予相应治疗。

（郭　琳）

第九章

胃息肉

第一节　胃息肉分类

胃息肉属临床常见病，目前随着高分辨率内镜设备的普及应用，微小胃息肉的检出率已有明显提高。国外资料显示胃息肉的发病率较结肠息肉低，占所有胃良性病变的5%~10%。

一、组织学分类

根据胃息肉的组织学可分为肿瘤性及非肿瘤性，前者即胃腺瘤性息肉，后者包括增生性息肉、炎性息肉、错构瘤性息肉、异位性息肉等。

1. 腺瘤性息肉

即胃腺瘤，是指发生于胃黏膜上皮细胞，大都由增生的胃黏液腺所组成的良性肿瘤，一般起始于胃腺体小凹部。腺瘤一词在欧美指代上皮内肿瘤增生成为一个外观独立且突出生长的病变，而在日本则包括所有的肉眼类型，即扁平和凹陷的病变也可称为腺瘤。腺瘤性息肉约占全部胃息肉的10%，多见于40岁以上的男性患者，好发于胃窦或胃体中下部的肠上皮化生区域。病理学可分为管状腺瘤（最常见）、管状绒毛状和绒毛状腺瘤。可根据病变的细胞及结构异型性将其病理学分为低级别上皮内瘤变与高级别上皮内瘤变。80%以上的高级别上皮内瘤变可进展为浸润性癌。

内镜下观察，胃腺瘤多呈广基隆起样，也可为有蒂、平坦甚至凹陷型。胃管状腺瘤常单发，直径通常<1cm，80%的病灶<2cm。表面多光滑；胃绒毛状腺瘤直径较大，多为广基，典型者直径2~4cm，头端常充血、分叶，并伴有糜烂及浅溃疡等改变。胃绒毛状腺瘤的恶变率较管状腺瘤高。管状绒毛状腺瘤大多是由管状腺瘤生长演化而来，有蒂或亚蒂多见，无蒂较少见，瘤体表面光滑，有许多较绒毛粗大的乳头状突起，可有纵沟呈分叶状，组织学上呈管状腺瘤基础，混有绒毛状腺瘤成分，一般超过息肉成分的20%，但不到80%，直径大都在2cm以上，可发生恶变。

2. 增生性息肉

较常见，以胃窦部及胃体下部居多，好发于慢性萎缩性胃炎及毕Ⅱ式术后的残胃背景。组织学上由幽门腺及腺窝上皮的增生而来，由于富含黏液分泌细胞，表面可覆盖黏液条纹及白苔样黏液而酷似糜烂。多为单发且较小（<1cm），小者多为广基或半球状，表面多明显发红而光滑；大者可为亚蒂或有蒂，头端可见充血、糜烂等改变。有时可为半球形簇状。增

生性息肉不是癌前病变，但发生此类病变的胃黏膜常伴有萎缩、肠上皮化生及上皮内瘤变等，且部分增生性息肉患者可在胃内其他部位同时发生胃癌，应予以重视。通常认为增生性息肉癌变率较低，但若息肉直径超过2cm应行内镜下完整切除。

3. 炎性息肉

胃黏膜炎症可呈结节状改变，凸出胃腔表面而呈现息肉状外观。病理学表现为肉芽组织，而未见腺体成分。胃炎性纤维性息肉是少见的胃息肉类型，好发于胃窦，隆起病灶的顶部缺乏上皮黏膜，其本质为伴有明显炎性细胞浸润的纤维组织增生。炎性息肉因不含腺体成分，无癌变风险，临床随诊观察为主。

4. 错构瘤性息肉

临床中错构瘤性息肉可单独存在，也可与黏膜皮肤色素沉着和胃肠道息肉病（波伊茨—耶格综合征、多发性错构瘤综合征）共同存在。单独存在的胃错构瘤性息肉局限于胃底腺区域，无蒂，直径通常<5mm。在波伊茨—耶格综合征中，息肉较大，而且可带蒂或呈分叶状。组织学上，错构瘤性息肉表现为正常成熟的黏膜成分呈不规则生长，黏液细胞增生，腺窝呈囊性扩张，平滑肌纤维束从黏膜肌层向表层呈放射状分割正常胃腺体。

5. 异位性息肉

主要为异位胰腺及异位布路纳（Brunner）腺。异位胰腺常见于胃窦大弯侧，也可见于胃体大弯。多为单发，内镜下表现为一孤立的结节，中央有时可见凹陷。组织学上胰腺组织最常见于黏膜下层，深挖活检不易取得阳性结果；有时也可出现在黏膜层或固有肌层，如被平滑肌包围时即成为腺肌瘤。Brunner腺瘤多见于十二指肠球部，也可见于胃窦，其本质为混合了腺泡、导管、纤维肌束和Paneth细胞的增生Brunner腺。

二、临床分类

1. 胃底腺息肉病

较多见，典型者见于接受激素避孕疗法或家族性腺瘤性息肉病（FAP）的患者，非FAP患者也可发生但数量较少，多见于中年女性，与幽门螺杆菌感染无关。病变由泌酸性黏膜的深层上皮局限性增生形成。内镜下观察，息肉散在发生于胃底腺区域大弯侧，为3～5mm，呈亚蒂或广基样，色泽与周围黏膜一致。零星存在的胃底腺息肉没有恶变潜能。需注意在那些FAP已经弱化的患者，其胃底腺息肉可发展为上皮内瘤变和胃癌。

2. 家族性腺瘤性息肉病

为遗传性疾病，大多于青年期即发生，息肉多见于结直肠，55%的患者可见胃—十二指肠息肉。90%的胃息肉发生于胃底，为2～8mm，组织学上绝大多数均为错构瘤性，少数为腺瘤性，后者癌变率较高。

3. 黑斑息肉病

为遗传性消化道多发息肉伴皮肤黏膜沉着病。息肉多见于小肠及直肠，也可见于胃，为错构瘤性，多有蒂。癌变率低。

4. 卡纳达—克朗凯特综合征（CCS）

为弥漫性消化道息肉病，伴皮肤色素沉着、指甲萎缩、脱毛、蛋白丢失性肠病等症状。胃内密集多发直径0.5～1.5cm的山田Ⅰ型、Ⅱ型无蒂息肉，少数可恶变。激素及营养支持疗法对部分病例有效，但总体临床预后差，多死于恶病质及继发感染。

5. 幼年性息肉病

为常染色体显性遗传病，多见于儿童，息肉病可见于全消化道，多有蒂，直径 0.5 ~ 5cm，表面糜烂或浅溃疡，切面呈囊状。镜下特征性表现为囊性扩张的腺体衬有高柱状上皮，黏膜固有层增生伴多种炎性细胞浸润，上皮细胞多发育良好。本病可并发多种先天畸形。

6. 多发性错构瘤综合征

为全身多脏器的化生性与错构瘤性病变，部分为常染色体显性遗传，全身表现多样、性质各异。诊断主要依靠全消化道息肉病、皮肤表面丘疹或口腔黏膜乳头状瘤、肢端角化症或掌角化症等特征表现确立。

（张丽丽）

第二节 胃息肉临床表现与诊断要点

一、临床表现

胃息肉可发生于任何年龄，患者大多无明显临床症状，或可表现为上腹饱胀、疼痛、恶心、呕吐、胃灼热等上消化道非特异性症状。疼痛多位于上腹部，为钝痛，一般无规律性。较大的息肉表面常伴有糜烂或溃疡，可引起呕血、黑便及慢性失血性贫血。贲门附近的息肉体积较大时偶尔可产生吞咽困难，而幽门周围较大的息肉可一过性阻塞胃流出道而引起幽门梗阻症状。若胃幽门区长蒂息肉脱入十二指肠后发生充血水肿而不能自行复位时，则可能产生胃壁绞窄甚至穿孔，这种情况少见。体格检查通常无阳性发现。

二、诊断要点

胃息肉较难通过常规问诊及体格检查诊断。1/5 ~ 1/4 的患者大便隐血试验可呈阳性结果。上消化道钡剂造影对直径 1cm 以上的息肉诊断阳性率较高，由于该项检查对操作水平要求较高，可因钡剂涂布不佳、体位及时机不当、未服祛泡剂导致气泡过多等原因导致漏诊误诊。内镜与活组织病理学检查相结合是确诊胃息肉最常用的诊断方法。

胃镜直视下可清晰观察息肉的部位、数量、形态、大小、是否带蒂、表面形态及分叶情况、背景黏膜改变等特征。胃镜检查中使用活检钳试探病灶，可感知病变的质地。观察中需注意冲洗掉附着的黏液、泡沫等，适当注气，充分暴露病变。判断息肉是否带蒂时，宜更换观察角度、内镜注气舒展胃壁，反复确认。

内镜观察后应常规对病灶行组织病理学检查。活检取材部位应选择息肉头端高低不平、色泽改变、糜烂处。若存在溃疡，宜取溃疡边缘。需取得足够组织量以便病理制片，并充分考虑到取材偏倚及病灶内异型腺体不均匀分布。约半数息肉中，活检标本与整体切除标本的组织病理学不一致，故内镜完整切除有助于最终明确诊断。鉴于未经活检而直接切除的息肉可存在癌变风险，切除后可用钛夹标记创面，并密切随访病理结果及切端情况。

胃息肉的其他诊断方法包括变焦扩大内镜、超声内镜及胃增强 CT。变焦扩大内镜可将常规内镜图像放大 200 倍，可清晰观察腺管开口及黏膜细微血管形态。胃病变的变焦扩大内镜分型有多种，其与病理学的相关性不如结肠黏膜凹窝分型。超声内镜在鉴别病变的组织学起源方面具有重要作用，应用 30MHz 的超声微探头可清晰显示胃壁 9 层不同的层次结构。从超声图像判断，胃上皮性息肉病变通常局限于上皮层与黏膜层，固有肌层总是完整连续。增强 CT 检查可发现较大的胃息肉，一定程度上可与胃壁内肿块、腔外压迫及恶性肿瘤相鉴别。

三、鉴别诊断

1. 黏膜下肿瘤

内镜下观察到广基、境界不甚清晰的隆起灶时，需注意与黏膜下肿瘤相鉴别。桥形皱襞（bridging folds），意指胃黏膜皱襞在胃壁肿瘤顶部与周围正常组织之间的牵引改变，呈放射状，走向肿瘤时变细，是黏膜下肿瘤的典型特征。当鉴别存在困难时，宜行超声内镜检查。此外，可试行活组织检查，黏膜下肿瘤几乎不可能被常规活检取得，而仅表现为一些非特异性改变，如黏膜炎症等。少数情况下，需要与胃腔外压迫相鉴别。

2. 恶性肿瘤

0-Ⅰ型、0-Ⅱa 型早期胃癌可表现为息肉样、扁平隆起型改变，但肠型隆起型早期胃癌通常 >1cm，表面多见凹凸不平、不规则小结节样，糜烂、出血或不规则微血管走行常见，活检钳触碰或内镜注气过程中易出血。弥漫型胃癌极少呈现为 0-Ⅰ型和 0-Ⅱa 型。若内镜下观察到病灶周围的蚕食像及皱襞杵状膨大等改变，应高度疑及早期胃癌。全面、准确的病理活检是最佳鉴别方法。胃类癌多为 1cm 左右的扁平隆起，一般不超过 2cm，可多发，周围缓坡样隆起，中央可见凹陷伴有发红的薄白苔，深取活检可获阳性结果。

3. 疣状胃炎

疣状胃炎又称隆起糜烂型胃炎，是临床常见病，多发于胃窦及窦体交界处，呈中央脐样凹陷的扁平隆起灶，胃窦黏膜背景可见有增生肥厚呈凹凸结节、萎缩、血管透见、壁内出血等炎症改变。较大的疣状灶需要通过活检鉴别。

（张丽丽）

第三节　胃息肉治疗方法

采取良好的生活方式，积极治疗原发疾病如慢性萎缩、化生性炎症有助于预防胃息肉的发生。散发的、直径 <5mm 的胃底腺息肉通常认为是无害的。

胃息肉大多可通过内镜切除而痊愈。切除方法包括活检钳咬除、热活检钳摘除、热探头灼除、圈套后电外科切除、氩离子凝固术（APC）、激光及微波烧灼、尼龙圈套扎后圈套切除、黏膜切除术（EMR）、黏膜下剥离术（ESD）等多种。较小的息肉可选择前 3 种方法。圈套切除是较大息肉的最常用方法，并可与黏膜下注射、尼龙圈套扎等其他方法合用，切除后创面可用 APC 或热探头修整。EMR 术适用于 <2cm 扁平隆起病灶的完整切除，更大的病变完整切除则需要行 ESD 术，术前需于病变底部行黏膜下注射以便抬举病灶，常用的注射液有 0.9% 氯化钠溶液、1:10 000 肾上腺素、50% 葡萄糖注射液、透明质酸钠、Glyceol（10% 甘油果糖与 5% 果糖的氯化钠溶液）等，上述溶液中常加入色素以便于观察注射效果。有多种操作器械可进行 EMR 和 ESD，具体使用因不同操作者喜好而定。需要强调的是若病变疑似胃癌，则需一次性完整切除，较大的病变应展平后固定于软木板上，浸于 10% 甲醛

溶液中送病理行规范取材、连续切片，尤其是应注意所有切片的切缘情况。若病理学提示病变伴有癌变，则按胃癌根治标准处理。

内镜治疗后应规范服用胃酸抑制药及胃黏膜保护药，并定期随诊。内镜治疗主要并发症为出血、术后病变残余及穿孔。通常切除术后的黏膜缺损能很快愈合，出血通常为暂时性。创面过深、不慎切除肌层、电凝电流过大、时间过长可导致急慢性穿透性损伤而致穿孔。预防性应用尼龙圈及钛夹可减少穿孔风险。切除后当即发生的急性穿孔可试行钛夹夹闭、非手术治疗及密切观察，延迟发生的穿孔几乎均需外科手术治疗。

以下情况可行外科手术：内镜下高度疑似恶性肿瘤；内镜下无法安全、彻底地切除病变；息肉数量过多，恶变风险较高且无法逆转者；创面出血不止，内科治疗无效者；创面穿孔者。外科术式可选择单纯胃部分切除术、胃大部切除术、胃癌根治术、腹腔镜下胃切除术等。

（陈　岩）

第十章

急性重症胆管炎

第一节　急性重症胆管炎病因与发病机制

急性胆管炎是指由细菌感染所致的胆道系统的急性炎症，常伴有胆道梗阻。当胆道梗阻比较完全，胆道内细菌感染较重时，则发展为急性重症胆管炎（ACST），也称为急性梗阻性化脓性胆管炎（AOSC），是外科重症感染性疾病之一，主要是由于胆道结石、寄生虫等原因导致胆道梗阻、胆汁引流不畅、胆管压力升高，细菌感染胆汁并逆流入血，引起胆源性败血症和感染性休克。其早期主要临床表现为肝胆系统损害，后期可发展成全身严重感染性疾病，最终引起多器官功能衰竭。急性重症胆管炎病情重、病死率高，现仍为外科的一大难题。

一、病因

胆道的梗阻与感染是发病的两个主要因素。梗阻的常见原因是结石、寄生虫、胆管狭窄、肿瘤等，国内外报道有差异，国内主要是胆总管结石，其次为胆道寄生虫和胆管狭窄，而国外则主要是恶性肿瘤、胆道良性病变引起狭窄、先天性胆道解剖异常、原发性硬化性胆管炎等。近些年随着手术、内镜及介入治疗的增加，由胆肠吻合口狭窄、经皮肝穿刺胆管造影（PTC）、ERCP、置放内支架等引起者逐渐增多。梗阻部位可在肝内、肝外，最多见于胆总管下端。

急性重症胆管炎致病的细菌几乎都是肠道细菌逆行进入胆管。革兰阴性杆菌检出率最高。常见的是大肠杆菌、副大肠杆菌、绿脓杆菌、产气杆菌、葡萄球菌、肠球菌、链球菌、肺炎球菌等。在急性化脓时多为混合感染。有 25% ~30% 的患者合并厌氧菌感染。

二、发病机制

（一）胆道梗阻，细菌感染

当胆道因梗阻压力 $>15cmH_2O$ 时，细菌即可在外周血中出现；胆汁或血培养在胆道压力 $<20cmH_2O$ 时为阴性，但 $>25cmH_2O$ 时则迅速转为阳性。在梗阻的情况下，细菌经胆汁进入肝脏后大部分被肝的单核 – 吞噬细胞系统所吞噬，约 10% 的细菌可逆流入血导致菌血症。从门静脉血及淋巴管内发现胆砂说明带有细菌的胆汁也可直接反流进入血液，称为胆血反流。

其途径包括经毛细胆管、肝窦进入肝静脉，胆源性肝脓肿穿破到血管，经胆小管黏膜炎症溃烂至相邻的门静脉分支，经肝内淋巴管等。细菌或感染胆汁进入循环，引起全身化脓性感染，大量的细菌毒素引起全身炎症反应、血流动力学改变和多脏器功能障碍。胆管局部改变主要是梗阻以上的胆管扩张、管壁增厚、胆管黏膜充血水肿、炎性细胞浸润、黏膜上皮糜烂脱落形成溃疡。肝脏充血肿大，光镜下见肝细胞肿胀、变性，汇管区炎性细胞浸润，胆小管内胆汁淤积；肝窦扩张，内皮细胞肿胀；病变晚期肝细胞发生大片坏死，胆小管可破裂。

（二）内毒素血症和细胞因子的作用

内毒素是革兰阴性菌细胞壁的一种脂多糖成分，其毒性存在于类脂 A 中，内毒素具有复杂的生理活性，在急性重症胆管炎的发病机制中发挥重要作用。

1. 直接损害

内毒素直接损害细胞，使白细胞和血小板凝集。内毒素主要损害血小板膜，亦可损害血管内膜，使纤维蛋白沉积于血管内膜上增加血管阻力，再加上肝细胞坏死释放的组织凝血素，因而凝血机制发生严重障碍。

2. 产生肿瘤坏死因子（TNF）

内毒素刺激巨噬细胞系统产生一种多肽物质即 TNF，在 TNF 作用下发生一系列由多种介质参与的有害反应。①TNF 激活多核白细胞而形成微血栓，血栓刺激血管内皮细胞释放白介素和血小板激活因子，使血小板凝集，促进弥散性血管内凝血。②被激活的多核白细胞释放大量氧自由基和多种蛋白酶。前者加重损害中性粒细胞和血管内皮细胞而增加血管内凝血，同时损害组织细胞膜、线粒体膜和溶解溶酶体，严重破坏细胞结构和生物功能。后者损害血管内皮细胞和纤维连接素并释放缓激肽，增加血管扩张和通透性，使组织水肿，降低血容量。③TNF 通过环氧化酶催化作用，激活花生四烯酸，产生血栓素和前列腺素，前者使血管收缩和血小板凝集，后者使血管扩张和通透性增加。④TNF 经脂氧化酶作用，使花生四烯酸产生具有组胺效应的白细胞三烯，加重血管通透性。

3. 激活补体反应

补体过度激活并大量消耗后，丧失其生物效应，包括炎性细胞趋化、调理和溶解细菌等功能，从而加重感染和扩散。补体降解产物刺激嗜碱性粒细胞和肥大细胞释放组胺，加重血管壁的损伤。

4. 产生免疫复合物

一些细菌产生的内毒素具有抗原性，它与抗体作用所形成的免疫复合物沉积在各脏器的内皮细胞上，发生强烈的免疫反应，引起细胞蜕变、坏死，加重多器官损害。

5. 氧自由基对机体的损害

急性重症胆管炎的基本病理过程（胆道梗阻、感染、内毒素休克和器官功能衰竭、组织缺血或再灌注）均可引起氧自由基与过氧化物的产生。氧自由基的脂质过氧化作用，改变生物膜的流动液态性，影响镶嵌在生物膜上的各种酶的活性，改变生物膜的离子通道，致使大量细胞外钙离子内流，造成线粒体及溶酶体的破坏。

（三）高胆红素血症

正常肝脏分泌胆汁的压力为 $32cmH_2O$。当胆管压力超过 $35cmH_2O$ 时，肝毛细胆管上皮细胞坏死、破裂，胆汁经肝窦或淋巴管逆流入血，即胆小管静脉反流，胆汁内结合和非结合胆红素大量进入血循环，引起以结合胆红素升高为主的高胆红素血症。如果胆管高压和严重化脓性感染未及时控制，肝组织遭到的损害更为严重，肝细胞摄取与结合非结合胆红素的能力急剧下降，非结合胆红素才明显增高。

（四）机体应答

1. 机体应答反应异常

手术中所见患者的胆道化脓性感染情况与其临床表现的严重程度常不完全一致，因此，仅仅针对细菌感染的措施，常难以纠正脓毒症而改善预后。

2. 免疫防御功能减弱

吞噬作用是人体内最重要的防御功能。本病所造成的全身和局部免疫防御系统的损害是感染恶化的重要影响因素。

（陈　岩）

第二节　急性重症胆管炎临床表现与诊断要点

一、临床表现

起病急骤，病情发展迅速，主要临床表现为腹痛、寒战高热、黄疸，早期出现精神症状和休克，严重者在数小时内死亡。

1. 腹痛

最早出现的症状，常突然发生，开始可为阵发性绞痛，以后转为持续性上腹痛并阵发性加重。腹痛的性质可因原有病变不同而各异。如胆道结石和蛔虫多为剧烈的绞痛，肝胆管狭窄和肿瘤梗阻等则可能表现为右上腹、肝区的剧烈胀痛。

2. 寒战、高热

多在腹痛之后出现。寒战之后高热，体温一般在39℃以上，不少患者达40~41℃。每天可有数次寒战和弛张高热，呈多峰型。部分患者在病程晚期，可出现体温不升，体温在36℃以下。

3. 黄疸

多于腹痛、高热后发生。多呈轻至中度黄疸，严重的黄疸少见，一旦发生，应注意恶性胆道梗阻的可能。急性发作者，小便多呈浓茶色，灰白色大便不常见，皮肤瘙痒亦少见。如为一侧肝胆管阻塞引起的急性重症胆管炎，可能不表现黄疸或黄疸较轻。

4. 精神症状

在休克前后出现，表现为烦躁不安、谵妄，以后转为表情淡漠、反应迟钝、嗜睡、神志不清，甚至昏迷。

5. 中毒性休克

多在病程晚期出现，收缩压在67.5mmHg以下。血压下降前，常有烦躁不安、脉搏加快（120次/分以上）、呼吸急促、四肢及口唇发绀，随之血压下降。同时有脱水、电解质紊乱、酸中毒、尿少或无尿等。

6. 多器官功能衰竭

为终末期的表现。可出现急性肝衰竭、急性肾衰竭、弥散性血管内凝血、急性呼吸窘迫综合征、急性胃黏膜病变等表现。

7. 体征

急性痛苦病容，体温在 39℃ 以上，脉搏 120 次/分以上，收缩血压在 67.5mmHg 左右，呼吸急促，烦躁不安或嗜睡，全身皮肤及巩膜轻中度黄染或无黄染，腹部检查发现主要为上腹及剑突下有明显压痛、肌肉紧张、肝大触痛及叩击痛等。有时可触及胆囊肿大、触痛，伴有多器官功能衰竭时可出现相应体征。

二、辅助检查

1. 实验室检查

白细胞计数升高，可超过 20×10^9/L，中性粒细胞占比升高，胞质内可出现中毒颗粒。肝功能有不同程度的损害，凝血酶原时间延长。动脉血气分析可有 PaO_2 下降、氧饱和度降低。常见有代谢性酸中毒及缺水、低钠血症等。

2. B超

B超是最常应用的辅助诊断方法，可显示胆管扩大范围和程度，发现结石、蛔虫、大于 1cm 直径的肝脓肿、膈下脓肿等。

3. 胸、腹X线片

有助于诊断脓胸、肺炎、肺脓肿、心包积脓、膈下脓肿、胸膜炎等。

4. CT扫描

不仅可以看到肝胆管扩张、结石、肿瘤、肝脏增大、萎缩等征象，还可以发现肝脓肿。

5. 经内镜鼻胆管引流（ENBD）、经皮肝穿刺引流（PTCD）

既可确定胆道阻塞的原因和部位，又可做应急的减压引流，但有加重胆道感染或使感染淤积的胆汁溢漏进腹腔的危险。

6. 磁共振胆胰管成像（MRCP）

可以详尽地显示肝内胆管树的全貌、阻塞的部位和范围。图像不受梗阻部位的限制，是一种无创伤性的胆道显像技术，已成为较理想的影像学检查手段。

三、诊断

目前，临床诊断仍沿用《1983 年重庆胆道外科会议制定的 ACST 诊断标准》，依据典型的 Charcot 三联征及 Reynold 五联征，ACST 的诊断并不困难。但应注意到，即使不完全具备 Reynold 五联征（腹痛、寒战高热、黄疸、休克、神志障碍），临床也不能完全除外本病的可能。

（1）Reynold 五联征 + 休克。

（2）无休克者，满足以下 6 项中之 2 项即可诊断：①精神症状；②脉搏 >120 次/分；③白细胞计数 $>20 \times 10^9$/L；④体温 >39℃ 或 <36℃；⑤胆汁为脓性或伴有胆道压力明显增高；⑥血培养阳性或内毒素升高。将这一诊断标准应用于临床能提高大多数患者的早期诊断率，但对一些临床表现不典型者，当出现休克或血培养阳性结果时，病情已极其严重，病死率大大增加。

四、鉴别诊断

与急性胆囊炎、消化性溃疡穿孔或出血、急性坏疽性阑尾炎、食管静脉曲张破裂出血、重症急性胰腺炎以及右侧胸膜炎、右下大叶性肺炎等的鉴别，这些疾病中都难以具有急性重症胆管炎的基本特征，仔细分析，不难得出正确的结论。

（王　振）

第三节　急性重症胆管炎治疗方法

以尽早手术解除梗阻、引流以及有效的抗菌治疗为原则。

一、手术治疗

解除胆道梗阻，紧急胆管减压引流。只有使胆道压力降低，才有可能中止胆汁或细菌向血液方向反流，阻断病情的恶化。

手术方法包括以下3种。①胆总管切开减压、T管引流。紧急减压后，病情有可能立即趋于稳定，但对较高位置的肝内胆管梗阻，胆总管切开往往不能有效减压。如手术中发现有较大的脓肿可一并处理，如为多发小脓肿则只能行胆管引流。胆囊造口术常难以达到有效的引流，一般不宜采用。②ENBD。比手术创伤小，当胆道内压增高时，能有效地减压，并能根据需要持续放置2周或更长时间，但对高位胆管梗阻引起的胆管炎引流效果不肯定。③PTCD。操作简单，能及时减压，对较高位胆管或非结石性阻塞效果较好，但引流管容易脱落和被结石堵塞，且需注意监测凝血功能。

二、非手术治疗

非手术疗法能有效地控制感染、预防和治疗并发症，是降低病死率、提高治愈率的主要环节，既是治疗手段，又可作为手术前准备。

（一）抗感染

胆道感染选用抗生素的原则：根据抗菌谱、毒性反应、药物在血液中浓度及胆汁中的排泄而选择，理论上抗生素的选择应根据血培养的药敏结果。在细菌培养未出结果前，抗生素的选择主要根据临床经验及胆汁中最常见的细菌情况而采取联合用药的方法，包括抗需氧菌和厌氧菌的药物。抗需氧菌药物可选用庆大霉素，妥布霉素，广谱青霉素或者第二、第三代头孢菌素（如头孢曲松、头孢哌酮等）；喹诺酮类及碳青霉烯类（如亚胺培南—西司他丁）较敏感。甲硝唑对厌氧菌有较强的杀菌作用，抗菌谱广，胆汁中浓度高。近年来，新型制剂替硝唑已应用于临床，未发现明显的胃肠道不良反应。

（二）并发症的防治

常见并发症是感染性休克、脓毒血症、多器官功能衰竭。

1. 抗休克治疗

首先迅速补充血容量，静脉输液、输血。若血压仍偏低，可选用多巴胺等升压药物，尿少时应用此药物尤为必要。少数患者一旦停用升压药后，血压又趋下降，遇此情况，待血压上升后，将药物浓度逐渐减少，待血压稳定后再停用，有时需维持用药 2~3 天。有些患者出现代谢性酸中毒，经输液、纠正休克后酸中毒即可纠正，有时仍需适量应用碱性药物来纠正。

2. 防治多器官功能衰竭

注意凝血功能的变化，积极防治 DIC 的发生及进展，运用抗凝药物阻断 DIC 的发生发展。保持呼吸道通畅，术后吸氧，预防肺部感染及肺不张。注意尿量，动态监测肾功能。防治肝功能异常，加强护肝治疗。为预防应激性溃疡出血常用抗酸剂、H_2 受体拮抗剂、质子泵抑制剂和胃黏膜保护剂。术后胃肠功能恢复慢，进食较晚，T 管引流易出现电解质失调及代谢紊乱，要及时给予纠正。要加强支持疗法，补充能量、白蛋白以及（或）血浆等提高机体免疫力，使患者早日康复。做好术后的护理，积极改善低蛋白、营养差状况，监测各重要器官功能以及时对症处理。

3. 对症治疗

如降温、使用维生素和支持治疗。

4. 其他

如经短时间治疗后患者仍无好转，应考虑使用肾上腺皮质激素保护细胞膜和对抗细菌毒素，应用抑制炎症反应药物等。

三、血液净化治疗

即使规范性临床治疗，急性重症胆管炎的病死率仍相当高，因此，在经典治疗的基础上对急性重症胆管炎导致全身炎症反应综合征进行干预，阻断失控性炎症的恶性进展有重要意义。血液净化为首选方法，包括连续性血浆滤过吸附（CPFA）、连续 V-V 血液滤过（CVVH）或持续肾脏替代疗法（CRRT）等。

（王 振）

第十一章

结直肠癌

第一节 结直肠癌病因与分期

结直肠癌（CRC）又称大肠癌，是常见的消化道恶性肿瘤，包括结肠癌和直肠癌。近年来在全球范围内，结直肠癌的发病率和死亡率呈明显上升趋势，严重威胁人类健康，且发病年龄有所提前。

一、发病情况

发病率在世界范围内有很大的地区差异，约55%的结直肠癌发生在发达国家，我国是结直肠癌的低发区，但发病率呈逐年上升趋势。近10年来，全球结直肠癌发病率和死亡率水平基本稳定，但占全球恶性肿瘤发病率、死亡率的比例有所增加。

结直肠癌的发病，有明显的城市多于农村的特点，城市患者的死亡率也相对较高。男性结直肠癌的发病率高于女性。从发病年龄来看，结直肠癌在男性好发于45岁以上的人群，女性发病相对较晚，在60岁以上发病率才超过平均值。

二、常见病因

结直肠癌的病因像其他癌瘤一样，至今尚未明了，但已注意到可能与下列因素有关。

1. 遗传因素

据估计大约20%的结直肠癌患者中，遗传因素可能起着首要作用。患结直肠癌的危险在普通人群为1/50，患者第一代亲患癌的危险增加3倍，为1/17，一代亲中如有两人患癌，则危险升至1/6。这种家族遗传性在结肠癌中比直肠癌更为常见。

2. 饮食因素

一般认为高动物蛋白、高脂肪和低纤维饮食是结直肠癌高发的因素。进食脂肪多，胆汁分泌也多，随之胆酸分解物也多，肠内厌氧菌酶活性也增高，而致肠内致癌原、促癌原形成增加，导致结直肠癌发生。例如，厌氧的梭形芽孢杆菌可将脱氧胆酸转变为3－甲胆蒽，后者已证实为致癌物质。

3. 大肠非癌性疾患

如慢性溃疡性结肠炎、息肉病、腺瘤等。据估计3%～5%的溃疡性结肠炎发生结直肠癌。溃疡性结肠炎病史达20年时，发生癌变率为12.5%；30年时，达40%。有学者认为，有 15% ~ 40% 结肠癌起源于结肠多发性息肉，其癌前期病程为 5 ~ 20 年。腺瘤可以癌变，直径 <1cm 者癌变率 <2%，直径 >3cm 者癌变率超过 40%。家族性腺瘤性息肉病（FAP）患者 25 岁时恶变率为 9.4%，30 岁时为 50%，50 岁以前几乎 100% 恶变，中位恶变年龄为 36 岁。

克罗恩病（Crohn）可在整个消化道发生，发生部位多见于回肠末段和回盲部。结肠的克罗恩病约占所有病例的 40%，一般认为其癌变率比溃疡性结肠炎低，但远高于普通人群 4 ~ 20 倍。克罗恩病癌变，小肠占 25%，结肠占 70%，其他部位占 5%。

4. 环境因素

环境因素与结直肠癌有关，缺钼地区结直肠癌发病率高，石棉工人结直肠癌发病率也高。有文献报道，宫颈癌患者在接受局部放射治疗后，可发生直肠或乙状结肠癌，癌变潜伏期一般在 10 年以上，癌变危险随放疗剂量增加而增加。又有研究显示曾接受胆囊切除术者有易患结肠癌倾向，大约比普通人群多 1.5 倍。

5. 生活方式

生活方式与患结直肠癌风险升高的关系已受到关注，缺乏体力活动、久坐的职业人员与从事高强度体力工作者的结肠癌发病率有显著差异。近年来，认为超重和肥胖是结肠癌的危险因素。大便习惯、大便量、肠腔细菌与结直肠癌的关系也有学者研究。

三、病理类型

1. 大体类型

癌瘤局限于大肠黏膜层及黏膜下层者称早期结直肠癌。早期结直肠癌一般无淋巴结转移，当癌瘤浸润至黏膜下层时，有 5% ~ 10% 的病例出现局部淋巴结转移。我国大肠癌病理研究组反复研究确定如下分型。

（1）隆起型：凡肿瘤主体向肠腔内突出者均属本型。肿瘤呈结节状、息肉状、菜花状或蕈状。瘤体大，表面容易形成溃疡出血，继发感染和坏死。多发生于右半结肠和直肠壶腹部。侵袭性低，预后较好。镜下所见多为分化成熟的腺癌。

（2）溃疡型：凡肿瘤表面形成明显的较深溃疡者（溃疡一般深达或超过肌层）均属此型。根据溃疡之外形及生长情况又可分为局限性溃疡型和浸润性溃疡型。溃疡型最多见，占结直肠癌半数以上，特征是肿块有较深且较大的溃疡，外形如火山口，边缘坚硬隆起，底部不平、坏死，恶性度高，淋巴转移较早，镜下为低分化的腺癌。

（3）浸润型：肿瘤向肠壁各层弥漫浸润，使局部肠壁增厚，但表面常无明显溃疡或隆起。肿瘤常累及肠管全周，伴纤维组织异常增生，肠管周径明显缩小，形成环状狭窄，该处质膜面常可见到因纤维组织牵引而形成之缩窄环。故此，容易引起梗阻，近端肠管可极度扩张，易发生粪性结肠炎，引起典型的腹泻及便秘交替，此型最常见于乙状结肠及直肠上部，恶性度高，转移较早。镜下为分化极低的硬性腺癌。

2. 组织学类型

（1）大肠上皮性恶性肿瘤：①乳头状腺癌；②管状腺癌；③黏液腺癌；④印戒细胞癌；⑤未分化癌；⑥腺鳞癌；⑦鳞状细胞癌；⑧类癌。

（2）肛管恶性肿瘤：①鳞状细胞癌；②类基底细胞癌（一穴肛原癌）；③黏液表皮样癌；④腺癌；⑤未分化癌；⑥恶性黑色素瘤。

尽管分类繁多，但结直肠癌以腺癌为主，占 90% 以上。

四、分期

（一）Dukes 分期法

1. A 期
癌瘤浸润深度未穿出肌层，且无淋巴结转移。

2. B 期
癌瘤已穿出深肌层，并可侵入浆膜层、浆膜外或直肠周围组织，但无淋巴结转移。

3. C 期
癌瘤伴有淋巴结转移，又根据淋巴结转移部位不同分为 C_1 和 C_2 期。

C_1 期：癌瘤伴有肠旁及系膜淋巴结转移。

C_2 期：癌瘤伴有系膜动脉根部淋巴结转移。

4. D 期
癌瘤伴有远处器官转移，或因局部广泛浸润或淋巴结广泛转移而切除后无法治愈或无法切除者。

（二）TNM 分期法

1. T：原发肿瘤

T_X：原发肿瘤无法评价。

T_0：原发肿瘤无证据。

T_{is}：肿瘤局限于上皮内或仅侵犯黏膜固有层。

T_1：肿瘤侵犯黏膜下层。

T_2：肿瘤侵犯固有肌层。

T_3：肿瘤穿透固有肌层到达浆膜下层，或侵犯腹膜外结肠或直肠周围组织。

T_4：肿瘤直接浸润其他器官或结构，和（或）穿透脏层腹膜。

T_{4a}：肿瘤穿透腹膜脏层。

T_{4b}：肿瘤直接侵犯或者粘连于其他器官或结构。

注意：①T_{is}包括肿瘤细胞局限于腺体基膜（上皮内）或黏膜固有层内（黏膜内），没有穿透黏膜肌层累及黏膜下层；②T_4 的直接侵犯包括穿透浆膜侵犯其他肠段，并得到镜下诊断的证实（如盲肠癌侵犯乙状结肠），或者位于腹膜后或腹膜下肠管的肿瘤，穿破肠壁固有基层后直接侵犯其他的脏器或结构，如降结肠后壁的肿瘤侵犯左肾或侧腹壁，或者中下段直肠癌侵犯前列腺、精囊、宫颈或阴道；③肿瘤肉眼上与其他器官或结构粘连则分期为 T_{4b}。但是，若显微镜下该粘连处未见肿瘤存在则分期为 T_3。V 和 L 亚分期用于表明是否存在血管和淋巴管浸润，而 pN 则用以表示神经浸润（可以是部位特异性的）。

2. N：区域淋巴结

N_X：区域淋巴结状况无法评价。

N_0：无区域淋巴结转移。

N_1：有 1~3 枚区域淋巴结转移。

N_{1a}：有 1 枚区域淋巴结转移。

N_{1b}：有 2~3 枚区域淋巴结转移。

N_{1c}：浆膜下、肠系膜、无腹膜覆盖结肠/直肠周围组织内有肿瘤种植（TD），无区域淋巴结转移。

N_2：有 4 枚以上的区域淋巴结转移。

N_{2a}：4～6 枚区域淋巴结转移。

N_{2b}：7 枚及更多区域淋巴结转移。

注意：结肠或直肠周围组织中存在的肿瘤结节，组织学已没有残留的淋巴结结构成分，分类时如果该结节具备淋巴结的形态和光滑的轮廓，则应按 pN 分类为淋巴结转移。如果结节的轮廓是不规则的，则应按 T 分类，同时应标记为 V_1（显微镜下血管浸润），如果为肉眼下大体分类，则标记为 V_2，因为这强烈提示该现象预示着存在静脉浸润。

3. M：远处转移

M_X：远处转移无法评价。

M_0：无远处转移。

M_1：有远处转移。

M_{1a}：远处转移局限于单个器官或部位（如肝、肺、卵巢、非区域淋巴结）。

M_{1b}：远处转移分布于 1 个以上的器官/部位或腹膜转移。

（三）TNM 与 Dukes 分期的关系

结肠癌 TNM 分期与 Dukes 分期的关系见表 11 - 1。

表 11 -1　结肠癌 TNM 分期与 Dukes 分期

期别	T	N	M	Dukes[*]	MAC[*]
0	T_{is}	N_0	M_0	A	A
I	T_1	N_0	M_0	A	A
	T_2	N_0	M_0	A	B_1
ⅡA	T_3	N_0	M_0	B	B_2
ⅡB	T_{4a}	N_0	M_0	B	B_2
ⅡC	T_{4b}	N_0	M_0	B	B_3
ⅢA	$T_1 \sim T_2$	N_1/N_{1c}	M_0	C	C_1
	T_1	N_{2a}	M_0	C	C_1
ⅢB	$T_3 \sim T_{4a}$	N_1/N_{1c}	M_0	C	C_2
	$T_2 \sim T_3$	N_{2a}	M_0	C	C_1/C_2
	$T_1 \sim T_2$	N_{2b}	M_0	C	C_1
ⅢC	T_{4a}	N_{2a}	M_0	C	C_2
	$T_3 \sim T_{4a}$	N_{2b}	M_0	C	C_2
	T_{4b}	$N_1 \sim N_2$	M_0	C	C_3
ⅣA	任何 T	任何 N	M_{1a}	D	D
ⅣB	任何 T	任何 N	M_{1b}	D	D

注：* Dukes B 期包括预后较好（$T_3N_0M_0$）和预后较差（$T_4N_0M_0$）两类患者，Dukes C 期也同样（任何 TN_1M_0 和任何 TN_2M_0）。MAC 是改良 Astler - Coller 分期。

（王晓晨）

第二节　结直肠癌临床表现与诊断要点

一、临床表现

（一）症状

结直肠癌早期无明显症状，病情发展到一定程度才出现临床症状，主要有下列五个方面的表现。

1. 肠刺激症状和排便习惯改变

便频、腹泻或便秘，有时便秘和腹泻交替，里急后重，肛门坠胀，并常有腹部隐痛。老年患者反应迟钝，对痛觉不敏感，有时癌瘤已发生穿孔导致腹膜炎时才觉腹痛而就医。

2. 便血

肿瘤破溃出血，有时鲜红或较暗，一般出血量不多，间歇性出现。如肿瘤位置较高，血与粪便相混则呈果酱样大便。有时为黏液血便。

3. 肠梗阻

肠梗阻是结肠癌晚期的表现，左侧结肠梗阻多见。溃疡型或增生型结肠癌向肠壁四周蔓延浸润致肠腔狭窄引起的梗阻，常为慢性不完全性机械性肠梗阻，先出现腹胀、腹部不适，然后出现阵发性腹痛、肠鸣音亢进、便秘或粪便变细（铅笔状、羊粪状）以致排气排便停止。而急性肠梗阻多由浸润型结肠癌引起，由肿瘤引起肠套叠、肠梗阻的老年患者不少，故对老年人肠套叠须警惕结肠癌的可能。无论急性还是慢性肠梗阻，恶心呕吐症状均不明显，如有呕吐，则小肠（特别是高位小肠）可能已受肿瘤侵犯。

4. 腹部肿块

肿瘤长到一定程度，腹部即可扪及肿块，常以右半结肠癌多见。老年患者多消瘦，且腹壁较松弛，肿块易被扪及。肿块初期可推动，侵袭周围后固定。

5. 贫血、消瘦、发热、无力等全身中毒症状

由于肿瘤生长消耗体内营养，长期慢性出血引起患者贫血；肿瘤继发感染，引起发热和中毒症状。

由于左、右结肠在胚胎学、解剖学、生理功能和病理基础上都有所不同，因而二者发生肿瘤后的临床表现也不同。

左侧大肠的肠腔内容物经右半结肠吸收水分后，转为固定状态的粪便；左侧大肠的管腔较右侧狭小，且左半结肠癌瘤的病理类型以浸润型多见，易致肠管狭窄，大便通过困难，因此梗阻症状比右侧结肠癌多见。左半结肠癌出血后，血液很快随大便一起排出体外，患者易觉察。右侧大肠管腔相对宽大，肠腔内容物为流体状态，不易产生肠梗阻。肿瘤出血后，血液与肠内容物混在一起，如出血量不多，患者不易觉察，长期慢性失血可导致贫血。右半结肠癌瘤的病理类型以隆起型多见，肿瘤在肠腔内生长形成临床体检可扪及的腹块。而且右侧结肠的吸收功能较强，肿瘤因缺血坏死并发感染时，细菌产生的毒素被吸收后，临床可出现中毒症状。

直肠癌的症状以便血和排便习惯改变（大便次数增多、里急后重、肛门坠胀等）多见。当肿瘤浸润肠壁引起直肠狭窄，可出现大便变形、变细，如病情继续发展，则可出现肠

梗阻。

临床表现出现的频度，右侧结肠癌依次以腹部肿块、腹痛及贫血最为多见；左侧结肠癌依次以便血、腹痛及便频最为多见；直肠癌依次以便血、便频及大便变形多见。

左、右半结肠癌临床表现差异的成因，可归纳成表11-2。

表11-2 左、右半结肠癌临床表现差异的成因

项目	右半结肠	左半结肠
胚胎发生	中原肠	后原肠
血管供应	肠系膜上动脉	肠系膜下动脉
静脉回流	肠系膜上静脉→门静脉→右肝	肠系膜下静脉→脾静脉→门静脉→左肝
肠腔	大	小
内容物	稀、糜粥样	成形、干、块状
生理功能	吸收水及电解质为主	储存大便、排便
病理学	隆起型（肿块型）	浸润型（缩窄型）
	多见	多见
	常广泛溃烂、出血、感染	易引起梗阻
临床表现	腹块、全身症状	肠梗阻、便血
	腹胀、腹部隐痛等非特异性症状	肠刺激症状

（二）晚期表现

除了上述表现之外，医生还应该注意到肿瘤是全身性疾病，结直肠癌发展到后期引起相应的晚期症状。例如，肿瘤盆腔广泛浸润→腰、骶部疼痛，坐骨神经痛和闭孔神经痛；向前浸润阴道及膀胱黏膜→阴道流血或血尿，严重者可出现直肠阴道瘘、直肠膀胱瘘；双侧输尿管梗阻→尿闭、尿毒症；压迫尿道→尿潴留；腹腔积液、淋巴道阻塞或髂静脉受压→下肢、阴囊、阴唇水肿；肠穿孔→急性腹膜炎、腹部脓肿；远处转移如肝转移→肝大、黄疸、腹腔积液；肺转移→咳嗽、气促、血痰；脑转移→昏迷；骨转移→骨痛、跛行等。最后会引起恶病质、全身衰竭。

（三）体征

局部可以用直肠指检扪及，用乙状结肠镜或导光纤维结肠镜看到肠腔肿块，腹部也常扪及包块。全身检查可以发现贫血及转移征象，如锁骨上淋巴结肿大、肝肿块等。

二、诊断

1. 以临床病象为根据

结直肠癌的早期症状多不明显，易被患者或医生忽视。一般直肠癌误诊率达75%，多数误诊误治半年以上，有的竟达数年之久，以致失去治愈机会。因此，凡20岁以上有：①近期出现持续腹部不适、隐痛、气胀；②大便习惯改变、出现便秘或腹泻，或二者交替；③便血；④原因不明的贫血或体重减轻；⑤腹部肿块等，应考虑结直肠癌的可能，并进行下列检查。

2. 体格检查

（1）腹部视诊和触诊：检查有无肿块。右半结肠癌 90% 以上可扪及肿块。

（2）直肠指检：简单易行。80% 以上的直肠癌做直肠指检可以发现，如采取左侧卧位可以扪及更高部位的癌瘤。检查时要了解肿块的位置、形态、大小，以及占肠周的范围，基底部活动度，肠腔有无狭窄，病灶有无侵犯邻近组织脏器。还须注意指套有无血染和大便性状，盆底有无结节。

3. 内镜检查

有 70%～75% 结直肠癌位于距肛门缘 25cm 以内，应用乙状结肠镜可以观察到病变，25cm 以上的结肠可以用导光纤维结肠镜检查。在镜检时，可以照相、活检，以及刷检涂片做病理细胞学检查。

4. X 线检查

钡灌肠 X 线检查，对乙状结肠中段以上的癌瘤是必要的检查方法，可发现肿瘤部位有恒定不变的充盈缺损、黏膜破坏、肠壁僵硬、肠腔狭窄等改变，也可发现多发性结肠癌。此项检查阳性率可达 90%。钡剂排出后，再注入空气，双重对比检查法对于发现小的结肠癌和小的息肉有很大帮助。已有肠梗阻的不宜用钡灌肠，更不宜做钡餐检查。疑肠梗阻时，在立位或侧卧位 X 线摄片可见到不同的肠袢内有"阶梯状"液气平面的肠梗阻典型 X 线征，对诊断有重要价值。

5. B 超检查

直径 1cm 以上的肝脏转移灶可经 B 超检查发现，应列为术前及术后随访的一项常规检查，术中超声对发现不能扪及的肝实质内转移灶，指导手术切除很有价值。

超声造影对肝内转移灶及区域淋巴结转移的诊断也有一定价值。

腔内超声能清楚显示肠壁 5 层结构及周围组织器官，对直肠癌浸润肠壁的深度、范围、扩散方向及毗邻脏器受累程度等方面具有特殊的价值。直肠癌超声图像为边界不规则的低回声或相对低回声区，对检查直肠癌浸润深度的正确诊断率为 88.8%，对早期癌的正确诊断率为 80%，而肛门指诊检查的正确诊断率仅为 52.8%。直肠癌的超声分期以 T_2、T_3、T_4 的分辨率较高，对 T_1 期及区域淋巴结转移的诊断仍有一定困难。

6. CT 扫描、磁共振（MRI）和 CT 仿真结肠镜技术

前二者均难鉴别良性与恶性，它们的最大优势在于显示邻近组织受累情况、淋巴结或远处脏器有无转移，因此有助于临床分期和手术估计。三种检查发现盆腔肿块的敏感性高，对诊断直肠癌术后复发有一定的价值。当诊断不明时，可在 CT 或 B 超引导下做细针吸取细胞学及穿刺活检诊断。

CT 仿真结肠镜技术（CTVC）是一种新技术，它将 CT 技术和先进的影像软件技术相结合，产生出结肠的三维（3D）和二维（2D）图像。3D 图像以薄层螺旋 CT 扫描数据为资源，采用特殊的计算机软件对结直肠内表面具有相同像素值的部分进行立体重建，以模拟结肠镜检查效果的方式显示其腔内结构。2D 图像是将结直肠沿纵轴切开后，从横轴面、矢状面、冠状面观察的外部图像。3D 内部图像和 2D 外部图像相结合，互相补充，在检测结直肠病变方面发挥着巨大的作用。

7. 正电子发射断层摄影（PET）和正电子发射计算机断层摄影（PECT）

PET 和 PECT 显像也能检出结直肠癌的原发灶，而且灵敏度很高，但全身显像主要在于

能同时检出转移灶，全面了解病变的累及范围，进行准确的临床分期，为临床选用合理的治疗方案提供科学依据。另外，结直肠癌术后局部常出现复发灶，对于较小的复发灶，B超、CT或MRI难以与术后纤维瘢痕形成相鉴别，而PET显示复发的肿瘤组织的葡萄糖代谢率明显高于纤维瘢痕组织。同时还可以全面了解全身的转移情况。

8. 肿瘤标志物检查

糖抗原19-9（CA19-9）和癌胚抗原（CEA），二者不是结直肠癌的特异性抗原，不能用作早期诊断。CA19-9和CEA联合检测的敏感性明显高于单项检测。对估计预后、监测疗效和术后转移复发方面有一定价值，如治疗前CA19-9或CEA水平较高，治疗后下降，说明治疗有效，反之无效。手术后患者的CA19-9或CEA水平升高，预示有复发或转移的可能，应做进一步检查，明确诊断。

结直肠癌肝转移者，胆汁中CEA水平显著升高，是外周血清含量的3.4~80.0倍。对怀疑有肝转移者，抽取胆囊胆汁标本测定CEA有助诊断。

9. 大便隐血试验（FOBT）

大便隐血试验有免疫法和化学法。免疫法的敏感性和特异性均高于化学法。而快速、简便、经济则是化学法的优点。

10. 细胞学检查

结直肠癌脱落细胞学检查多采用肠镜直视下刷取及直肠肛门处肿瘤指检涂片法做直接涂片，必要时可将刷取物及指套用盐水洗脱后，离心沉淀涂片。

三、鉴别诊断

1. 阑尾炎

盲肠癌常有右下腹疼痛及右下腹肿块，且常发热，易误诊为阑尾炎或阑尾脓肿，误诊率达25%。结合病史和钡灌肠X线检查常可诊断。若不能鉴别时，应以手术探查为宜。

2. 消化道溃疡、胆囊炎

右半结肠癌特别是肝曲结肠、横结肠癌引起上腹部不适或疼痛、发热、大便隐血试验阳性、右上腹肿块等，有时误诊为溃疡病、胆囊炎，但结合病史及X线检查，诊断不难。

3. 结肠结核、痢疾

左半结肠或直肠癌常有黏液血便或脓血便，大便频或腹泻，常误诊为结肠炎，通过乙状结肠镜检查和细致的体检鉴别诊断并不难。

4. 痔

内痔的症状是无痛性出血，可能是大便带血，也可能是肛门滴血或线状流血。直肠癌患者也有便血，但就诊时常有肛门直肠刺激症状。二者鉴别极为容易，肛门直肠指检或直肠镜检查便见分晓。

5. 肛瘘

肛瘘一般先有肛旁脓肿，以局部疼痛开始，脓肿破溃后成瘘，症状缓解，无直肠癌或肛管癌的排便习惯和大便性质改变。

（王晓晨）

第三节 结直肠癌治疗方法

一、手术治疗

结直肠癌的最有效治疗手段是手术切除。

结直肠癌的主要治疗方法是施行根治性切除术，其他方式疗效极微。不能做根治术者也应争取做姑息性切除术或减症手术。

二、化疗

化疗多用于术中、术后辅助治疗，也常用于不能手术的晚期患者。常用抗癌药物有 5-氟尿嘧啶(5-Fu)、希罗达、奥沙利铂、伊立替康、西妥昔单抗、帕尼单抗和贝伐单抗等。西妥昔单抗、帕尼单抗和贝伐单抗是分子靶点新药，均属单克隆抗体。西妥昔单抗、帕尼单抗均通过竞争性结合表皮生长因子受体（EGFR），抑制酪氨酸激酶活化发挥抗肿瘤作用。而贝伐单抗则通过结合并中和血管上皮生长因子（VEGF）的活性，产生抗血管生成作用。EGFR 的表达程度与西妥昔单抗的疗效并不成正比；肿瘤组织 $K-ras$ 基因突变的晚期结直肠癌应用西妥昔单抗非但没有增加联合化疗的疗效，反而降低其疗效，仅野生型 $K-ras$ 基因表达的晚期结直肠癌应用西妥昔单抗获益。

临床上治疗结直肠癌多数是联合化疗或添加调节剂。联合化疗可使约 15% 不可切除肝转移癌转化为可切除，从而提高这部分患者的 5 年生存率。5-Fu+醛氢叶酸（CF）方案，是目前较新和较有效的治疗方案，加入奥沙利铂或伊立替康到 5-Fu/CF 后，疗效有所提高，生存也有改善。因此，目前推荐二者（奥沙利铂+5-Fu/CF 即 FOLFOX 方案、伊立替康+5-Fu/CF 即 FOLFIRI 方案）均可用于晚期结直肠癌一线治疗。希罗达因有口服方便、疗效类似于 5-Fu/CF 方案而骨髓毒性较小的特点，近年来应用希罗达取代 5-Fu/CF 与奥沙利铂合用（XELOX 或 CAPOX）或与伊立替康合用（XELIRI 或 CAPIRI）方案治疗晚期结直肠癌。上述方案治疗晚期结直肠癌的有效率为 46%~57.1%。

一般而言，高危 Ⅱ 期（T_4、检出的淋巴结数目 <12 枚、组织学分化差、淋巴管/血管侵犯、肠梗阻、神经侵犯、肠穿孔）及 Ⅲ 期患者需要术后辅助治疗，FOLFOX 或 XELOX 是常用辅助化疗方案。而在结直肠癌辅助治疗中，FOLFIRI 方案已经多个临床试验证实，并不增加 5-Fu/CF 疗效；此外联合靶向药物也不能增加辅助化疗疗效，因此不推荐贝伐单抗、西妥昔单抗、帕尼单抗或伊立替康用于 Ⅱ 期或 Ⅲ 期患者的辅助化疗。

三、放疗

局部复发是直肠癌术后死亡的主要原因之一。虽然近年来全直肠系膜切除（TME）的开展，局部复发率有所降低，但仅靠此难以达到更好的疗效。放疗可用于直肠癌根治术前、术后或术中治疗，以加强局部控制，减少局部复发率和提高生存率。单纯放疗 5 年生存率仅 5%~10%。多个临床试验证明，分期在 Ⅱ、Ⅲ 期（T_3、T_4 或 N_1、N_2）的直肠癌术前联合放化疗能提高切除率及局部控制率，常用化疗方案为 FOLFOX 或 XELOX，放疗剂量 40~60Gy/4~6周，疗程结束后 6~8 周手术。中山大学附属肿瘤医院资料显示，直肠癌术前放化疗的完全缓解（CR）率为35.6%。对 I 期（$T_1N_0M_0$）及Ⅳ期有远处转移，如肝转移直肠癌，则不宜做术前放疗。对于术后局部复发和远处转移（如骨、肝、肺、脑转移），也可选择性地采用放疗，以求缓解症状（如疼痛等），延长寿命。

四、热疗联合化疗（热化疗）或放疗（热放疗）

可用于治疗不能切除的晚期或复发性直肠癌。有关研究显示，42℃高温联合化疗或放疗有明显协同作用，治疗后残存的癌细胞生长缓慢、分裂指数减少及繁殖能力下降，患者骶尾部疼痛减轻，病灶发展控制。

五、生物治疗

结直肠癌的生物治疗尚处于探索阶段，临床上应用包括：①细胞因子如 IFN、TNF、IL－2、淋巴因子激活的杀伤细胞（LAK）等；②单克隆抗体，如西妥昔单抗等；③免疫效应细胞，如肿瘤浸润淋巴细胞（TIL）、LAK、细胞因子诱导的杀伤细胞（CIK）、细胞毒淋巴细胞（CTL）、NK 细胞等；④免疫刺激剂，如卡介苗、OK－432、蛋白质疫苗、肿瘤细胞疫苗、树突细胞疫苗等；⑤基因药物，如 $p53$ 基因、E1－B 缺陷腺病毒等。上述方法治疗结直肠癌的疗效不确定，基因疗法也还处于实验研究阶段。已有人成功用野生型 $p53$ 基因在体外转染结直肠癌细胞株，使其生长明显受抑制，显示了 $p53$ 抗癌基因在结直肠癌治疗中的潜在价值。

六、中医中药治疗

根据患者具体情况，辨证施治。首选的中草药有苦参、白花蛇舌草、半枝莲、凤尾草、藤梨根、拓木、羊蹄草；次选的有诃子、红藤、败酱草、薏米、白术、野葡萄藤。常用的方剂为生熟三黄汤加减。

七、综合治疗

综合治疗是指以手术为主，辅以放疗、化疗、中医中药或免疫治疗，可望提高疗效，有的病例可以考虑应用冷冻、热化疗、电凝等方法。

（苑露丹）

第十二章

糖尿病

第一节 糖尿病病因与发病机制

糖尿病是以生命活动的基础——代谢状态出现紊乱，以代谢调节的重要激素——胰岛素的产生与作用障碍而表现的慢性代谢疾病。糖尿病主要分为 4 大类型，即 1 型糖尿病、2 型糖尿病、妊娠糖尿病和特殊类型糖尿病。其中 1 型、2 型糖尿病涵盖了绝大多数的糖尿病患者。无论从其发病过程、发病特点、疾病累及的器官功能范围和预后都表明了这一疾病发生机制的复杂性和多元性。在探讨慢性疾病发病机制中有着代表性的意义。本节分别对 1 型和 2 型糖尿病病因与发病机制予以阐述。重点将放在对 2 型糖尿病上，因为该类患者约占糖尿病患者的 90% 以上。

一、2 型糖尿病病因与发病机制

2 型糖尿病的特点表现为起病隐匿缓慢；常有阳性家族史并在某些种族中呈现高患病率倾向；发病与增龄、肥胖和某些不良生活方式有密切的关系，多见于中老年人和肥胖者；在经济发展迅速、生活方式改变较大的国家与地区其患病率呈快速上升的趋势。这类糖尿病患者初发病时一般血浆胰岛素绝对水平并不低，但胰岛素刺激释放试验显示胰岛素释放高峰减低并后移。表明胰岛 B 细胞功能障碍与胰岛素活性损伤常同时表现于同一患者身上。

（一）2 型糖尿病发病的遗传因素

现代医学观点认为大多数疾病的发生和患者的遗传背景有关。美国 Pirna Indian 流行病学调查第一次明确了 2 型糖尿病发病与遗传背景的关系。支持 2 型糖尿病发病过程中经典遗传因素的作用（指因 DNA 序列改变而发病）的证据来自以下几方面。

1. 阳性家族史

2 型糖尿病患者常有明确的家族史。但阳性家族史的百分比在各民族、各国中并不完全一致。

2. 孪生子患病率调查

在孪生子中调查表明，2 型糖尿病共患率在单卵双生子波动在 20% ~ 90% 。这一较大波动的原因可能与调查方法与被调查者年龄有关。考虑年龄因素修正后结果为 70% ~ 80% 。而双卵孪生子 2 型糖尿病共患率仅为 9% 。

3. 与糖尿病发病明确相关的致病单基因位点

（1）胰岛素基因：1979 年报道了第一个胰岛素基因点突变家系，至今已有两大类 13 个家系 6 个位点突变被查明。高胰岛素血症类是由于胰岛素基因突变造成胰岛素与胰岛素受体结合力改变，生物活性下降，清除减慢。高胰岛素原血症类是由于合成的胰岛素原的肽链上氨基酸变异，使得胰岛素转换酶不能在该位点完成内切修饰，造成胰岛素原过多而成为高胰岛素原血症。

（2）胰岛素受体基因：1988 年首例报道。现已有 40 余种编码区突变形式的报道。大部分为点突变，亦有缺失类型。可按突变造成受体功能改变分为两类。受体数目减少一类，受体亲和力减低为另一类。

（3）葡萄糖激酶基因：1993 年明确报道葡萄糖激酶基因突变糖尿病家系。突变形式多样，多见于 MODY 家系（可达 50%）。

（4）线粒体基因突变：1992 年确认线粒体基因突变是特定糖尿病类型发病的原因。这一类型突变在中国糖尿病患者中亦有报道。

虽然上述几点均支持 2 型糖尿病发病机制中遗传因素的作用，但截至目前的工作并未能发现 2 型糖尿病患者的致病基因。即使是在遗传背景完全一致的单卵孪生子中，糖尿病的共患率也未达到 100%；加之近年来糖尿病发病率在经济迅速发展的国家与地区几乎呈现流行趋势，使得 2 型糖尿病发病机制不能单纯用经典遗传因素来解释。

（二）2 型糖尿病发病相关的生活方式

流行病学研究所显示，明确 2 型糖尿病患病风险因素和强化生活方式干预可以显著降低具有糖尿病发生风险个体的糖尿病发病率，从正反两个方面表明 2 型糖尿病的发生与生活方式密不可分。目前所知与糖尿病发病密切相关的主要三大生活方式因素为：饮食结构、日常运动量、吸烟与否。而形成生活习惯与方式的主导原因很大程度上取决于每个人对健康的意识和对自己行为的掌控能力。

1. 饮食结构

饮食结构是与代谢性疾病发生关系最密切的因素之一。第二次世界大战后半个多世纪的相对和平，使得绝大多数国家人民生活水平较之 50 年前有了很大的提高。随之而来的是 2 型糖尿病患病率在世界各国的攀升，发病年龄提前。特别是在经济发展迅速，饮食结构改变较大的发展中国家。以中国为例，在近 20 年里，中国绝大部分地区，特别是经济较发达的城市及城镇地区，居民饮食结构发生了很大变化。与此同时，全国糖尿病平均患病率已由 70 年代末的 1%，上升至目前的 4.5%。发病年龄大大提前，特别是在 20~30 岁青年中，糖尿病患病率较 20 年前大大增加。2 型糖尿病在发展中国家大规模发病与人群早期（胚胎时期）营养不良有关。在世界各地的调查一致显示，低出生体重新生儿在成人后糖耐量减低，极易发生糖尿病。妊娠期间营养不良可致下一代胰岛功能损伤，但妊娠时血糖过高同样也会导致子代代谢紊乱。加拿大研究人员报道母亲患有妊娠糖尿病的子女在学龄儿童时就具有 IGT 和超重的风险。

2. 运动量

运动可增加能量消耗，维持机体能量平衡。正常人骨骼肌占体重的 40%，是机体重要的外周葡萄糖利用器官。肌肉活动时，肝脏葡萄糖输出增加，肌肉葡萄糖利用加速。短期轻微活动时，肝脏葡萄糖输出增高与肌肉利用保持平衡。轻度活动达 40 分钟两者之间已呈轻度负平衡，血糖水平略有下降。运动后 40 分钟，肌肉摄取葡萄糖的量与休息状态相比仍高 3~4 倍。由此可见，运动对维持机体能量平衡及加强外周组织葡萄糖利用的益处。现代都市人体力活动明显减少是导致糖尿病患病率上升的另一个不可忽视的原因，加强合理运动也是生活方式干预糖尿病发生的一项重要有效措施。

3. 吸烟

Persson 对 3 129 名年龄在 35~60 岁的男性居民调查表明，每天吸 16 支香烟以上者，其糖尿病发病危险是不吸烟者的 2.7 倍。但未发现吸烟与 IGT 发生相关。在同样的 BMI 情况下，不吸烟者葡萄糖刺激后胰岛素分泌水平高于吸烟者。而吸烟者内脏脂肪量，空腹血糖及胰岛素水平均较不吸烟者为高。吸烟可加重胰岛素抵抗现象。另有学者报道吸烟者餐后 2 小时血糖水平并不较不吸烟者高，但其 HbA1c 水平升高，提示吸烟者体内易发生糖化反应。

（三）2 型糖尿病两大危险因素：增龄和肥胖

增龄与肥胖是两个公认的重要糖尿病易感因素。2 型糖尿病患病率随增龄上升，60 岁以上老年人患病率明显高于其他年龄组。这在世界各地任何种族都是一致的。2 型糖尿病因此被称为与年龄相关的老年性疾病。增龄还可与不良的生活方式产生共同的效应——肥胖。

老年人胰岛素、胰高血糖素水平及两者间比例，前臂肌肉糖摄取的能力与年轻人比较无明显变化。但对葡萄糖刺激反应能力大大减低。老年人胰岛素受体亲和力没有改变。胰岛素作用减低很可能是受体后的改变所致。随增龄出现的糖代谢改变与一般肥胖及糖尿病情况下有所不同。这也提示不同情况下糖代谢改变的机制可能有所不同。表观遗传学研究表明随着年龄增长随机出现的 DNA 甲基化会不断积累，使得基因表达调控有所改变，这也是糖尿病、代谢综合征这类代谢性疾病在老年人群中有着高发生率的一个原因。老年人常同时伴有肥胖，两者对糖代谢及胰岛素作用的负性影响可能是叠加的。使增龄造成的改变更加显著，成为老年人易患糖尿病不可忽视的因素。增龄因素这一既往被认为是不可控的自然规律发病因素目前也正在被干预手段所消减。

热量限制可以消解增龄和肥胖这两大糖尿病发病危险因素。首先热量限制的效应表现为可以提高机体众多器官功能，延长生物体的寿命，在一定程度上延缓衰老的发生；另外，热量限制能够防止肥胖的发生，从而减轻其导致的糖尿病。热量限制这一简单行为所显示的多种生物学效应一直吸引着人们进行其作用机制的探讨。

二、1 型糖尿病病因与发病机制

与 2 型糖尿病一样，1 型糖尿病的发病机制目前尚不清楚。但为人们认可的共同处为 1 型糖尿病是一种多因素的自身免疫疾病。即某种目前尚不清楚的原因（可能为病毒）通过分子模拟作用，在有遗传自身免疫反应调控失常倾向的人体中形成了针对胰岛 B 细胞的抗体。破坏胰岛 B 细胞而造成的代谢内分泌疾病。1、2 型糖尿病发病的不同特点众所周知。但在世界各地 1 型糖尿病患病率的差异远远大于 2 型糖尿病。在患病率最高的芬兰，14 岁以下儿童 1 型糖尿病患病率高达 45/10 万；而患病率较低的中国、韩国仅为 0.5/10 万左右。相差约 100 倍。另外 1 型糖尿病也常有阳性家族史，提示种族遗传背景在患病中的作用。

尽管本章分别阐述了 1 型和 2 型糖尿病的发病机制，但实际上所有涉及这两类主要糖尿病发生的因素会相互混合在一起对疾病发生起作用。这是了解糖尿病发病机制时应弄清楚的一点。疾病发病机制的探索是预防治疗该病有效对策的根据。自从 1889 年德国医生 Oscar Minkowski 提出糖尿病发病可能与胰腺组织有关，开创了现代糖尿病的研究，至今已有逾百年的历史。但正是这样一代人一代人的努力，将使解除糖尿病对人类健康威胁的愿望最终得以实现。

探索糖尿病发病机制的意义可能还远不止于此。糖、脂肪、蛋白质三大物质的体内代谢通路早在半世纪前就被阐明，但体内代谢的意义恐怕远不止分解与合成维持生命所需的物质。细胞间、器官间通过代谢过程、代谢产物传递信息、相互沟通，调整生命过程的运作，这点将随着糖尿病发病机制的研究不断被揭示，重新认识代谢的意义会显得越来越重要。探讨一种疾病的发病机制从而对认识生命活动有所贡献，这也是我们探讨糖尿病发病机制另一意义的所在。

（苑露丹）

第二节　糖尿病分型与诊断

一、糖尿病分型

对每一例糖尿病患者进行临床诊断分型时，需要全面评估患者的机体状况，如患者的营养状况，体重和身高并计算体质指数（BMI），测量腰围（W）及臀围（H）并计算腰围/臀围比率（WHR），既往史、糖尿病家族史、既往用药史、女性患者的月经史以及是否正在哺乳或妊娠；体检的阳性体征发现尤其是身体脂肪的分布；此外，还要进行一些必要的辅助检查以协助分型，如尿常规检查包括尿酮体、尿蛋白，血清胰岛素和 C - 肽测定，胰岛自身抗体如胰岛细胞抗体（ICAs）、谷氨酸脱羧酶抗体（GAD - ab）、胰岛素自身抗体（IAA）或人胰岛细胞抗原 2 抗体（IA - 2A）测定等。目前常用的临床分型 1999 年 WHO 推荐的糖尿病分型对于一例糖尿病患者尽管在一段时间内只能被确定为某种临床类型的糖尿病，但是随着时间的推移及病情的变化，其分型可能会发生改变。

WHO 1999 年糖尿病分型见表 12 - 1。

表 12 - 1　1999 年 WHO 推荐的糖尿病分型

1. 1 型糖尿病（胰岛 B 细胞破坏，通常导致胰岛素绝对缺乏）

　（1）自身免疫性

　（2）特发性

2. 2 型糖尿病（胰岛素抵抗为主伴相对胰岛素缺乏，或胰岛素分泌不足为主伴有或不伴有胰岛素抵抗）

3. 其他特殊类型糖尿病

　（1）胰岛 B 细胞功能遗传缺陷

　（2）胰岛素作用遗传缺陷

　（3）胰腺外分泌疾病

　（4）内分泌疾病

　（5）药物或化学制剂所致

　（6）感染

　（7）免疫介导的罕见类型

　（8）其他遗传综合征伴随糖尿病

4. 妊娠糖尿病

（一）1 型糖尿病

由于胰岛 B 细胞破坏导致胰岛素分泌减少，通常引起绝对胰岛素缺乏。此型又分为两种亚型。

1. 自身免疫性糖尿病

占 1 型糖尿病的绝大多数。此型糖尿病是由于胰岛 B 细胞发生了细胞介导的自身免疫性损伤而引起的，包括过去的胰岛素依赖型糖尿病、1 型糖尿病、青少年发病糖尿病。自身免疫性糖尿病的特点：

（1）胰岛细胞自身免疫性损伤具有多基因遗传易感因素，且与某些环境因素有关。

（2）通常发生在儿童和青少年，也可在任何年龄发病，甚至在 80 ~ 90 岁的老年人中发生。

（3）发病时患者大多消瘦，但也有体重正常或少数肥胖者。

（4）由于胰岛 B 细胞自身免疫性损伤速度有较大差异，故发病时出现症状可有所不同。急性发病者（主要是婴儿、儿童和青少年）可有典型的多尿、多饮、多食和消瘦症状而就诊或以糖尿病酮症酸中毒作为首发症状，称为急进型。缓慢起病者多是免疫介导的损伤尚未完全破坏而保留了部分胰岛 B 细胞并能分泌一定量胰岛素，其功能随病程进展而减退；在发病 6 个月内无糖尿病酮症或酸中毒发生，短期内可通过饮食和（或）口服抗糖尿病药物控制血糖，临床上表现酷似 2 型糖尿病称为"非胰岛素依赖期"；还有部分患者在发病半年至数年后出现胰岛 B 细胞功能迅速衰竭，口服抗糖尿病药物已不能控制高血糖或无明显诱因发生糖尿病酮症或酸中毒，而必须用胰岛素治疗称为"胰岛素依赖期"，此型为迟发型，又称为成人隐匿性自身免疫性糖尿病（LADA）。

（5）发病早期甚至在未出现临床症状前，血液中即可检测到胰岛 B 细胞免疫性损伤的一种或多种标记物，如胰岛细胞抗体（ICA）、胰岛素自身抗体（IAA）、谷氨酸脱羧酶抗体（GAD – Ab）、人胰岛细胞抗原 2 抗体（IA – 2A）及锌转运体 8 自身抗体（ZnT8A）等，这些自身抗体在患者体内可持续多年。

（6）与 HLA 有很强的关联，有些是造成疾病的因素，有些对疾病的发生具有保护作用。

（7）急性发病和慢性起病的晚期阶段患者血清胰岛素和 C 肽水平很低或测不出来。

（8）必须用胰岛素治疗。

（9）易并发其他自身免疫性疾病，如 Graves 病、桥本甲状腺炎、Addison 病、白斑病、恶性贫血等。

目前国际上尚无统一的 LADA 诊断标准，较为公认的是国际糖尿病免疫学会（IDS）于 2004 年推荐的 LADA 标准：①至少有一种胰岛自身抗体（ICA、GAD – Ab、IAA 或 IA – 2A）阳性；②多数患者在年龄 >30 岁发病；③确诊糖尿病后至少半年不需胰岛素治疗即可控制病情。据周智广等对中国 5 000 多例病程 <1 年类似 2 型糖尿病的初发者进行筛查结果显示 LADA 的临床特点：①患病率为 6.2%，其中 15 ~ 30 岁为 11%，>30 岁为 5.9%；②中国 LADA 患者的年龄偏小；③与 2 型糖尿病患者比较，LADA 患者的胰岛功能较差，衰减更快（大约是 2 型糖尿病的 3 倍）；④中国 LADA 发病北方地区高于南方；⑤GAD – Ab 是诊断 LADA 价值较大的胰岛自身抗体。

2. 特发性糖尿病

病因不十分清楚。其特点为：①占 1 型糖尿病的很少一部分，多数发生在非洲或亚洲国家的某些种族；②血液中没有发现胰岛 B 细胞自身免疫性损伤的免疫学证据，与 HLA 无关联；③有很强的遗传易感性；④由于胰岛 B 细胞分泌胰岛素不足，易于发生糖尿病酮症酸中毒；⑤需要胰岛素治疗。

（二）2 型糖尿病

2 型糖尿病是以胰岛素抵抗为主，伴有胰岛素相对不足或以胰岛素分泌不足为主伴有或不伴有胰岛素抵抗，包括过去的非胰岛素依赖型糖尿病、2 型糖尿病、成年发病糖尿病。其特点为：①病因不十分清楚，发病具有较强的遗传易感性；②发病与年龄、体重、活动等有关，肥胖尤其是中心性肥胖是明显诱发因素；③由于高血糖逐渐发生而未达到产生典型糖尿病症状而延误了就医时间，多年未被确诊；④部分患者在确诊前已有糖尿病血管病变等慢性并发症出现；⑤很少有糖尿病酮症酸中毒的自然发生，但在应激状态时可发生酮症或酸中毒；⑥胰岛 B 细胞功能可能正常或逐渐下降，为补偿胰岛素抵抗，也存在胰岛素分泌相对不足；⑦胰岛素水平可能正常、偏低或偏高；⑧一般通过饮食调整、适当运动、减轻体重以改善胰岛素抵抗或口服抗糖尿病药物即可控制病情；但在应激状态、酮症酸中毒或少数患者口服抗糖尿病药物无效时须用胰岛素治疗。

（三）特殊类型糖尿病

根据病因和发病机制的不同，可分为以下 8 种类型。

1. 胰岛 B 细胞功能遗传缺陷引起的糖尿病

是一种单基因遗传性疾病，由于某些基因突变而使胰岛 B 细胞功能缺陷，胰岛素分泌减少导致的糖尿病。此型糖尿病主要包括年轻发病的成年型糖尿病（MODY）和线粒体糖尿病。

（1）MODY：MODY 是年轻时发病的 2 型糖尿病，占糖尿病的 2% ~ 5%。MODY 特点：①常染色体显性遗传；②家系中至少三代患有糖尿病；③至少有一人在 25 ~ 30 岁以前发病；④确诊糖尿病 5 年内一般不需要胰岛素治疗，或需用胰岛素治疗但血清 C - 肽仍维持较高水平；⑤胰岛 B 细胞功能缺陷，但无胰岛素抵抗；⑥多数患者体型消瘦或不肥胖。

（2）线粒体糖尿病特点：①母系遗传性糖尿病和神经性耳聋综合征（MIDD）；②多在 30 岁最迟 45 岁以前发病；③较少肥胖；④常伴有轻至中度感觉神经性耳聋，表现为高频听力丧失；⑤发病初期可为轻度糖尿病，多无酮症倾向，但 10 年后大约一半患者进展到依赖胰岛素治疗；⑥临床上大多数受累器官是对能量需求较高的组织，如骨骼肌和大脑等；⑦可出现一种特异性的视网膜损伤，产生斑点型营养缺乏较糖尿病视网膜病变常见；⑧ICA 抗体为阴性。

近些年在一些家族中发现以常染色体显性遗传的方式，基因异常可导致无法将胰岛素原转换为胰岛素，结果产生轻度的葡萄糖耐量减少；在一些家族中还发现常染色体遗传方式产生突变的胰岛素分子与胰岛素受体结合发生障碍，仅引起轻度的葡萄糖代谢异常或葡萄糖代谢仍能保持正常。

2. 胰岛素作用遗传缺陷所致糖尿病（胰岛素受体基因异常）

通过遗传因素使胰岛素受体突变引起胰岛素作用异常，产生胰岛素抵抗，导致糖代谢紊乱及糖尿病。可分为几个亚型。

（1）A 型胰岛素抵抗：由于胰岛素受体基因突变产生胰岛素受体数目和功能存在原发性缺陷所致的胰岛素抵抗，其范围可以从高胰岛素血症和轻度的高血糖到严重的糖尿病，可伴有黑棘皮病。妇女可伴有多囊卵巢，由于高浓度的胰岛素和卵巢胰岛素样生长因子 - 1（IGF - 1）受体结合，促进卵巢生成过多睾酮而致男性化特征的表现。

（2）妖精征（Leprechaunism 综合征）：患儿具有特征性的面部表现，发育滞缓、瘦小、前额多毛，四肢长，皮下脂肪少，皮肤松弛，畸形面容，鼻梁塌陷，下置耳。某些罹患的女婴有卵巢性高雄性激素血症和阴蒂肥大，伴有黑棘皮病和严重的胰岛素抵抗。该病在婴儿中是致命的，最终结果是夭折。

（3）Rabson-Mendenhall 综合征：患儿出牙齿早且排列不整，指甲增厚，腹膨隆，多毛，黑棘皮病，松果体增生肥大，伴有胰岛素抵抗。

（4）脂肪萎缩性糖尿病：目前还不能证明该型糖尿病有胰岛素受体结构和功能异常，可能病变存在于受体后的信号转导途径。患者皮下、腹内、肾周围脂肪萎缩或完全消失，肌肉及静脉轮廓暴露，伴有肝、脾肿大、皮肤黄色瘤或高三酰甘油血症，还可有多毛等雄性化表现。

3. 胰腺外分泌疾病引起的糖尿病

凡是能引起胰腺弥漫性损伤的病变或局部损伤胰腺而达到足够的范围可破坏胰岛 B 细胞，使胰岛素的分泌减低而发生糖尿病。但是有些疾病仅侵犯胰腺较少部分也可伴随有糖尿病的发生，提示该型糖尿病的发生机制不仅是简单的胰岛 B 细胞数量减少，可能还有其他的机制。该型糖尿病可由纤维钙化性胰腺病、胰腺炎、外伤/胰腺切除、胰腺肿瘤、胰腺囊性纤维化、血色病或其他等引起。

4. 内分泌疾病引起的糖尿病

是继发性糖尿病的主要病因。引起糖尿病的主要内分泌疾病包括：Cushing 综合征、肢端肥大症、嗜铬细胞瘤、胰升糖素瘤、甲状腺功能亢进症、生长抑素瘤或其他等。

5. 药物或化学物质诱发的糖尿病

主要有：①烟酸通过增强胰岛素抵抗或肝损害使已有糖代谢异常患者的血糖升高；②糖皮质激素通过增加糖异生，抑制葡萄糖摄取，胰高血糖素增加，促进脂肪和蛋白分解而升高血糖；③免疫抑制剂，如他克莫司和环孢素，对胰岛 B 细胞直接毒性作用及抑制胰岛 B 细胞胰岛素基因转录；④抗精神病药物主要是氯氮平和奥氮平，其次是喹硫平和氯丙嗪等，升高血糖的机制包括体重增加导致胰岛素抵抗增强，拮抗下丘脑多巴胺受体抑制其对血糖的调节，阻断毒蕈碱 M3 受体活性抑制胆碱能神经诱导的胰岛素分泌；⑤β - 肾上腺能拮抗剂抑制胰岛素分泌与释放，抑制肝脏和外周组织对葡萄糖的摄取，增加肌肉组织糖原分解；⑥β 受体激动剂，包括沙丁胺醇和特布他林，增加肝糖和脂肪分解；⑦噻嗪类利尿剂对胰岛 B 细胞的直接毒性作用，药物导致低血钾从而抑制胰岛素分泌，胰岛素敏感性降低，肝糖产生增加，对胰岛 α 细胞刺激作用；⑧钙通道阻滞剂可抑制胰岛素分泌；⑨二氮嗪直接抑制胰岛素分泌和刺激肝脏葡萄糖产生，增加肾上腺素分泌，降低胰岛素敏感性，促进胰岛素代谢清除而降低胰岛素水平；⑩α - 干扰素可诱发 ICA 和 GAD - Ab 产生导致胰岛 B 细胞破坏，使胰岛素分泌不足引起血糖升高；⑪性激素与口服避孕药：黄体酮和孕激素可减少胰岛素受体数量和亲和力，口服避孕药增强胰岛素抵抗，雌激素可升高生长激素和皮质醇浓度引起肝糖异生增加而导致高血糖；⑫其他药物包括苯妥英、甲状腺激素、锂剂、左旋多巴、茶碱、非诺特罗、异烟肼、利福平、喹诺酮类抗生素、吗啡、吲哚美辛、氯氮䓬、胺碘酮、奥曲肽、喷他脒、Vacor（吡甲硝苯脲，一种毒鼠药）等可通过不同途径升高血糖；⑬其他。

6. 感染

某些病毒感染可引起胰岛 B 细胞破坏发生 1 型糖尿病，血清中可出现 1 型糖尿病特征性 HLA 和免疫性标记物。常见的感染性病毒有先天性风疹、巨细胞病毒，其他尚有柯萨奇病毒 B、腺病毒、流行性腮腺炎病毒等。

7. 免疫介导的罕见类型糖尿病

该型糖尿病可能与几种自身免疫性疾病有关。当同一例患者发生两种或以上内分泌腺体自身免疫病有时还可并发其他自身免疫病时，称为多发性内分泌自身免疫综合征，但发病机制或病因与 1 型糖尿病不同。多发性内分泌自身免疫综合征分为 1 型和 2 型，两型的共同点是均有肾上腺功能不全，甲状腺、甲状旁腺、性腺功能低下或 1 型糖尿病。但 1 型自身免疫综合征并发 1 型糖尿病仅为 4%；2 型自身免疫综合征有 50% 并发 1 型糖尿病，一般呈多代遗传特征，与 HLA – DR3、DR4 有关，腺体的损害往往逐渐发生。目前已发现有以下几种情况：①胰岛素自身免疫综合征（抗胰岛素抗体）。②抗胰岛素受体抗体。该受体抗体与胰岛素受体结合而阻断周围靶组织的胰岛素与受体结合而导致糖尿病；有时该受体抗体与胰岛素受体结合后也可作为胰岛素的激动剂而引起低血糖。此外，在极度胰岛素抵抗的一些情况，有抗胰岛素受体抗体的患者常伴黑棘皮病者称 B 型胰岛素抵抗。③Stiffman 综合征（强直综合征）为中枢神经系统的自身免疫性疾病，表现为中轴肌（躯干和头部的骨骼肌）强硬伴有痛性痉挛，血清中有较高滴度 GAD – Ab。此类患者大约 1/3 发生糖尿病。④其他。

8. 其他遗传综合征伴随糖尿病

许多遗传综合征有时伴发糖尿病，包括 Down 综合征、Friedreich 共济失调、Huntington's 舞蹈症、Klinefelterl 综合征、Lawrence-Moon-Biedel 综合征、肌强直性营养不良、血卟啉症、Prader-Willi 综合征、Turner 综合征、Wolfram 综合征或其他。

（四）妊娠糖尿病

妊娠糖尿病（GDM）是指在妊娠期间发生或者妊娠前可能已有糖代谢异常而未被发现的糖尿病或葡萄糖耐量减少的妊娠患者。为确保孕妇和胎儿在整个孕期的安全性，孕妇的空腹或餐后血糖升高及有 GDM 高危因素（如 IGT 史、分娩巨大胎儿史、高危种族等）的孕妇应进行 GDM 筛查。为此，近年来，国内外各医疗组织或机构，包括 ADA、IDF、WHO 及中国卫生部等根据循证医学证据，已制定和颁布了 GDM 诊治指南或诊断行业标准。根据这些标准，提高了 GDM 诊断率，进一步保护了母婴的安全性。

二、糖尿病诊断要点

当一名患者来诊，告诉医生他近期出现多尿、口渴、多饮和消瘦等典型的"三多一少"症状，医生再测定尿糖阳性，并证实空腹高血糖即可确诊患者已患有糖尿病。

但是，对糖尿病的诊断方法仅仅依靠患者的主诉症状、尿糖和空腹血糖测定有时是不够的，因为有的患者起病缓慢而无典型症状，还有些患者缺少糖尿病症状而是以某些糖尿病慢性并发症为首发主诉而就诊；尿糖阳性可由多种原因引起而并非全由糖尿病所致，如肾性糖尿、妊娠期糖尿、应激性糖尿、肾小管酸中毒、某些药物性糖尿（如大量维生素 C、水杨酸盐、青霉素、丙磺舒等）、某些重金属中毒（如铅、镉等）等导致肾糖阈值降低在血糖不高时也可出现尿糖；而某些疾病可导致肾糖阈值升高，当血糖升高虽已超过正常肾糖阈值但尿糖仍可呈阴性，如老年人肾动脉硬化或患有肾脏疾病（如肾小球硬化症）等，这样便会延误诊断。

因此，糖尿病的诊断应根据患者的主诉症状，体格检查的阳性体征发现，尿糖、静脉血浆空腹血糖和（或）餐后 2 小时血糖的测定，必要时做 75g 无水葡萄糖（或含等量碳水化合物的淀粉部分水解产物）耐量试验（OGTT）或糖化血红蛋白 A1c（HbA1c）测定以及一些辅助有关检查，必要时需重复测定空腹或餐后 2 小时血糖，才能诊断糖尿病；同时，应检查糖尿病并发症是否存在，这是目前国内外较为普遍采用的措施。

我国目前临床上采用 1999 年 WHO 推荐的糖尿病诊断标准。

1999 年 WHO 提出的糖尿病诊断标准见表 12 - 2。目前全世界各国基本上均采用这一标准诊断糖尿病。

表 12 - 2　WHO（1999 年）糖尿病和其他类型高血糖的诊断标准

项目	血糖浓度 mmol/L（mg/dL）		
	静脉血浆	静脉全血	毛细血管全血
糖尿病（DM）			
空腹血糖或	≥7.0（≥126）	≥6.1（≥110）	≥6.1（≥110）
OGTT 2 小时或随机血糖	≥11.1（≥200）	≥10.0（≥180）	≥11.1（≥200）
糖耐量减低（IGT）			
空腹血糖（如果测定）	<7.0（<126）	<6.1（<110）	<6.1（<110）
和 OGTT 2 小时血糖	≥7.8（≥126）	≥6.7（≥120）	≥7.8（≥126）
	及 <11.1（<200）	及 <10.0（<180）	及 <11.1（<200）
空腹血糖受损（IFG）			
空腹血糖	≥6.1（≥110）	≥5.6（≥100）	≥5.6（≥100）
	及 <7.0（<126）	及 <6.1（<110）	及 <6.1（<110）
餐后 2 小时血糖（如果测定）	<7.8（<140）	<6.7（<120）	<7.8（<140）

注：血糖测定一般不用血清，除非立即除去红细胞；否则葡萄糖酵解会引起血浆葡萄糖值低于实际值。防腐剂也并不能完全防止糖酵解。如果是全血，应立即离心并保存在 0 ~ 4℃冰箱中或即刻测定。

诊断糖尿病的要求如下：①有严重症状和明显高血糖者的诊断，要求血糖值超过以上指标；②在急性感染、外伤、手术或其他应激情况下，测定的高血糖可能是暂时的，不能因此而立即诊断为糖尿病；③无症状者不能依据 1 次血糖结果诊断，必须还要有另一次血糖值达到诊断标准。无论是空腹或任何时候的血糖或 OGTT 结果，如果还不能诊断，应定期复查，直到明确诊断；④儿童糖尿病，多数儿童糖尿病症状严重，血糖极高，伴大量尿糖或尿酮症；若诊断清楚，一般不需要做 OGTT。少数糖尿病症状不严重时，则需要测空腹血糖及（或）OGTT 加以诊断。

（1）有糖尿病的症状，任何时间的静脉血浆葡萄糖≥11.1mmol/L。

（2）空腹静脉血浆葡萄糖≥7.0mmol/L。

（3）OGTT（服 75g 无水葡萄糖）2 小时静脉血浆葡萄糖≥11.1mmol/L。

以上三项标准中，只要有一项达到标准并在随后的一天再选择上述三项中的任何一项重复检查也符合标准者，即可确诊为糖尿病。

（4）空腹静脉血浆葡萄糖＜6.1mmol/L 为正常空腹血糖。

（5）空腹静脉血浆葡萄糖≥6.1mmol/L 而＜7mmol/L 为空腹血糖受损（IFG）。

（6）餐后 2 小时静脉血浆血糖＜7.8mmol/L 为葡萄糖耐量正常。

（7）服 75g 葡萄糖 OGTT 在 2 小时静脉血浆葡萄糖≥7.8mmol/L 但＜11.1mmol/L 者为葡萄糖耐量减低（IGT）。

随机血糖不能用于诊断 IGT 或 IGF。流行病学的研究显示，目前的诊断标准有相当数量的人群仅表现为空腹或服葡萄糖负荷后血糖两者之一异常，当这些人如果不做 OGTT 而仅通过单纯一次筛选试验就有可能被认为正常。所以，建议空腹血糖在 5.6~6.9mmol/L（100~124mg/dL）或随机血糖在 6.5~11.0mmol/L（117~198mg/dL）范围内的人应做 OGTT 试验。

2003 年 ADA 将 IFG 的诊断标准进行了修订，由原空腹静脉血浆血糖 6.1~6.9mmol/L（110~125mg/dL）的范围修改为 5.6~6.9mmol/L（100~125mg/dL）。ADA 报告中推荐的 IFG 修订的这一切点，WHO/IDF 仍建议 IFG 诊断切点维持在 6.1mmol/L（110mg/dL）。

（廖　畅）

第三节　糖尿病治疗

一、糖尿病的营养治疗

糖尿病是一组由于胰岛素分泌和（或）作用缺陷而引起的，以长期高血糖为特征的代谢性疾病。由于这些缺陷改变了机体细胞对葡萄糖、氨基酸、脂肪酸的摄取和利用能力，高血糖及高胰岛素水平造成营养物质代谢紊乱，引起微血管和大血管病变，导致心血管、肾脏、视网膜、神经等全身多个系统的并发症发生。

随着对糖尿病研究的不断深入，糖尿病的治疗方法和水平也在不断完善和提高，强调营养、运动、药物及胰岛素、监测和患者教育等多方面的综合治疗方法仍然是糖尿病治疗的主旋律和最佳方法。其中，医学营养治疗（MNT）是糖尿病综合治疗必不可少的重要方法，也是糖尿病治疗的基础。营养治疗贯穿于所有类型糖尿病的预防和治疗过程中的每一个阶段，并发挥着其他治疗方法无法取代的重要作用。

（一）糖尿病医学营养治疗的目标

糖尿病医学营养治疗的总目标是达到并保持良好的代谢状态，以降低发生急、慢性糖尿病并发症的风险，使患者能拥有一个完整健康的生活体系。

1. 纠正代谢紊乱

越来越多的证据表明，通过调整膳食来纠正代谢紊乱，可以预防和延缓糖尿病并发症的发生。在平衡膳食的基础上，合理控制总能量，根据病情调整并合理搭配膳食中的营养素，尽可能达到和维持正常的代谢水平（包括血糖和糖化血红蛋白水平，低密度脂蛋白 - 胆固醇、高密度脂蛋白 - 胆固醇和总胆固醇水平以及血压等）。

2. 合理控制体重

体重超重、肥胖和腹部脂肪蓄积是 2 型糖尿病发病的重要危险因素。由于肥胖者（特别是腹型肥胖者）的胰岛素受体相对数量减少和受体缺陷，易发生胰岛素抵抗，影响机体对葡萄糖的转运、利用和蛋白质合成。通过纠正不良生活方式和膳食结构，合理控制体重，可减轻胰岛 B 细胞负荷。

对于肥胖患者来说，减少体重至理想状态，常难以实现，故不必苛求。可将减少体重的目标设定在 3~6 个月减轻 5%~10% 的体重。消瘦患者应通过均衡的营养计划，恢复并长期维持理想体重。

3. 满足机体营养需要

为糖尿病患者提供的营养治疗应能充分满足其基本营养需要，同时还要满足儿童、青少年、妊娠妇女、乳母等处于不同特定时期糖尿病患者的特殊营养需要。

4. 提高生活质量

以平衡膳食为基础，在不违反营养治疗原则的前提下，尽可能选择多种类食物，变换食物烹调方法，使糖尿病患者也能享受到丰富多样、可口的膳食。

（二）糖尿病医学营养治疗原则

糖尿病患者的营养治疗强调个体化原则，应根据个体的营养状况评估和治疗过程的进展情况，随时进行调整；同时还要考虑到患者的文化背景、生活方式、经济状况等因素，兼顾患者的健康需求。最好由熟悉糖尿病治疗的营养师和患者一起协商，制订适合个体的、切实可行的营养治疗方案，并予以实施。当然，如果能建立一个由具有丰富的糖尿病治疗经验的医生、营养师、护士组成的团队来协调配合，通过糖尿病教育使患者学会自我管理，将能更好地发挥营养治疗的作用。

糖尿病医学营养治疗的具体内容应包括如下 4 个方面。

（1）对患者进行营养状况的评估：糖尿病患者的营养评估与非糖尿病患者基本相同，重点是监测目前体重状态和近期体重变化。通过了解患者近期饮食状况，体重变化、血糖、血脂、肝肾功能等相关生化检测指标，身高、体重、腰围等人体测量指标，综合评价患者营养状况。

（2）与患者沟通，协商制订个体化营养治疗计划。

（3）进行个体化的膳食指导。

（4）定期随访，评价效果，及时调整治疗方案。

随着对糖尿病研究的不断深入，糖尿病的营养治疗原则也在不断调整和改进。20 世纪 50 年代以前曾采用严格限制碳水化合物、大幅提高脂肪摄入的膳食，碳水化合物所占的比例往往在全日总能量的 40% 以下甚至低到 20%，脂肪的能量约占全日总能量 35% 以上。实践证明，这种饮食结构对糖尿病患者的胰岛功能并无益处，膳食中高脂肪尤其高动物脂肪还将加重糖尿病患者的血管病变。随着糖尿病研究的不断深入，20 世纪 60 年代以后，营养治疗方案中碳水化合物占的比例逐渐提高，脂肪所占比例逐渐减少。目前主张，糖尿病患者的饮食原则应该是：在控制总能量的基础上供给适当比例的碳水化合物、脂肪、蛋白质以及膳食纤维和微量营养素，超重和肥胖者应减轻体重。

（三）合理供给能量和营养素

1. 能量

人体的一切活动都与能量代谢分不开，能量的供给应与人体的需要保持平衡。当能量供大于求时，多余的能量就转化为脂肪储存在体内，造成体重超重或肥胖。若能量供给长期不能满足机体的需要，则会导致消瘦、营养不良以及生长发育迟缓等。

能量摄入标准：成年人能够达到或维持理想体重；儿童青少年应能保持正常的生长发育；妊娠期糖尿病需满足胎儿及母体的营养需要。

理想体重的简易计算方法为：理想体重（kg）= 身高（cm）− 105。肥胖指体重超过正常值的 20%，消瘦指体重低于正常值的 20%。

体质指数（BMI）和腰围也是用于估计肥胖程度的人体测量学指标。BMI 的具体计算方法为：BMI（kg/m^2）= 体重（kg）/ ［身高（m）］^{2}。我国成人体质指数界限值见表 12 − 3。腰围是目前公认的衡量腹部脂肪蓄积程度的最简单、实用的指标。根据我国 13 项大规模流行病学调查数据汇总分析得出的结果显示，男性腰围 > 85cm，女性腰围 > 80cm 者患糖尿病的危险为腰围低于此界限者的 2.5 倍。

表 12 − 3　中国成人超重和肥胖的体重指数界限值

分类	体质指数（kg/m^2）
体重过低	< 18.5
体重正常	18.5 ~ 23.9
超重	24.0 ~ 27.9
肥胖	≥ 28

需要说明的是上述计算方法是根据群体测量结果推算的，在应用时还要考虑个体差异。通常情况下，观察体重变化是衡量能量摄入标准的最直接又简便的方法，体重增加提示能量摄入超过消耗，体重减轻提示能量摄入低于消耗。

能量供给标准要根据患者的年龄、体型、性别、活动量、应激状况等条件来确定。一般男性的能量需要高于女性，年轻人高于年长者，活动量大者高于活动量小者。成年人糖尿病能量供给标准可参照表 12 − 4。

表 12 − 4　成人糖尿病的能量供给量 ［kcal/（kg·d）］

活动量	体重正常	消瘦	肥胖
重体力劳动	40	45 ~ 50	35
中体力劳动	35	40	30
轻体力劳动	30	35	20 ~ 25
卧床休息	20 ~ 25	25 ~ 30	15

对于体重超重或肥胖的糖尿病患者，能量的供给以能维持理想体重或略低于理想体重为宜，控制体重增长，并争取逐渐减少体重至合理状态。控制饮食、增加运动是减少体重的最安全且有效的方法。尽管肥胖患者短期内难以将体重减至理想状态，但减少目前体重的5% ~ 10% 也可明显改善异常的代谢紊乱。消瘦的糖尿病患者则要增加饮食中的能量供给，使体重逐步趋于理想体重。

2. 蛋白质

许多研究显示，摄入蛋白质并不增加血糖浓度，也不减慢糖类的吸收，但可增加血清胰岛素反应。考虑高血糖会增加机体蛋白质的转换等因素，建议糖尿病患者蛋白质的摄入量与一般人群类似，通常不超过能量摄入量的 20%，以满足正常生长发育以及维持机体功能的需要为原则。对于肾功能正常的糖尿病个体，推荐蛋白质的摄入量占供能比的 10% ~ 15%。成年糖尿病患者的膳食中蛋白质供能量为 0.8 ~ 1.0g/（kg·d）；对生长发育期的儿童、青少年、妊娠妇女、乳母以及糖尿病未得到满意控制、体型消瘦的患者、特殊职业者或并发某些疾病（如胃肠消化吸收不良、结核病等）的患者的蛋白质的供给量应适当提高；并发糖尿病肾病要根据肾功能损害程度限制蛋白质的摄入量。

尽管不同食物来源的蛋白质对血糖的影响差别不大，但在血脂控制方面绝大多数植物性食物中的蛋白质，特别是大豆蛋白质明显优于动物性食物。这主要与植物性食物中的脂肪以不饱和脂肪酸为主，不含胆固醇，能量密度相对低于动物性食物有关。有研究发现，乳清蛋白在体重控制和降低超重者餐后糖负荷方面有促进作用，这可能与乳清蛋白中含有的支链氨基酸、糖巨肽、血管紧张素转移酶抑制剂等活性成分的作用有关。

3. 脂肪

脂肪是人体不可缺少的营养素，主要功能是供给能量。天然食物中的脂肪主要是三酰甘油、少量磷脂和胆固醇。三酰甘油由 1 分子甘油和三分子脂肪酸构成，脂肪酸从结构上又可分为饱和脂肪酸（SFA）、多不饱和脂肪酸（PUFA）和单不饱和脂肪酸（MUFA）。

糖尿病患者常伴有肥胖、脂代谢紊乱，对脂肪关注的重点应放在脂肪总量和不同种类脂肪酸对糖代谢、胰岛素抵抗和血脂的影响以及所带来的糖尿病并发症风险上。不同种类的脂肪酸及脂肪数量对糖代谢、脂代谢的影响不同。有明确的研究证据表明，长期摄入高脂肪膳食可损害糖耐量，SFA 可升高血浆总胆固醇（TC）和 LDL－C；PUFA 有降低 LDL－C 的作用，其中 ω3－脂肪酸可降低三酰甘油（TG），预防血栓形成，但 PUFA 也可使 HDL－C 降低；MUFA 可降低血浆 TC、LDL－C 和 TG，但不降低 HDL－C，且没有 PUFA 容易发生脂质过氧化的缺点。

不同种类的食物所含脂肪酸的特点不同。一般而言，动物性脂肪中饱和脂肪酸所占的比例较高，占 40% ~ 60%；而植物性脂肪中的不饱和脂肪酸所占比例较高，占 80% ~ 90%。当然也有例外，如椰子油、可可油、棕榈油等虽然是植物性脂肪，但它们的饱和脂肪酸含量很高，棕榈油含饱和脂肪酸 42%，椰子油、可可油中的饱和脂肪酸分别为 92% 和 93%。不同种类的动物性脂肪其各类脂肪酸所占比例也有一定差异，畜类脂肪中的饱和脂肪酸比例高于禽类，禽类高于鱼类。多数植物油中多不饱和脂肪酸较多，也有一些植物油含有较高的单不饱和脂肪酸，如橄榄油、茶油等。ω3－系脂肪酸的主要食物来源为深海鱼类的脂肪，如鲱鱼油和鲑鱼油，它们富含同属 ω3－系脂肪酸的 EPA 和 DHA。此外，亚麻籽、绿叶蔬菜也含有 ω3－脂肪酸。

胆固醇属于类脂，是许多生物膜的重要组成成分，也是合成各种激素的原料。人体胆固醇来源于食物和体内自身合成。临床前瞻性队列研究发现，糖尿病患者膳食中摄入较高的胆固醇易导致高胆固醇血症和动脉粥样硬化，显著增高患心血管疾病的风险。

《中国糖尿病医学营养治疗指南》推荐糖尿病患者每日脂肪摄入总量占总能量比不超过30%，对于超重的患者，脂肪摄入占总能量比还可进一步降低。适当提高 PUFA 摄入量，但其占总能量比不宜超过 10%。MUFA 是较好的膳食脂肪来源，宜占总能量 10% 以上，但前提是脂肪占总能量摄入不超过 30%。应限制 SFA 和反式脂肪酸的摄入量，SFA 和反式脂肪酸占每日总能量比不超过 10%，最好控制在 7% 以下，这样更有利于控制血总胆固醇及 LDL-C 水平。限制膳食中胆固醇的摄入有助于控制血胆固醇水平，建议将膳食胆固醇摄入量控制在 300mg/d 以内。含胆固醇较多的食物有：动物内脏（脑、肝、肾等）、蛋黄、鱼子等。

4. 碳水化合物

碳水化合物是能量的主要来源，对血糖及胰岛素分泌的影响较脂肪、蛋白质关系更密切和直接。合理摄取碳水化合物，控制膳食中碳水化合物的总量是控制血糖的关键。中国营养学会推荐的成人每日膳食中碳水化合物摄入量应占总能量的 55%~65%，糖尿病患者膳食中的碳水化合物推荐摄入量与普通人相似。针对接受减重治疗的肥胖糖尿病患者的两项随机对照试验发现，摄入低碳水化合物饮食的受试者与摄入低脂饮食的受试者相比，6 个月后可减轻更多的体重，但 1 年后的体重减轻幅度组间无明显差异。一项荟萃分析显示，摄入低碳水化合物饮食与低脂饮食相比，6 个月后三酰甘油的改善幅度更大。但是过低碳水化合物饮食可能对血脂代谢有不利影响，致使 LDL-C 水平升高。

糖尿病患者的碳水化合物摄入量可略低于正常人，但也不宜过分限制碳水化合物摄入量，因为葡萄糖是大脑能量的唯一来源。因此，建议糖尿病患者的碳水化合物摄入量控制在总能量的 50%~60%。

5. 膳食纤维

膳食纤维是一类不能被人体消化吸收利用的多糖，主要存在于植物性食物中。根据其溶解性可分为不可溶性膳食纤维和可溶性膳食纤维两大类，前者主要有纤维素、半纤维素、木质素等；后者主要有果胶、藻胶、树胶等。不溶性膳食纤维主要存在于谷类、豆类的外皮以及植物的茎部和叶部，可在胃和肠道内吸收水分，形成网状结构，妨碍食物与消化液接触而减慢淀粉的消化吸收过程，增加粪便体积，起到降低餐后血糖、防治便秘的作用。可溶性膳食纤维在豆类、水果、海藻类食物中较多。许多研究显示，可溶性膳食纤维在胃肠道内遇水可与葡萄糖形成黏胶，可以延缓胃的排空，减慢小肠对糖的吸收速度；使餐后血糖曲线趋于平缓，改善糖耐量。膳食纤维可以增加饱腹感，减少饥饿感，防止因多食而导致摄入过多的能量，有利于患者保持适宜的体重，维持血糖平稳。膳食纤维还具有降低胆固醇的作用。

6. 维生素和矿物质

维生素和矿物质是调节人体正常生理功能不可缺少的微量营养素。研究发现：锌、铬、硒、镁、钙、磷、钾、钠等矿物质与糖尿病的发生、并发症的发展之间有一定关系。钙、镁摄入低可加重胰岛素抵抗、糖耐量异常及高血压。烟酰胺具有保护残留胰岛细胞的作用，大剂量维生素 B_1 能预防糖尿病患者的心肌病变。维生素 B_1、维生素 B_{12} 常用于糖尿病神经病变的治疗，对糖尿病大血管并发症也有一定疗效。

（四）合理控制体重

由于热量摄入过多、消耗减少而导致体内热量剩余产生多余脂肪出现肥胖，尤其是腹型肥胖危害性更大。肥胖与糖尿病关系密切。肥胖者体内脂肪细胞体积较大，细胞表面受体数量较少，对胰岛素的敏感性降低，使糖尿病的治疗更加复杂。同时肥胖也是高血压、脂代谢异常和心血管疾病（CVD）的独立危险因素，而 CVD 是糖尿病死亡的主要原因。肥胖者适度减轻体重可以改善血糖水平，降低 CVD 的发病风险。肥胖者减轻体重的措施，首先是饮食调节，减少含高热卡药物的摄入，如脂肪含热量 9.0kcal/g 及酒精含热量 7.5kcal/g，均为高热量膳食，而碳水化合物含热量仅为 4.0kcal/g，前者热量含量是后者的 1 倍以上。由此可见，吃肉、喝酒的人不仅不能减肥，反而更容易导致肥胖。其次是适度而有规律的活动或运动，消耗体内过多的脂肪，两者相互配合才能达到减肥的目的。肥胖者在原有体重的基础上减少 5%~10% 即可明显获益，因而减轻体重对于肥胖和超重的糖尿病患者是首要的任务。减体重的主要方法是改变不良的生活方式，包括减少能量摄入和有规律的活动锻炼。减体重不宜操之过急，以免发生酮症，每周减少 0.5~1kg 是安全的。能量摄入较平时饮食减少 500~1 000kcal/d，可逐渐减轻体重。中度和重度肥胖的患者即使不能达到理想体重也要达"合理体重"，即能够在短期实现并可长期维持的、医生和患者共同认可的体重水平。减体重过程中应注意各种营养素供给，碳水化合物不宜 <150g/d，否则容易发生酮症，供给充足的蛋白质；维生素、矿物质、微量元素等要满足机体需要，以免发生营养不良。当体重达到正常时即应及时调整饮食，使之维持在正常水平。另外，根据个人身体情况，选择合适的运动项目，循序渐进，坚持经常性的体育运动。

（五）合理选择食物

在为糖尿病患者安排饮食时，可把食品交换份法与 GI、GL 结合起来考虑，放宽食物选择的范围，达到平衡膳食，以满足机体对各种营养素的需要。

1. 谷类

谷类食物主要有大米、面粉、玉米、小米、荞麦、燕麦等，主要提供碳水化合物、蛋白质、维生素、矿物质和膳食纤维等。谷类食物碳水化合物含量多在 70% 以上，主要以淀粉形式存在。谷类多为高 GI 和中 GI，建议糖尿病患者的主食粗、细粮搭配食用，如两样面的发糕（面粉 + 玉米面）、荞麦面条（面粉 + 荞麦面）等，宜选择整粒的或碾磨得粗的谷物，如煮麦粒、煮玉米、玉米碴、全麦面包等。黑麦、燕麦、玉米等食物中含有植物固醇，有降低 TC 和 LDL - C 的作用。

2. 肉类和蛋类

肉类包括畜肉（猪、牛、羊、驴、兔肉等）、禽肉（鸡、鸭、鹅、鸽、鹌鹑等）、鱼虾等水产品以及动物内脏等，是优质蛋白质、脂肪、维生素和无机盐的重要来源。肉类食物蛋白质含量为 10%~20%，蛋白质质量一般要比植物性食物中的质量高，但肥肉、内脏、卵黄含 SFA 和胆固醇较多，建议在规定量内尽量选用瘦肉，少吃肥肉和动物内脏等。

常用的禽蛋有鸡蛋、鸭蛋、鹅蛋、鹌鹑蛋等，蛋白质含量为 13%~15%，可在规定量内选用。蛋黄中胆固醇含量高，并发高 TC 的糖尿病患者应少吃蛋黄，可以隔天吃 1 个蛋黄，但不必完全不吃。

3. 乳类及乳制品

乳类包括牛奶、羊奶、奶粉、奶酪等，可提供优质蛋白质、脂肪、碳水化合物、维生素、矿物质等。乳类属于低 GI 食品。乳类含钙丰富，是补钙的良好的食物来源，体重超重或肥胖的糖尿病患者宜选低脂或脱脂乳类。

4. 豆类

豆类分为大豆和其他豆类。大豆包括黄豆、青豆和黑豆。大豆中蛋白质含量丰富，占 35%~40%，而且大豆蛋白质的氨基酸组成接近人体需要，属于优质蛋白质。大豆含脂肪 15%~20%，其中不饱和脂肪酸占 85%，其中亚油酸高达 50% 以上。大豆还含有维生素、矿物质、碳水化合物、膳食纤维；大豆中的皂苷和大豆异黄酮，具有抗氧化、降血脂等作用。大豆被加工成豆制品，便于人体消化吸收，豆制品多属于低 GI 食物。建议糖尿病患者经常吃豆制品，如豆腐、豆腐干、豆浆等，但是不宜选油炸的豆制品。其他豆类包括豌豆、蚕豆、红豆、绿豆、芸豆等，含蛋白质约 20%，因其含碳水化合物较多，与谷类食物的营养特点相近，可与谷类食物互换。

糖尿病肾病患者不宜摄入过多的豆类制品。

5. 蔬菜类

蔬菜包括叶菜类（如大白菜、小白菜、菠菜、油菜、卷心菜等）、根茎类（如萝卜、土豆、甘薯、山药、藕、芋头、葱头、竹笋等）、瓜茄类（如冬瓜、南瓜、西葫芦、黄瓜、西红柿、柿子椒等）、花菜类（如菜花、菜苔等）和鲜豆类（四季豆、扁豆、毛豆、豌豆等）。蔬菜主要提供维生素、矿物质、碳水化合物和膳食纤维等营养素。除根茎类以外多数蔬菜属于低 GI 的食物。叶菜类、瓜茄类碳水化合物含量仅为 1%~3%，糖尿病患者可以多选；花菜类和鲜豆类的碳水化合物含量为 4%~10%，可参照食品交换份表减少用量；根茎类的碳水化合物含量较高，可达 10%~25%，如土豆的碳水化合物含量为 17%，宜少吃，或用其替代粮食（参考食物交换份互换）。糖尿病患者每日蔬菜摄入量不少于 500g，尽量选择含糖量低的蔬菜，并注意蔬菜色泽的搭配。

6. 水果类

水果含有丰富的碳水化合物、维生素、矿物质、膳食纤维等营养素。水果中的碳水化合物有蔗糖、果糖、葡萄糖、膳食纤维等，其含量与水果的含水量、种类、成熟度等有关。水果中含果糖较多，果糖的 GI 是 23，所以大部分水果的 GI 并不高。水果中的果酸、果胶延迟胃排空，可延缓碳水化合物吸收。因此，认为糖尿病患者可以在病情控制较好时吃适量水果，即在一日饮食计划之内作为两顿正餐之间的加餐食品，并与谷类食物互换，如苹果或梨、桃、橘子（带皮）200g 可与大米 25g 互换。

血糖控制不良的患者（如餐后 2 小时血糖 >10mmol/L）还是少吃水果，以减少对血糖的影响及其波动。

7. 油脂类与坚果类

油脂类包括各种食用植物油和动物油，其脂肪含量几乎为 100%。为了减少 SFA 和胆固醇的摄入，选择植物油如花生油、豆油、芝麻油、玉米油等作为烹调油，提倡在限量范围内选用一部分 MUFA 含量高的橄榄油、野茶油、低芥酸菜籽油。每日烹调用油最多不应 >30g。不用或尽量少用动物油如猪油、牛油、羊油等。尽量少吃反式脂肪酸含量较多的人造奶油、方便面以及起酥油制作的蛋糕、点心等。

坚果类食物，如花生、核桃、腰果、瓜子、松子、杏仁、开心果等，可提供脂肪、蛋白质、碳水化合物、维生素和矿物质等营养素。坚果类含脂肪较高，糖尿病患者特别是体重超重和肥胖者不宜额外多吃，可在饮食计划规定量之内与油脂类食物互换。

8. 甜食与甜味剂

不建议糖尿病患者吃甜食，如甜点心、巧克力、冰激凌等，因为这些甜食除含糖较多外，往往含有大量脂肪，易导致能量摄入过多，引起血糖升高和体重增加。根据 GI 的原理，蔗糖的 GI 是 65，属于中 GI 食物。大量临床研究证明，相等能量的蔗糖并不比淀粉有更大的升血糖能力，因此不必绝对禁止糖尿病患者摄入蔗糖及含蔗糖的食物，用量应在膳食计划总能量之内，额外增加则会引起血糖升高。不过精制的蔗糖与淀粉类食物相比营养成分单一，用富含淀粉和膳食纤维的谷薯类食物替代蔗糖能获得更多种类的营养素和更好地控制血糖的效果。果糖虽然可产生较低的餐后血糖反应，但是可能影响血脂，故不推荐糖尿病膳食中用果糖作为甜味剂常规使用。

低能量的甜味剂：包括糖醇类（如赤藻糖醇、麦芽糖醇、甘露醇、山梨醇、木糖醇等）和塔格糖（tagatose，一种己酮糖）。研究表明，糖醇类可产生比蔗糖、葡萄糖低的餐后血糖反应，而且含能量较低，糖醇类平均能量为2kcal/g。不过没有证据表明摄入的糖醇能降低血糖和体重，也没有发现糖醇存在安全性问题，但大量食用可导致腹泻。

不产生能量的甜味剂：目前，美国FDA批准的不产生能量的甜味剂有：①安赛蜜；②天冬酰苯丙氨酸甲酯（阿斯巴甜）；③纽甜（neotame）；④食用糖精；⑤蔗糖素（sucralose）。其中阿斯巴甜的甜度是蔗糖的160~220倍，用量很少即可有甜味，故其产生的能量可忽略不计。以上五种甜味剂经过严格审查，被认为安全无毒，糖尿病患者可以使用。

9. 酒类

由于酒类中含的酒精产生能量较高，1g酒精可产生7kcal能量，空腹饮酒容易发生低血糖，长期饮酒会损伤肝脏，故病情控制不好的患者不宜饮酒。病情控制较好的患者允许适量饮酒，但是要限量并计算能量，如每周2次，每次可饮啤酒1~1.5杯（200~375mL）或葡萄酒半杯（约100mL），不饮烈性酒。有酒精滥用或依赖者、妊娠妇女，以及患有肝病、胰腺炎、胆囊炎、周围神经病变、高三酰甘油血症者不应饮酒。

（六）合理安排餐次

糖尿病患者进食宜定时定量、少量多餐，可减轻胰岛负担，有利于保持血糖平稳。对于应用口服降糖药物治疗的患者可以安排一日三餐；对于应用胰岛素治疗和容易发生低血糖的患者，除了三顿正餐之外应有2~3次加餐，加餐的食物用量应在一日食物总量之内，可以从正餐中扣除少量食物用作加餐，而不是额外增加食物。一日三餐注意主、副食与荤、素食物的合理搭配，各餐均有碳水化合物、蛋白质、脂肪和膳食纤维，以保证营养均衡。

二、糖尿病的运动疗法

研究证实，规律的运动可以降低心血管疾病、卒中、直肠癌和全因死亡率，降低糖尿病发生的危险。不同运动形式通过多种机制对机体的代谢产生不同的影响。作为糖尿病患者的主要治疗方法之一，长期的规律运动可以降低糖尿病患者的体重和内脏脂肪堆积，改善胰岛素敏感性，有助于血糖和血压的控制，调节异常血脂谱，降低心血管疾病发生的风险，降低死亡率。运动还可以提高患者的自我评价，保持健康心态，提高生活质量。为糖尿病患者实施运动处方应根据患者的具体情况，对有并发症的患者选择适宜的运动负荷。对于不同类型的糖尿病患者，根据运动可能引起的代谢变化应对现有的治疗方案做出相应调整，对于运动的不良反应应及时做出处理。

（一）有氧运动

有氧运动是指在运动过程中有足够的氧气供应，其特点是有节奏、不中断、强度低、持续时间长的运动。有氧运动的益处是消耗剩余的糖、脂产生的能量，减少脂肪的含量，提高胰岛素敏感性。

非糖尿病个体进行中等强度的运动时，外周葡萄糖摄取的增加与肝糖产生持平，结果是血糖浓度无明显改变。2 型糖尿病患者进行中等强度运动时，肌肉对糖的摄取高于肝糖的产生，血糖浓度就会下降。由于胰岛素的浓度只是正常降低，因此，即使在不使用胰岛素或者小量使用促泌剂的患者中，运动引起的低血糖风险也会发生，特别是在延长运动时间时。而短时间、大强度的运动可以显著增加血中儿茶酚胺的浓度，导致葡萄糖生成的增加。这种高血糖会持续 1~2 小时，而且在运动停止后也不会恢复正常水平。即便如此，有氧运动的有益作用仍受重视。规律的有氧运动可以降低肥胖和糖尿病者的体重、脂肪特别是内脏脂肪的含量，提高胰岛素敏感性，增加葡萄糖的摄取。即使在体重没有下降的人群中，中等强度的体力活动也可以减少 2 型糖尿病的风险，并降低 CRP 的浓度，这种下降是胰岛素敏感性改善和代谢控制的重要因素。

规律有氧运动已经作为治疗 2 型糖尿病的基本组成部分受到重视并为许多学者和患者接受。美国多个学术协会均推荐成人至少 150 分钟/周的中 - 高强度有氧运动（40%~60% 最大摄氧量或 50%~70% 最大心率）和（或）60~75 分钟/周的高强度的有氧运动（大于 60% 最大摄氧量或大于 70% 最大心率）。有氧运动应该至少每周 3 次，由于单次运动对胰岛素敏感性的影响只持续 24~72 小时，推荐有氧运动的间隔期不要超过 2 天。但是最新的指南中建议成人一般每周应进行 5 次中等强度的运动。任何形式的有氧运动，只要有全身大肌群的参与。能成功保证体重下降的运动为每周大约 7 小时，也可采取目标控制，如将活动量定为每天一万步。

（二）抗阻力运动

抗阻力运动也被称为力量练习，可以提高肌肉质量，使 1 型和 2 型肌纤维横断面积增加。1 型纤维具有更强的氧化能力和线粒体含量，更高的毛细血管密度，因此胰岛素敏感性更高。抗阻力运动同时还可以使 FFA、CRP 下降，脂联素增加，而炎症水平的降低和脂联素水平的增加与代谢控制的改善相关。循环中 FFA 的下降，部分是由于骨骼肌中脂肪酸氧化的增加和脂联素水平的上升所致，FFA 水平下降导致了肌肉内 TG 浓度的降低，使胰岛素敏感性得到提高。抗阻力运动对胰岛素敏感性的改善与有氧运动类似，但持续时间比有氧运动的影响长一些，可能部分是由增加肌肉质量所调控。抗阻力运动不仅增加肌肉力量，改善功能，也能降低摔伤和骨折的危险。在过去的 10~15 年中，关于抗阻力运动增加健康益处的研究持续增加，美国运动医学协会针对包括健康年轻人和中年人、老年人和 2 型糖尿病者中推荐抗阻力运动的健身计划。一次抗阻力运动对 2 型糖尿病患者的血糖水平和胰岛素作用的短期影响尚不明确，但是定期的抗阻力运动对血糖的控制和胰岛素的作用均有有益的影响。另外，中、高强度的抗阻力运动在有明确心脏危险的男性患者中也是相对安全的。在没有禁忌证的情况下，应鼓励 2 型糖尿病患者进行抗阻力运动。每周 2~3 次，最好与有氧运动联合进行，并保证达到中等强度。每次训练最少应包括有全身大肌肉群参加的 5~10 组练习，每组重复 10~15 次，在初始运动后以伴有疲劳感为达到目的。为了保证阻力运动正确进行，使健康获益最大，损伤风险最小，我们推荐由有专业资格的运动专家进行初期的监督和阶段性的评估。

（三）柔韧性运动

柔韧性运动作为增加活动度和减少运动损伤风险性的方法常常受到推荐，如瑜伽和太极拳等。老年人进行柔韧性运动以保持和改善平衡力，以降低 2 型糖尿病患者发生跌倒的风险。然而两项系统回顾研究发现，柔韧性运动没有减少运动引起损伤的危险。柔韧性运动可以作为一种运动形式融入体力活动中，但是不能替代其他的运动形式。

（四）振动疗法

在过去的 10 年中，振动疗法作为一种有效的方式用来防止肌肉萎缩和骨质疏松。在一项比较振动疗法与抗阻力运动对 2 型糖尿病患者血糖影响的研究中，12 周每周 3 次的治疗结果显示：空腹血糖没有变化，OGTT 中血糖的曲线下面积和最大血糖水平在两组中都下降。振动作用于骨骼肌激活了肌梭受体，通过单突触反射放大了运动神经元，因此，与没有振动的运动相比，振动激活了大量的运动单位。振动疗法除了有一些一般运动的相关益处，如内皮功能的改善，能量代谢酶的增加外，还可以提高葡萄糖的转运能力。

越来越多的研究证明，有氧和抗阻力运动以及其他多种形式运动的联合对血糖的控制要比单种运动形式更为有效。抗阻力运动仅通过使得肌肉质量增加，不改变胰岛素的反应来促进葡萄糖的摄取；而有氧运动则通过加强胰岛素的作用，不依赖于肌肉质量或有氧能力来促进葡萄糖的摄取。两者联合后在运动持续时间和能量利用上更为有效。2 型糖尿病患者进行每周 3 次的组合运动可以获得比单项运动更多的益处。关于运动形式，没有关节疾病的患者应该鼓励步行运动。年龄，退行性疾病，步态不稳，不平的或光滑的地面，衣物沉重，和皮肤摩擦可以妨碍步行疗法，针对以上情况骑车和游泳可以作为替代。对已经有中等强度运动习惯的 2 型糖尿病个体鼓励增加运动的强度来获得更大的益处。

三、口服降糖药物治疗

（一）口服降糖药物的种类

2 型糖尿病的治疗方案通常基于患者临床特点、高血糖的严重性和治疗的有效性选择。目前临床使用的口服抗糖药物主要有下列 9 类：①磺胺类；②双胍类；③α - 葡萄糖苷酶抑制剂（AGI）；④胰岛素增敏剂；⑤非磺胺类促胰岛素分泌物；⑥二肽基肽酶（DPP - 4）抑制剂；⑦胆汁酸螯合剂（BAS）；⑧溴隐亭；⑨钠葡萄糖共转运蛋白抑制剂。除此之外，还有其他有降糖作用的口服药物。

二甲双胍、磺胺类药物和噻唑烷二酮类药物是目前世界范围内应用最广的口服降糖药，单独使用可以降低糖化血红蛋白水平达 1% ~ 1.5%，在 2 型糖尿病的初始治疗中占有极其重要的地位。二甲双胍在没有耐受性和禁忌证的情况下是治疗的一线选择。除了有效地控制血糖外，还可以降低体重和 LDL - C 水平以及心血管事件的发生风险。二线选择包括磺胺类、噻唑烷二酮类、α 糖苷酶抑制剂、DPP - 4 抑制剂、胰高糖素样肽（GLP - 1）类似物和胰岛素。DPP - 4 抑制剂是唯一的肠促胰岛素家族中的口服药物。氯茴苯酸类主要作为磺胺类药物的替代品，针对不规则进餐或易出现餐后晚期低血糖的情况。胆汁酸螯合剂和溴隐亭目前没有进入常规的诊疗条目，可能成为潜在的治疗选择。

（二）磺胺类口服降糖药物

磺胺类（SU）药物的基本化学结构有两个特征性的活性基团，一个磺脲基团和一个苯甲酰基团（氯茴苯酸）以及两个辅基（R_1 和 R_2），其中磺脲基团和苯甲酰基团决定药物具有降低血糖作用，而两个辅基决定药物降糖作用的强度、作用时间和代谢途径的不同。

第 1 代磺胺类药物的 R_1 为 $CH_3 \cdot H_2N$ 或 Cl，R_2 为 CH_3；第 2 代磺胺类药物中的格列苯

脲、格列美脲、格列吡嗪的 R_1 为苯甲酰基团，格列齐特的 R_1 为 CH_3。

磺胺类口服降糖药物包括：第一代有甲苯磺丁脲和氯磺丙脲（特泌胰）等；第二代有格列本脲（优降糖）、格列齐特及其缓释剂（达美康）、格列喹酮（糖适平）、格列吡嗪及其控释剂（吡磺环己脲）、格列美脲（也有称为第三代磺胺类，亚莫利）等。由于第一代磺胺类的不良反应而在临床上较少使用，目前临床上应用的基本上是第二代磺胺类药物为主。单药使用可降低糖化血红蛋白水平达1%～1.5%。

1. 格列本脲（优降糖）

（1）对胰岛 B 细胞表面的磺胺类受体具有高亲和力，该药与胰岛 B 细胞表面的 SU 受体结合而关闭细胞表面的 ATP 敏感钾通道，从而抑制胰岛 B 细胞 K^+ 向细胞内流入，产生胞浆内膜面去极化，使细胞膜 Ca^{2+} 通道开放并使其内流，当胰岛 B 细胞内 Ca^{2+} 升高时，作为第二信使激活胰岛 B 细胞的胞吐现象，促使细胞内胰岛素颗粒形成及释放胰岛素入周围血液循环。

（2）格列本脲可增加糖原合成酶的活性，促使肝糖原的合成。

（3）抑制磷酸酶 α 的活性，从而抑制糖原分解。

（4）通过减少 α 激酶的活性而减少糖的异生，促进糖的分解。

（5）能够加强胰岛素刺激外周组织对葡萄糖的摄取和利用。

（6）格列本脲还能抑制血小板的黏附力和聚集，可减少糖尿病患者的血管并发症。

（7）格列本脲属于长效作用的磺胺类药物，能引起延迟的单相胰岛素释放，胰岛素峰值出现比较晚，而且胰岛素长时间保持高水平，虽然其血浆半寿期为1～2小时，但降血糖作用能维持24小时。因此，此药应用时低血糖反应的发生较多，特别是在老年患者中，应引起注意。

2. 格列吡嗪（美吡哒）及其控释剂（瑞易宁）

（1）主要的作用与格列本脲一样，也是刺激胰岛 B 细胞分泌胰岛素增多；但其作用时间较格列本脲短，发生低血糖的风险也较少。

（2）通过增强胰岛素的外周作用，加强胰岛素与受体的结合能力及组织对胰岛素的敏感性，从而增加周围组织对葡萄糖的利用，这可能是通过增加胰岛素受体的数目和受体后效应而发挥作用。

（3）还能抑制血小板聚集，增加纤维蛋白的溶解活性，减少血管受损及微血管阻塞的危险。

3. 格列齐特（达美康）及其缓释片

（1）具有恢复胰岛素早期时相分泌的作用，但不引起胰岛素晚期时相的过度分泌，能在适当的时间分泌适量的胰岛素，这样既能有效的控制高血糖，又避免了高胰岛素血症，从而减少了由于高胰岛素血症引起的体重增加、低血糖及大血管并发症的危险性。

（2）格列齐特还能通过胰岛素增加肌糖原合成酶活性及脂肪组织的葡萄糖转运作用，使肝葡萄糖的生成减少，外周组织对葡萄糖的摄取和储存增强。

（3）该药可增强胰岛素的敏感性，减轻胰岛素抵抗。

（4）格列齐特还能清除自由基，增加超氧化歧化酶的活性，降低脂质过氧化。

（5）格列齐特还可恢复前列腺素的平衡，减少血小板的聚集。并能改善血管壁中纤溶酶的活性，使纤维蛋白溶解正常化，使血液黏稠度降低，有效减少微血栓形成的风险而可延缓糖尿病视网膜病变的进展。

（6）格列齐特也能降低血清总胆固醇、三酰甘油、游离脂肪酸的含量，改善糖尿病患者的脂质代谢紊乱，减轻体重，降低大血管病变发生的危险性。格列齐特缓释片每天服用1～2次，可提高患者对治疗的依从性，从而更好地控制高血糖。

4. 格列喹酮（糖适平）

该药与其他磺胺类药物作用机制相同，其特点如下。

（1）刺激胰岛 B 细胞释放胰岛素：胰岛 B 细胞上有磺胺类药物受体，受体与细胞膜上 ATP 依赖型钾离子通道密切相关，该类药物通过关闭 ATP - 依赖型钾离子通道使细胞去极化，促进钙离子内流增加，使含有胰岛素的小囊胞向 B 细胞表面移动并释放胰岛素。但是不同于格列苯脲的是格列喹酮能刺激胰岛素迅速的双向释放，其血浆半寿期为 1.3～1.5 小时，以后胰岛素的水平便很快下降，降低血糖作用能维持 8 小时，属于短效作用的磺胺类药物。

（2）可以增加胰岛 B 细胞对葡萄糖等的敏感性。

（3）还具有胰外作用，可提高胰岛素受体的结合力，改善受体后的效应，增加周围组织对胰岛素的敏感性，提高对葡萄糖摄取能力。

（4）抑制肝脏产生葡萄糖，促进肝糖原的合成，使其降解减少，对空腹血糖也具有好的降低作用。

（5）格列喹酮最大的优势是由于该药的分子量及化学结构有别于其他磺胺类，使得它在肝脏中代谢并经过肝脏、胆汁排出其代谢产物，仅有 5% 从尿中排出，但如果患者有胆汁滞留时从尿中排出可高达 40%。因此，对已有肾功能受损而肝功能良好的 2 型糖尿病患者而又不愿意注射胰岛素时，可作为一种适合首先选择的药物。

5. 格列美脲（亚莫利）

格列美脲是一种新型的磺胺类降糖药物，它与传统的磺胺类不同，具有其独有的特点：

（1）尽管格列美脲也是通过刺激胰岛 B 细胞分泌胰岛素，但它与传统磺胺类药物的作用位点不同，格列美脲是与胰腺 B 细胞膜上的 SU 受体的 65 000 亚单位相结合，而传统的磺胺类药物则与磺胺类受体 140 000 亚单位相结合。由于格列美脲与低分子的 SU 受体结合的这一不同特点，导致其与受体结合与解离的速度和传统磺酰脲类不同，与格列本脲比较，格列美脲与受体的结合与解离速度均显著快于格列本脲。与受体结合快，使得格列美脲可以快速地释放胰岛素，降低餐后血糖；与受体解离快，则使格列美脲与受体刺激胰腺 B 细胞释放胰岛素的时间缩短了，这样就减少了胰岛素的释放，大大降低了临床上低血糖事件发生的危险。

（2）除了促胰岛素分泌作用外，格列美脲还有胰腺以外的降血糖作用，或称为非胰岛素依赖的降糖作用，其中包括增强周围组织对胰岛素敏感性等。格列美脲可以通过诱导 GLUT - 4 去磷酸化，提高其在细胞膜上的表达。有研究表明，在正常细胞，格列美脲使细胞膜表面的 GLUT - 4 的数量增加 3～3.5 倍，提高胰岛素敏感性的作用，从而增加葡萄糖转运，增强外周肌肉、脂肪组织对葡萄糖的摄取；格列美脲可能通过作用于 PI - 3 激酶产生改善胰岛素敏感性。

（3）格列美脲的药代动力学特点是口服后可被完全吸收，人血液循环与血浆蛋白结合高达 99%，游离血药浓度仅为 1% 左右，随着血糖水平而不断释放发挥作用。服用单剂后达峰时间约为 2.5 小时，半衰期为 5 ~ 8 小时，长期服用后半衰期更长。代谢主要通过肝脏进行，主要的代谢产物是环己基羟甲基衍生物（M1）和羧基衍生物（M2）。M1 可以进一步代谢为 M2，M1 和 M2 均无降糖活性，通过肝、肾双通道排泄，58% 出现在尿中，35% 出现在粪中，肝、肾双通道排泄的特点提高了肝、肾功能不全患者服用格列美脲的安全性。不受进餐时间影响，餐前即刻或餐中服用的降糖疗效没有显著差异。研究表明，在斋月期间服用格列美脲仍安全有效，可控制全天的血糖水平比较稳定。每天只需要服用 1 次，且不受进餐时间影响，大大方便了患者，从而提高了治疗的依从性。

该药对单纯饮食调节和运动治疗后血糖控制仍不理想者或对降糖药物失效的 2 型糖尿病患者，可选用格列美脲单独或与胰岛素联合治疗可取得较好的疗效。格列美脲使用的起始剂量为 1 ~ 2mg/d，与早餐同服。1 ~ 2 周后根据血糖水平可将剂量调整至 1 ~ 4mg/d，最大剂量为 6 ~ 8mg/d，维持剂量为 1 ~ 4mg/d。

（三）双胍类口服降糖药物

双胍类抗糖尿病药物主要有苯乙双胍（降糖灵、DBI）、二甲双胍（盐酸二甲双胍、迪化糖锭、美迪康、格华止、降糖片）和丁双胍。目前临床上使用最多的是二甲双胍，单药使用可降低糖化血红蛋白达 1% ~ 1.5%。由于苯乙双胍和丁双胍的不良反应，现在临床上基本不用。

1. 苯乙双胍（DBI）

半衰期 2 ~ 3 小时，可持续 4 ~ 6 小时，每片 25mg，每日 25 ~ 150mg，分次口服。长期应用除有胃肠道反应外，还能使血乳酸升高及诱发乳酸性酸中毒（LA），尤其是老年人，故国外已禁用或淘汰。

2. 二甲双胍（MET）

半衰期 1 ~ 5 小时，持续 6 ~ 8 小时，诱发血乳酸升高及乳酸性酸中毒的机会较苯乙双胍明显减少，目前仍为双胍类降糖药的常用药物。

二甲双胍与磺胺类降糖药作用的不同在于以下 9 点。

（1）二甲双胍不刺激胰岛素分泌，但血糖控制效果与磺胺类相似。

（2）不引起体重增加，在肥胖者还能减轻体重。

（3）单药治疗不引起低血糖。

（4）能改善胰岛素抵抗，避免高胰岛素血症。

（5）能改善脂肪代谢。

（6）不经肝脏代谢，以原型由尿排泄，易于清除。

（7）并能保护心血管免受损害。

（8）二甲双胍继发性失效率与磺胺类相似。

（9）UKPDS 研究证实，二甲双胍可显著降低 2 型糖尿病患者的致死或非致死性心血管事件风险，并使全因死亡率、糖尿病相关死亡率、糖尿病相关终点发生率分别降低 36%、42% 和 32%。

（四）α - 葡萄糖苷酶抑制剂

已在临床上应用的 α - 葡萄糖苷酶抑制剂主要有阿卡波糖（拜唐苹，50mg/片）、伏格列波糖（倍欣，0.2mg/片）及米格列醇，目前在我国仅有前二者。

（1）主要适用于以餐后血糖升高为主的2型糖尿病患者，尤其是肥胖及老年的糖尿病患者。

（2）由于α-葡萄糖苷酶抑制剂独特的作用机制，仅有1%~2%的活性制剂经肠道吸收入血液循环，没有显著的药物交互作用，因此可以与其他各类降糖药联合使用。临床上常与磺胺类、双胍类或胰岛素联合应用于各种类型餐后高血糖的糖尿病患者，与胰岛素合用可减少低血糖发生。

（3）近年来对于糖耐量低减者也多给予该药进行干预治疗，结合非药物的生活方式干预，可使IGT者转化为2型糖尿病发生风险下降。

（五）胰岛素增敏剂

除了二甲双胍具有一定增强胰岛素敏感性的作用外，噻唑烷二酮类（TZD）药物也具有胰岛素增敏作用。目前用于临床的制剂有吡格列酮和罗格列酮。吡格列酮成人每日仅需要服用一次，每次用量15~30mg；罗格列酮每日1~2次，每天2~8mg。单药使用降糖作用与磺胺类和二甲双胍类似，可以降低糖化血红蛋白水平达1.0%~1.5%。

（六）非磺胺类促胰岛素分泌剂（氯茴苯酸类）

磺胺类促胰岛素分泌剂又称为格列奈类，是氯茴苯酸的衍生物。瑞格列奈（商品名诺和龙），规格有0.5mg/片、1mg/片、2mg/片三种剂型，0.5~4mg，每天3次；初始剂量为主餐前服0.5mg，最大的剂量为每餐前4mg，每日最大剂量不超过16mg。那格列奈（商品名唐力），120mg/片，最大剂量为120mg，每天3次。药物在餐时服药或患者要想进餐即服用，不进餐则不需要服药。

瑞格列奈单药使用平均可以降低空腹血糖32mg/dL，降低糖化血红蛋白和空腹血糖的水平与二甲双胍相比没有明显差别，而降低餐后血糖的能力更强。与磺胺类药物相比没有差别。两种格列奈类药物相比，瑞格列奈降低糖化血红蛋白和空腹血糖的能力更强，对于餐后血糖的效果两者相似。

（七）二肽基肽酶-4（DPP-4）抑制剂

肠道肽类激素在血糖调控中起重要作用。由小肠L细胞分泌的GLP-1和葡萄糖依赖的促胰岛素多肽（GIP）在进餐后促进胰岛素的分泌。GLP-1还可以抑制胰高糖素的分泌。研究显示，糖尿病患者中肠促肽类激素的分泌水平下降，而生理分泌的GLP-1半衰期极短，数分钟之内即可被DPP-4降解，因此针对这一机制目前有肠促肽类激素的类似物和DPP-4的抑制剂用于临床。DPP-4抑制剂通过阻断DPP-4酶的作用来增加GLP-1、GIP和胰岛素的水平，降低胰高糖素的水平。

西格列汀是首个被美国FDA批准（2006年）的DPP-4抑制剂，此后陆续有saxagliptin（2009年）和linagliptin（2011年）被批准上市。这些产品均为每日一次服用，最大剂量分别为100mg，5mg和5mg。维格列汀在欧洲和美国以外的几个国家被批准使用，最大推荐剂量为每日100mg，而alogliptin目前被日本批准用于临床，推荐剂量为每日25mg，但是在欧、美未被批准。

（八）胆汁酸螯合剂

胆汁酸螯合剂（BAS）最初用于治疗高脂血症，在降脂作用的研究中偶然发现可以降低血糖。其作用机制尚不清楚。通过对肝脏和小肠的farsenoid X受体的作用可以降低内源性葡萄糖的产生。另外，BAS 可以增加肠促胰肽激素的分泌。目前，考来维仑是美国和欧洲唯一被批准应用于 2 型糖尿病患者的 BAS，推荐使用剂量为 3.8g 每日一次，或分开随餐使用。

（九）溴隐亭

溴隐亭是中枢性多巴胺受体激动剂。可以影响下丘脑昼夜节律并最终改变胰岛素敏感性，改善血糖的耐受性。该药于 2009 年被美国批准上市，快速起效的溴隐亭应在清晨醒来后 2 小时内服用，初始剂量为每日 1.6mg，并应增加至 3 倍的剂量，达 4.8mg。

与单纯饮食控制相比，考来维仑可以降低糖化血红蛋白约 1%，同时可以降低空腹和餐后血糖。其降糖作用弱于二甲双胍，联用时仅能轻度改善血糖控制，而与磺胺类和噻唑烷二酮类药物联用时则可以进一步改善血糖控制。对于糖化血红蛋白 <7% 的患者，该药无明显作用，而对于基线血糖较高的患者，该药降糖效果更明显。

恶心是最常见的不良反应，多发生在最初增加至 3 倍剂量的时候，并维持约 2 周的时间。在溴隐亭治疗组会发生低血压或直立性低血压，不过其中绝大多数的患者都至少联用了一种降压药。与 TZD 联用时并没有外周水肿、体重增加或心血管事件增加的风险。同时，也没有发现幻觉、精神障碍、严重纤维样变、卒中或神经安定样恶性综合征。

该药没有年龄使用的限制，但是不推荐与多巴胺受体激动剂或拮抗剂共同使用，同时与经细胞色素 P4503A 途径代谢的药物联合也要慎重。

（十）选择降糖药物的原则

由于 2 型糖尿病具有进行性发展的特性（UKPDS 研究中 HbA1c 每年增加 0.2%），而且 Belfasl 饮食研究表明，患者被诊断为糖尿病后，胰岛 β 细胞功能以每年 18% 左右的速度下降，因此，大多数患者使用单一药物治疗 5 年后 HbA1c 达不到 6.5%~7% 的靶目标。抗糖尿病药物联合应用是一种合乎逻辑的治疗方法。因此，在对 2 型糖尿病患者进行抗糖尿病治疗的过程中，不论患者基线病情如何，一旦血糖控制不佳，则应该早加用另一类作用机制不同的抗糖尿病药物。联合治疗包括两类（二联疗法）或三类（三联疗法）药物联合。作用机制不同的药物联合，不仅能改善对血糖的控制，而且能最大限度地减少药物剂量及其不良反应。

最近几年，国际糖尿病联盟（IDF）、欧洲糖尿病学会（EASD）、美国糖尿病学会（ADA）、美国心脏病学会（AHA）和欧洲心脏病学会（ESC）均制定了多个指南，目的是强化对 2 型糖尿病患者采取早期积极的全方位治疗的策略。2005 年 IDF 指南由于简单易操作，被多数国家采用。一旦确诊 2 型糖尿病均应进行生活方式干预和适当的运动疗法，当非药物治疗措施的实施 HbA1c 未达标时，应选择适当的口服抗糖尿病药物治疗。其中超重或肥胖的 2 型糖尿病若无肾功能损伤危险患者起始药物推荐使用二甲双胍，当有肾损伤危险或二甲双胍不能耐受时或 HbA1c 控制不理想，可联合或改用磺胺类；非肥胖的 2 型糖尿病患者，首先推荐使用磺胺类及（或）二甲双胍治疗，采用一天一次磺胺类药物以改善患者的依从性或采用格列奈类以适应生活方式的灵活性更好；当 HbA1c 在 3 个月仍未达标，可在使用二甲双胍和（或）磺胺类药物基础上加用 TZD，但要注意 TZD 在心力衰竭方面的禁忌及患者可能发生的水肿情况；或当餐后血糖升高为主者可加用 α - 葡萄糖苷酶抑制剂。在此基础上，要逐步增加药物剂量及逐步增加其他的口服抗糖尿病药物，直到血糖在 6 个月内达到 HbA1c<7.0% 的控制目标。要强调的是用药过程中，需要注意低血糖的发生。2007 年 ADA 指南中指出一旦诊断 2 型糖尿病，即以生活方式干预加二甲双胍治疗，美国 2 型糖尿病患者大都肥胖；而中国则不同，以非肥胖的 2 型糖尿病患者居多。因此，2 型糖尿病患者的治疗应该依据国情，因人而异地选择抗糖尿病药物。

医生在临床糖尿病治疗中，应该根据抗糖尿病药物的降糖效果、控制高血糖以外是否有减少慢性并发症的作用、安全性、耐受性以及费用而定。

（十一）降糖药物联合应用

2 型糖尿病是一种进展性疾病，即使开始对单一口服抗糖尿病药物有效的患者，最终也还是需要加用不同作用机制的第二种或第三种口服抗糖尿病药物联合治疗，部分患者可能还需要注射胰岛素才能使血糖达标。因此，目前单药治疗的方法在多数患者中不能使血糖控制达标（HbA1c<7.0%），早期联合治疗的模式可能是今后糖尿病药物治疗的趋势。即生活方式干预加口服药物；口服药物加口服药物。

联合用药的原则：①早期联合；②强强联合；③机制互补；④减少不良反应；⑤减缓失效的速度。

（廖　畅）

第四节　糖尿病患者的健康教育

对糖尿病患者进行有关糖尿病知识的教育是糖尿病病情控制良好的基础，是"五架马车"即教育、饮食、运动、药物和监测的重要内容之一。现就对糖尿病患者健康教育的有关问题进行阐述。

一、糖尿病健康教育的目的及意义

糖尿病是一种可防、可控的慢性、非传染、终生性疾病，需要持续的医疗照顾，其治疗效果不完全取决于医生的医疗水平以及药物应用，而更多地依赖患者的密切配合。病因的复杂性、治疗措施的综合性和个体化都需要得到患者的主动参与，提高糖尿病患者的自觉性和主动配合，以达到良好的代谢控制，才能避免和延缓糖尿病慢性并发症的发生与发展，也可降低医疗费用。因此糖尿病健康教育已经被视为糖尿病治疗必不可少的组成部分，而不仅仅是对治疗的补充。1991 年国际糖尿病联盟（IDF）向全世界宣布，每年的 11 月 14 日为"世界糖尿病日"。1995 年世界糖尿病日宣传的主题是"糖尿病的健康教育"，口号是"无知的代价"，就是指对糖尿病的无知将付出高昂的代价，指出糖尿病健康教育是防治糖尿病的核心环节。所以，糖尿病健康教育的目的是：①使患者充分认识到糖尿病并不可怕，它是完全可以控制的，可以像正常人一样的生活、工作，使糖尿病患者树立起战胜疾病的信心；②糖尿病是一种慢性终身性疾病，患者应树立长期与疾病作斗争的思想准备；③糖尿病慢性并发症的产生与病情控制的好坏（包括血糖、血压、血脂、吸烟、体重等）有密切关系，故患者应长期控制好病情。因此，高质量的糖尿病控制及其并发症的治疗，取决于对糖尿病患者的教育，目的在于帮助糖尿病患者获得和保持满意的治疗效果，为糖尿病患者创造美好的生活。

二、糖尿病的健康教育内容

1. 糖尿病基础知识教育

通过向患者及其家属介绍有关糖尿病的基础知识、症状、先兆、诱发因素，胰岛素缺乏与胰岛素抵抗的概念，控制好病情与并发症的关系，了解糖尿病的危害性及预后情况，让患者充分发挥主观能动性，保证长期的严格治疗糖尿病，并获得满意疗效。

2. 糖尿病患者基本饮食教育

饮食治疗是糖尿病的基本而重要的首选疗法之一。饮食治疗既要控制饮食又要合理膳食。要让患者掌握标准热量的计算，食物成分的选择，定时定量进食的重要性，加餐的时间和必要性。

3. 糖尿病患者运动的重要性

糖尿病患者在体力活动方面要掌握适度的原则，参加力所能及的工作和适当的体育锻炼，并根据病情调整运动方式和运动量。运动中要遵循因人而异，循序渐进，持之以恒的原则。

4. 糖尿病患者用药治疗教育

包括口服降糖药及注射胰岛素的方法，使患者了解药物的种类、作用时间及特点，如何选择以及服用方法。患者掌握这方面的知识可保证药物的最佳疗效，同时又可避免药物引起的低血糖等不良反应。

5. 糖尿病患者的自我处理

如何调整好情绪波动，饮食运动，降糖药物之间的关系，在应激和发生低血糖的情况下如何自我处理。

6. 糖尿病患者的自我监测及护理教育

糖尿病作为一种慢性终生性疾病，目前尚缺乏行之有效的根治方法，因此患者对病情的自我监测及护理显得尤为重要。糖尿病患者一定要懂得自我监测的意义，并学会一些监测的方法。监测是防治糖尿病的关键但又常常不引起患者的重视，监测的最终目的是使糖尿病患者的治疗达到理想水平并获得高水平的生活质量。如果不进行监测，机体常常处于高血糖的慢性中毒状态，随着病程的延长就可能会发生很多难以治疗的并发症，甚至会造成终身残疾。因此要按时看病、定期检查、及时治疗，减少或不发生严重的并发症，争取像正常人一样的生活和工作。

7. 糖尿病足护理的重要性

糖尿病超过五年以上或长期控制不佳的患者，足部可出现溃疡、坏疽等并发症，严重的可造成截肢。糖尿病足病的截肢率是非糖尿病患者的 15 倍，早期正确的预防和治疗 45% ~ 85% 的患者可以免于截肢。

三、糖尿病患者的自我监测

糖尿病患者的自我监测包括血糖监测、尿糖监测、尿蛋白监测、眼底监测、血脂监测、膀胱功能监测、糖尿病足监测及血压、体重的监测等。

1. 血糖监测

血糖监测是糖尿病管理中的重要组成部分，其结果有助于评估糖尿病患者糖代谢紊乱的程度，制订合理的降糖方案，同时反映降糖治疗的效果并指导治疗方案的调整。随着科技的进步，血糖监测技术也有了飞速的发展，使血糖监测越来越准确、全面、方便、痛苦少。目前临床上血糖监测方法包括患者利用血糖仪进行的自我血糖监测（SMBG）、连续监测3天血糖的动态血糖监测（CGM）、反映2~3周平均血糖水平的糖化人血白蛋白（GA）和2~3个月平均血糖水平的糖化血红蛋白（HbA1c）的测定。其中患者进行SMBG是血糖监测的基本形式，HbA1c是反映长期血糖控制水平的金标准，而CGM和GA是上述监测方法的有效补充。

（1）SMBG：SMBG是最基本的评价血糖控制水平的手段。SMBG能反映实时血糖水平，评估餐前和餐后高血糖以及生活事件（锻炼、用餐、运动及情绪应激等）和降糖药物对血糖的影响，发现低血糖，有助于为患者制订个体化生活方式干预和优化药物干预方案，提高治疗的有效性和安全性；另一方面，SMBG作为糖尿病自我管理的一部分，可以帮助糖尿病患者更好地了解自己的疾病状态，并提供一种积极参与糖尿病管理、按需调整行为及药物干预、及时向医务工作者咨询的手段，从而提高治疗的依从性。国际糖尿病联盟（IDF）、美国糖尿病学会（ADA）和英国国家健康和临床优化研究所等机构发布的指南均强调，SMBG是糖尿病综合管理和教育的组成部分，建议所有糖尿病患者都进行SMBG。

SMBG的频率和时间点：SMBG的监测频率和时间要根据患者病情的实际需要来决定。SMBG的监测可选择一天中不同的时间点，包括餐前、餐后2小时、睡前及夜间（一般为凌晨2~3时）。血糖监测的频率应根据病情决定，初始治疗阶段，血糖控制较差或不稳定者应每日监测。血糖控制满意而稳定者可1~2周监测一次。病情重或发热、腹泻等应激情况下应增加监测次数。

（2）HbA1c测定：HbA1c是反映既往2~3个月平均血糖水平的指标，在临床上已作为评估长期血糖控制状况的金标准，也是临床决定是否需要调整治疗的重要依据。无论是1型糖尿病的糖尿病控制与并发症研究（DCCT）还是2型糖尿病的英国前瞻性糖尿病研究（UKPDS）等大型临床试验，均已证实以HbA1c为目标的强化血糖控制可降低糖尿病微血管及大血管并发症的发生风险。根据《中国2型糖尿病防治指南》的建议，在治疗之初至少每3个月检测1次，一旦达到治疗目标可每6个月检查1次。

（3）GA测定：糖化血清蛋白（GSP）是血中葡萄糖与血浆蛋白（约70%为白蛋白）发生非酶促反应的产物。其结构类似果糖胺（FA），故将GSP测定又称为果糖胺测定。由于白蛋白在体内的半衰期较短，17~19天，所以GSP水平能反映糖尿病患者检测前2~3周的平均血糖水平。GSP测定方法简易、省时且不需要特殊设备，可广泛适用于基层医疗单位。

（4）CGM：CGM是指通过葡萄糖感应器监测皮下组织间液的葡萄糖浓度而反映血糖水平的监测技术，可以提供连续、全面、可靠的全天血糖信息，了解血糖波动的趋势，发现不易被传统监测方法所探测的高血糖和低血糖。因此，CGM可成为传统血糖监测方法的一种有效补充。CGM主要的优势在于能发现不易被传统监测方法所探测到的高血糖和低血糖，尤其是餐后高血糖和夜间的无症状性低血糖。

1型糖尿病患者的血糖监测可根据病情变化和胰岛素的注射次数而定。检测血糖至少每日2~4次，当血糖>12mmol/L，每日查4~7次血糖。新诊断的、使用胰岛素泵或强化治疗的患者，每日检测4~7次血糖。目的是了解血糖变化曲线，制定相应的治疗方案将血糖控制在接近正常水平。

2 型糖尿病患者的血糖监测：开始每天测 4 次血糖即三餐前和睡前，待血糖维持在一个稳定的水平时一周内可检测 3 ~ 4 次。糖尿病患者一般要求空腹血糖在 ≤7mmol/L，餐后 2 小时血糖应 ≤10mmol/L。进行强化治疗的患者的空腹血糖可在 4.4 ~ 6.1mmol/L，餐后 2 小时血糖应在 4.4 ~ 8.0mmol/L。

进行血糖自我监测时需注意：自我监测技术应每年进行 1 ~ 2 次核准，监测的质量控制相当重要，特别是血糖结果与临床症状不符时，建议抽取静脉血糖。对无条件开展血糖自我监测的患者，应定期门诊复查血糖。

各有关糖尿病指南对 SMBG 监测频率的建议见表 12 – 5。

表 12 – 5　各项指南对自我血糖监测（SMBG）频率的建议

治疗方案	指南	未达标（或治疗开始时）	已达标
胰岛素治疗	CDS	≥5 次/天	2 ~ 4 次/天
		多次注射或胰岛素泵治疗：≥3 次/天	
	ADA	1 ~ 2 次注射：SMBG 有助于血糖达标，为使餐后血糖达标应进行餐后血糖监测	
非胰岛素治疗	IDF	每周 1 ~ 3 天，5 ~ 7 次/天（适用于短期强化监测）	每周监测 2 ~ 3 次餐前和餐后血糖
	CDS	每周 3 天，5 ~ 7 次/天	每周 3 天，2 次/天
	ADA	（包括医学营养治疗者）SMBG 有助于血糖达标，为使餐后血糖达标应进行餐后血糖监测	

注：CDS，中华医学会糖尿病学分会；ADA，美国糖尿病学会；IDF，国际糖尿病联盟。

各时间点血糖监测的适用范围：①餐前血糖：血糖水平很高或有低血糖风险时（老年人、血糖控制较好者）。②餐后 2 小时血糖：空腹血糖已获良好控制，但 HbA1c 仍不能达标者；需要了解饮食和运动对血糖影响者。③睡前血糖：注射胰岛素患者，特别是晚餐前注射胰岛素患者。④夜间血糖：胰岛素治疗已接近达标，但空腹血糖仍高者；或疑有夜间低血糖者。⑤其他：出现低血糖症状时应及时监测血糖；剧烈运动前后宜监测血糖。

2. 尿糖监测

尿糖监测简便易行，费用低且无创伤，如能正确使用并与血糖适当配合对指导糖尿病的治疗仍不失一有用的手段。目前尿糖测定多采用试纸法。尿标本的留取是指晨间第一次尿，反映的是夜间血糖水平；餐后 2 小时尿，反映的是餐后血糖水平。尿标本的留取亦可将一天的尿量分为四段。早餐前至午餐前为第一段尿、午餐后至晚餐前为第二段尿、晚餐后至睡前为第三段尿、睡觉至次日早餐前为第四段尿。尿糖测定的目标是保持尿糖阴性，应用尿糖测定时需注意：①它不能反映确切的血糖水平及其精确变化，不能预告将要发生的低血糖反应；②尿糖测定只能定性反映尿中葡萄糖浓度，要结合尿量才能真正反映尿糖的丢失和血糖水平；③尿中排出糖量的多少与肾糖阈值有关，当肾糖阈值发生变化时尿糖定性也会随着改变，如肾糖阈升高（如老年人和有肾病者）或肾糖阈降低（妊娠时）及伴有糖尿病自主神经病变并发前列腺肥大的患者（常致膀胱不能完全排空，残余尿增多）等。在上述情况下尿糖不能反映血糖水平，必须以监测血糖为主。

具体操作：每餐前30分钟排尿弃掉，临饭前排尿测定。如果血糖控制很稳定的患者，4次尿一般应是"－"或"±"。此法可以用来调节食量的增减，也对调整治疗药物提供依据，尤其对胰岛素剂量调整有帮助。如饭前尿糖监测一直保持阴性则应监测饭后2小时尿糖，它能反映出糖负荷后胰岛素储备能力如何。如果饭后2小时尿糖也是阴性或加减号，说明糖尿病控制得比较满意，如果出现"＋"～"＋＋"就要减少饮食的份数或增加胰岛素剂量或加服降低餐后血糖作用的药物。

3. 糖尿病慢性并发症的各项指标监测

糖尿病慢性并发症和并发症是糖尿病患者致死和致残的主要原因。但其起病隐匿进展缓慢，早期常缺乏明显的临床表现，一旦进展到临床阶段其功能障碍常不可逆。因此加强监测和筛选，早期诊断对其预后十分重要。

（1）尿蛋白监测：有无尿蛋白是了解糖尿病肾病的依据。糖尿病肾病是糖尿病很重要的并发症，随着病程的进展可以导致肾功能不全甚于至肾功能衰竭，是导致死亡的主要因素之一。最能发现早期肾功能损害的指标是测定尿中的微量白蛋白含量，微量白蛋白尿是指白蛋白排泄率在20～200μg/min，若大于200μg/min则为临床糖尿病肾病。目前患者存在的问题是，重视尿糖而不重视对尿蛋白监测，待出现水肿后才去看医生为时已晚。因此，糖尿病患者一旦发现尿微量白蛋白大于20μg/min时，就要及时治疗。糖尿病患者病程大于3年时应每年进行尿白蛋白排泄率的检测，增高者应在3～6个月内复查。如尿白蛋白排泄率两次测定均在20～200μg/min，则提示早期糖尿病肾病的发生，应加强治疗阻止病情发展。

（2）眼底监测：糖尿病视网膜病变是糖尿病最常见的微血管并发症，其最严重的后果是导致失明。美国新近报道的失明患者中约25%由糖尿病所致。糖尿病视网膜病变是20～74岁成人致盲的首要原因。对所有糖尿病患者每年均应扩瞳后做检眼镜检查，简单的检眼镜检查也可发现早期糖尿病视网膜病变，对指导治疗具有重要价值。

（3）血脂监测：糖尿病患者常有不同程度的血脂异常，主要是血清TG升高和HDL－C降低以及小密度LDL升高。血脂异常可以导致动脉硬化，糖尿病动脉粥样硬化的发生要比一般人高3倍以上。动脉硬化易发生冠心病、高血压、心肌梗死、脑血管病变等。因此血脂监测对防治动脉硬化性血管病变至关重要。一般应每3～6个月测定一次血脂。如果经饮食疗法、运动疗法、口服降糖药物后血糖控制尚好，但血脂仍明显升高者应服用降脂药物治疗。其控制标准如下，血清总胆固醇应小于4.5mmol/L，三酰甘油应小于1.5mmol/L，高密度脂蛋白－胆固醇应大于1.1mmol/L为合适，低密度脂蛋白－胆固醇小于2.6mmol/L。

（4）膀胱功能监测：糖尿病患者膀胱功能障碍较常见，医学上称之为糖尿病神经性膀胱，此并发症约占糖尿病的26%～87%，有糖尿病神经病变者约80%有糖尿病神经性膀胱。因为本病早期无症状常常到了有尿潴留、反复尿路感染不愈甚至于肾功能衰竭时才引起患者重视。要想早期发现早期治疗，患者必须具有这方面的知识，以便早日求医。

监测方法：有上述症状时应及时查尿常规，膀胱肾脏超声波检查可发现有残余尿和肾盂积水。正常膀胱容积400mL尿，超过400mL有尿意感，如尿量大于500mL仍无尿意可考虑有膀胱功能的异常。

（5）糖尿病患者足部的监测和护理：糖尿病足是糖尿病患者特有的临床表现，多发生在50岁左右。60～70岁患者最为多见，还多见于成年肥胖型糖尿病病程长者、血糖经常控制不佳者。糖尿病足的发生几乎均由大小血管病变所致缺血、神经病变、感染三个主要因素协同作用而引起，大血管病变在糖尿病的发展中起决定性作用，但是皮肤坏死的最终原因是微循环功能障碍所引起。为预防糖尿病性下肢坏疽，除了积极控制糖尿病及高血压、高血脂等疾病外，应避免各种诱因如烫伤、小外伤、鞋挤压及足癣感染，保持局部干燥清洁，早期治疗脚的胼胝、鸡眼等。对轻微的外伤也应及时治疗预防感染，一旦发生应采取有效的抗菌药物治疗。此外平时要注意保护肢体，尤其是冬天要注意保暖并多参加适当的体育锻炼，避免高胆固醇饮食和戒烟。每天检查足和下肢、足趾间和足底部是否有创伤、发红、感染、磨损、流液、肿胀和擦伤。每天用肥皂水和温水洗脚，足部入水前应先测一下水温，水温应不高于40℃，时间不要超过5分钟，最好选用碱性较小的或弱酸性的肥皂。洗完待脚晾干后涂以润滑剂，使皮肤免于裂开。趾甲前端应剪平挫平防止其向肉内生长。穿着整洁干燥的袜子，袜子上不要有破洞或补丁，袜口不宜过紧以免影响脚的血液循环。穿合适的鞋，不要穿着任何紧束足部、踝部及小腿的袜、带，以免阻碍足部的血液供应。

（6）血压和体重的监测：糖尿病患者易患高血压，30%～50%的糖尿病患者在病程中发生高血压，糖尿病患者高血压的患病率为非糖尿病患者的2～4倍，并随病程的延长和年龄的增长而增加。由于糖尿病患者存在糖代谢异常、胰岛素抵抗、动脉硬化和肾脏病变，因而更易患高血压。糖尿病患者发现高血压时，体内重要脏器已有程度不同的损害，因此早期发现高血压至关重要。应每月定期检测血压一次。

糖尿病患者应每月测量体重一次，理想体重（kg）＝身高（cm）－105，成人体重应不超过也不低于理想体重的10%为好。

体重过低：＜18.5kg/m²；体重正常：18.5～23.9kg/m²；超重：24.0～27.9kg/m²；肥胖：＞28.0kg/m²。

四、胰岛素注射的注意事项

1. 胰岛素的注射部位

应用胰岛素治疗的患者，因重复多次注射同一部位，易有局部反应影响胰岛素的吸收，故应轮流交换注射部位。胰岛素可注射在前臂外侧三角肌、大腿内外侧、腹壁及臀部等不同注射部位。最好将身体上可注射的部位划为许多线条，每条线上可注射4～7次，两次注射点的距离最好是2cm，沿注射线上顺序做皮下注射，这样每一点可以在相当长的时间以后才会接受第二次注射，有利于胰岛素的吸收。不同部位吸收胰岛素快慢的次序是：腹壁、前臂外侧、大腿前外侧。

2. 注射胰岛素的注意事项

（1）为准确抽取胰岛素，应选择能容纳所需计量的最小的注射器。

（2）查看胰岛素瓶上的有效期，胰岛素应在有效期之内使用，不用过期的胰岛素。

（3）短效胰岛素应始终保持澄清样液，其他类型的胰岛素在混合后应保持均匀的雾状。

（4）抽取在注射器内的胰岛素，最好立即注射。如果注射两种胰岛素混合液，应先抽取短效胰岛素再抽取长效胰岛素。

（5）注射时用70%的酒精消毒皮肤，待酒精干后小心拿起注射器，用左手捏起皮肤迅速将针头刺入皮内，一般注射角度在45°～90°。

（6）注射后不要用力揉注射部位，避免胰岛素吸收过快。如使用胰岛素注射笔，针头应该在皮下停留数秒钟使胰岛素完全吸收。

（7）胰岛素制剂于高温环境下易于分解，引起失效。因此储存时应避免受热及阳光照射，且不能冰冻。因此胰岛素须保存在 10℃ 以下的冷藏器内，最好放在 2~8℃ 的冰箱中。未开封的胰岛素在 2~8℃ 时可保存 30 个月；已开封的动物源性胰岛素可保存 3 个月，人胰岛素室温在 25℃ 时瓶装可保存 6 周，笔芯可保存 4 周。

五、健康教育对象

1. 一般人群健康教育

主要宣传当前糖尿病惊人的发病率，糖尿病的危害性、严重性以及可防、可治性。突出宣传糖尿病发病的危险因素，强调指出糖尿病要早发现早治疗以及应采取的预防措施。对于已检出的糖耐量减低者更应该采取有效的措施和严密的随访观察，预防其转为糖尿病。

2. 糖尿病医生和护士以及营养师的健康教育

培训糖尿病专科医生是做好人民群众的宣传以及做好糖尿病患者健康教育的关键。指导患者如何进行饮食和药物治疗、如何正确对待各种并发症，都需要依靠有丰富的糖尿病知识的医务人员来进行。要培养懂得糖尿病基本知识，并能为糖尿病患者进行有效的治疗和解决患者某些疑难问题的糖尿病专科医生，才能组织并做好糖尿病的教育，对糖尿病患者做到早诊断早治疗。糖尿病专科护士可以具体指导患者如何自我监测及正确应用药物治疗。

3. 糖尿病患者及其家属的健康教育

糖尿病是一种累及全身需要终身治疗的慢性疾病。因此，必须使糖尿病患者及其家属懂得糖尿病的知识，必须依靠自己做好自我监测，才能收到良好的效果。经过健康教育的糖尿病患者掌握了病情及监测方法，就有了战胜疾病的信心，同时可以提高生活质量。

六、健康教育方式

糖尿病健康教育根据形式与内容不同可分为说教式健康教育与强化健康教育两种。

1. 说教式健康教育

主要通过相对固定的形式，如成套的糖尿病知识宣传手册、幻灯和录像以及计算机教育课程、举办各种学习班对患者进行教育。

2. 强化健康教育

通常是结合各种指导技术对患者进行健康教育，包括饮食、运动、自我监测、行为调整和咨询。此教育形式一般采用的较多。饮食、运动、自我监测均属于计划性不同的行为指导，其中饮食和运动指导在 2 型糖尿病的治疗中应用很广，而自我监测通常是 1 型糖尿病患者自我保健中的重要组成部分。

（张德新）

第十三章

慢性肾衰竭

慢性肾衰竭（CRF）是慢性肾脏病（CKD）进行性进展引起肾单位和肾功能不可逆的丧失，导致以代谢产物和毒物潴留、水电解质和酸碱平衡紊乱以及内分泌失调为特征的临床综合征。慢性肾脏病是指肾脏损害和（或）肾小球滤过率（GFR）下降 < 60mL／（min·$1.73m^2$），持续 3 个月或以上。肾脏损害是指肾脏结构或功能异常，出现肾脏损害标志，包括血和（或）尿成分异常和影像学异常，肾组织出现病理形态学改变等。慢性肾衰竭常进展为终末期肾病（ESRD），CRF 晚期称为尿毒症。

第一节　慢性肾衰竭病因及发病机制

一、病因

慢性肾衰竭是多种肾脏疾病进展的最终结局，其病因多样、复杂，主要包括肾小球肾炎、肾小管间质性疾病、肾血管性疾病、代谢性疾病和结缔组织疾病性肾损害、感染性肾损害以及先天性和遗传性肾脏疾病等多种疾病。在我国以 IgA 肾病为主的原发性肾小球肾炎最为多见，其次为高血压肾小动脉硬化、糖尿病肾病、狼疮性肾炎、慢性肾盂肾炎及多囊肾等，近年来糖尿病肾病、高血压肾小动脉硬化的发病率有逐年增加的趋势。在西方发达国家，糖尿病肾病成为导致终末期肾病的第一位原因。

二、发病机制

慢性肾衰竭的发病机制因各种原发疾病不同而存在差异，但其进展及尿毒症症状的发生发展存在共同机制。

（一）慢性肾衰竭进展的共同机制

1. 健存肾单位代偿机制

各种病因引起的功能性肾单位减少后，导致健存肾单位出现代偿性变化，包括肾小球血流动力学变化及肾小管形态学及功能变化。前者表现为肾小球肥大、肾小球滤过率增加，形成肾小球高灌注、高压力和高滤过，这种肾小球内血流动力学变化可进一步损伤、活化内皮细胞、系膜细胞，产生、释放血管活性介质、细胞因子和生长因子，从而加重肾单位肥大和肾小球内血流动力学变化，形成恶性循环，最终导致肾小球硬化。后者表现为近端肾小管上皮细胞肥大、增生、管腔扩张，肾小管上皮细胞高代谢，进一步加重肾单位损伤。如持续代偿、代偿过度，健存肾单位可进一步毁损，肾功能逐步减退。

2. 肾素—血管紧张素—醛固酮系统作用

肾脏富含肾素—血管紧张素—醛固酮系统（RAAS）成分，血管紧张素 II（Ang II）的含量比血液循环中高 1 000 倍。Ang II 升高可上调多种细胞、生长因子的表达，促进氧化应激反应，刺激内皮细胞纤溶酶抑制因子的释放，从而促进细胞增殖、细胞外基质聚积和组织纤维化。

3. 蛋白尿

是多种肾脏疾病的临床表现，长期持续的蛋白尿不仅使机体营养物质丧失，更重要的是大量蛋白质从肾小球滤出后：①通过介导肾小管上皮细胞释放蛋白水解酶、溶酶体破裂损伤肾小管；②促进肾小管细胞合成和释放上皮源性有化学趋化作用的脂质，引起炎性细胞浸润，释放细胞因子；③与远端肾小管产生的 Tamm - Horsfall 蛋白相互反应阻塞肾小管；④尿液中补体成分增加，肾小管产氨增多，活化补体；⑤尿中转铁蛋白释放铁离子，产生游离 OH^-；⑥刺激肾小管上皮细胞分泌内皮素，产生致纤维化因子；⑦刺激近端肾小管上皮细胞分泌 $TGF-\beta$，可刺激肌成纤维细胞产生、胶原沉积及 TEMT，促进纤维化。蛋白尿通过上述反应引起肾小管间质进一步损害及纤维化。

4. 高血压

慢性肾衰竭时，肾脏病变对高血压的自身调节出现障碍，肾小球入球小动脉不再收缩，而出现不恰当地扩张，全身性高血压易于传入肾小球内，增加肾小球内毛细血管压力，引起的肾血管病变，导致的肾缺血性损伤，促进肾小球硬化。

5. 脂质代谢紊乱

慢性肾衰竭患者常并发脂质代谢紊乱，脂质在肾组织沉积通过以下途径导致肾脏损伤：①肾小球系膜细胞摄取脂质后，可以释放活性氧从而产生多种细胞因子，如血小板源性生长因子、成纤维细胞生长因子、血小板活化因子等，释放蛋白酶促进内皮细胞促凝活性，导致肾小球硬化；②介导肾小球内单核/巨噬细胞浸润；③介导肾小球血流动力学紊乱。产生氧化脂蛋白刺激炎性和致纤维化细胞因子的表达和诱导细胞凋亡，引起巨噬细胞大量侵入，导致组织损伤。

6. 矫枉失衡学说

慢性肾衰竭引起机体某些代谢失衡，可引起机体的适应性变化来代偿和纠正这种失衡；但此适应性变化可导致新的失衡，造成机体损害，称为矫枉失衡。如此往复循环，成为慢性肾衰竭进展的重要原因。例如：慢性肾衰竭时磷排泄减少引起高磷血，使肾脏 α_1-羟化酶活性降低，降低 1,25-二羟维生素 D_3 水平，导致低钙血症，低血钙可刺激机体甲状旁腺素（PTH）分泌，进而 PTH 促进肾小管磷的排泄来纠正高磷血症，这是机体的适应性代偿机制；但在肾功能明显损害时，肾小管对 PTH 反应低下，PTH 不仅不能减轻血磷升高，反过来可加重高磷、低钙血症，形成恶性循环，而且可引起转移性钙化、肾性骨病等加重机体损害。

7. 肾小管间质损伤

肾小管间质炎症、缺血及大量蛋白尿均可以损伤肾小管间质，主要表现如下：①肾单位毁损后残存肾小管处于高代谢状态，近曲小管细胞增生、肥大，对钠离子重吸收增加，肾皮质耗氧量明显增加；②肾小管上皮细胞在各种细胞、生长因子刺激下发生转分化，分泌细胞外基质从而促进肾组织纤维化；③浸润的炎性细胞和肾小管上皮细胞分泌的细胞和生长因子加重肾组织炎症和纤维化；④肾小管产氨增加，激活补休旁路途径，介导慢性肾小管间质炎症。肾小管间质损伤进一步导致肾小球损伤：肾小管萎缩导致肾小球萎缩；肾小管周围毛细血管床减少引起肾小球毛细血管内压升高，导致肾小球硬化；肾小管重吸收、分泌和排泄障碍，导致球—管失衡，肾小球滤过率降低。

8. 肾内小血管病变

解剖学上把管径 <1mm 的血管称为小血管，组织学标准定义动脉管径为 $30 \sim 100 \mu m$，中膜肌层在 2 层或 2 层以上的动脉为小动脉，管径 $<30 \mu m$，且有 1 层以上平滑肌细胞的动脉为微动脉。在肾脏弓形动脉、小叶间动脉、入球动脉及间质微血管都属于小血管的范畴。这些微/小动脉中膜平滑肌层较其他部位的动脉厚，当其兴奋收缩时可以使血管腔完全闭塞，从而明显增加肾内血液循环阻力，改变肾小球的滤过率，肾内小血管的这一结构和功能被认为是肾内血流量维持稳定的重要机制。入球小动脉和出球小动脉中有一些特殊分化的平滑肌细胞，内含分泌颗粒，能合成、释放肾素，参与肾脏局部和全身血压的调节。当系统血压发生变化时，肾内小血管最早做出相应调整，以保证肾小球有效滤过、调节系统血压，使肾小球内滤过压维持恒定，这是肾脏自我调节的最重要的机制。在病理情况下肾内小血管也是最易受损的血管之一。肾内小血管对慢性肾脏病患者的临床表现、治疗选择及其预后均有不同程度的影响。已有研究证实慢性肾脏病伴肾血管病变患者肾脏进展迅速，病情重、预后恶劣，治疗也较困难。

9. 其他加重肾衰竭进展的因素

（1）饮食中蛋白质负荷：加重肾小球高滤过状态，促进肾小球硬化；增加尿蛋白排泄而加重尿蛋白的损伤作用。

（2）吸烟：可以导致血管收缩、血小板功能、凝血和血压调节功能异常，影响肾血流动力学加重肾衰竭患者血管损害。

（3）饮酒：主要源于乙醇可以增高血压。

（4）肾毒性药物：包括抗生素氨基糖苷类、β-内酰胺类等；免疫抑制药环孢素、他克莫司等；造影剂；含马兜铃酸的中药等。

（5）营养不良：尿毒症患者因消化道症状引起蛋白质摄入减少，加之微炎症状态导致蛋白质合成减少、分解增多，从而并发营养不良。营养不良与尿毒症贫血、心血管并发症的发生发展密切相关，并使尿毒症患者易于并发感染。

（6）肥胖：肥胖可以通过一系列代谢紊乱和血流动力学机制介导肾脏损害。随着生活条件的改善，肥胖发生率逐渐升高，已经成为慢性肾衰竭的主要风险因素。

（二）尿毒症毒素的作用

1. 尿毒症毒素的概念

所谓尿毒症毒素是指随着肾功能减退，肾脏对溶质清除率下降和对某些肽类激素灭活减少，造成其在肾衰竭患者体液中蓄积，浓度明显增高，并与尿毒症代谢紊乱或临床表现密切相关的物质。尿毒症毒素可以引起厌食、恶心、呕吐、皮肤瘙痒及出血倾向等尿毒素症状，并与尿毒症脑病、淀粉样变性、周围神经病变、心血管并发症、肾性骨病等发病相关。不能笼统地将体内浓度增高的物质称为尿毒症毒素。据报道，尿毒症患者体液内约有200多种物质的浓度高于正常，但可能具有尿毒症毒性作用的物质约有30余种。

2. 尿毒症毒素应符合以下标准

（1）该物质的化学结构、理化性质及其在体液中的浓度必须认知。

（2）在尿毒症患者体内该物质的浓度显著高于正常。

（3）高浓度的该物质与特异的尿毒症临床表现相关，而体内该物质浓度降至正常时则尿毒症症状、体征应同时消失。

（4）在其浓度与尿毒症患者体内浓度相似时，动物实验或体外实验可证实该物质对细胞、组织或观察对象产生类似毒性作用。但是由于化学分离技术要求较高，及临床症状的有无和轻重差别较大，很难根据以上标准对尿毒症毒素做出判定。

3. 尿毒症毒素的种类及作用

目前最常用的分类方法是根据尿毒症毒素分子量大小来分类，分为小分子物质（分子量＜500D）如尿素、胍类、酚类等；中分子物质（分子量500～1 000D）如甲状旁腺素；大分子物质（分子量＞1 000D）增高，如：体内正常营养物质或稳定内环境的物质，体内正常多肽激素，如蛋白质类：β_2-微球蛋白（β_2-MG）、肿瘤坏死因子等。根据尿毒症毒素的来源可分为：①因肾衰竭而造成浓度超过体内微量元素，正常代谢产物如尿素、肌酐、尿酸等；②因肾衰竭而使体内某些物质的分子结构发生变化或被修饰，如：氨甲酰化氨基酸，氨甲酰化蛋白质，终末氧化蛋白产物（AOPP），晚期糖基化终末产物（AGEs），脂质氧化终产物（ALEs）等；③细菌代谢产物由肠道进入血液，如：多胺、酚类、酚酸等。

（1）小分子尿毒症毒素。主要包括：①电解质和调节酸碱平衡的物质，H^+、钾、磷等；②微量元素，铝、矾、砷等；③氨基酸及其类似物，色氨酸、同型半胱氨酸，N-乙酰精氨酸等；④被修饰的氨基酸，氨甲酰化氨基酸、甲硫氨酸-脑啡肽；⑤氮代谢产物，尿素、肌酐、肌酸、尿酸、胍类（甲基胍、胍琥珀酸）、一氧化氮、黄嘌呤、次黄嘌呤、尿嘧啶核苷等；⑥胺类，甲胺、二甲胺、多胺（尸胺、腐胺、精胺、精脒）、氯胺等；⑦酚类，对甲酚、苯酚、氯仿、对苯二酚等；⑧吲哚类，3-醋酸吲哚、犬尿素、喹啉酸、褪黑激素、硫酸吲哚酚等；⑨马尿酸类，马尿酸、α-羟马尿酸、β-羟马尿酸等；⑩晚期糖基化终末产物，戊糖苷、N_2-羧甲基赖氨酸；⑪其他，草酸、透明质酸、β-促脂解素等。

尿素：为蛋白质代谢的主要终产物，尿素本身的毒性并不强，作为尿素的代谢产物氰酸盐具有较强的毒性。正常时人体内的尿素可转变为氰酸盐，再通过氨甲酰化被清除，当肾功能损害时，尿素及其代谢产物不能被有效清除，在体内蓄积可导致：①乏力、头痛、嗜睡、抑郁、瘙痒、恶心、呕吐；②氰酸盐升高可引起软弱、困意、腹泻、肠出血、体温下降、昏迷，氰酸盐在一定程度上抑制中性粒细胞内氧化物的释放，从而干扰了杀灭微生物的功能；③氨甲酰化氰酸盐积聚引起血液中氨基酸和蛋白质氨甲酰化，引起蛋白质合成障碍，是造成尿毒症患者营养不良的因素之一；④血红蛋白缬氨酸的氨基端被氨甲酰化，形成氨甲酰血红蛋白，与氧高亲和力，使氧离曲线左移，减少氧的释放，造成组织缺氧；天冬酰胺的氨甲酰化，可损害胰岛素敏感的糖转运系统，是造成胰岛素抵抗的原因之一。

胍类化合物：是蛋白质代谢产生的仅次于尿素的一类物质，是主要的尿毒症毒素之一。包括胍、甲基胍、二甲基胍、肌酐、胍乙酸等。精氨酸是唯一被证实在慢性肾衰竭时与胍类合成有关，慢性肾衰竭时，饮食中精氨酸增加，则甲基胍生成增加。甲基胍升高：①可引起恶心、呕吐、腹泻、贫血、糖耐量降低、血浆纤维蛋白原增高及裂解活性下降、钙吸收减少、胃十二指肠溃疡和出血、抽搐和意识障碍；②抑制去甲肾上腺素在交感神经突触小泡中运输，为肾衰竭交感神经系统病变的原因之一。

同型半胱氨酸（Hcy）：是蛋氨酸脱甲基而形成的含硫氨基酸，在肾衰竭时 Hcy 水平升高，并与肌酐清除率呈负相关。高同型半胱氨酸血症是心血管疾病的一个独立的危险因素。

（2）中大分子尿毒症毒素。主要包括：①多肽类，甲状旁腺素、胰高血糖素、利钠激素、瘦素、内皮素、肾上腺髓质素、血管生成素、肾小球加压素、β-内啡肽、神经肽 Y 等；②蛋白质类，β-微球蛋白（β_2-MG）、白介素-1、白介素-6、肿瘤坏死因子、核糖核酸酶、免疫球蛋白轻链、趋化抑制蛋白、视黄素结合蛋白、半胱氨酸蛋白酶抑制物-C（cystatine C）等。

甲状旁腺激素（PTH）：是调节钙磷代谢的主要激素之一。慢性肾衰竭 PTH 增高的原因：①高磷血症、低钙血症、1α-羟化酶缺乏、1,25（OH_2）维生素 D_3 不足、甲状旁腺组织钙敏感受体功能障碍、甲状旁腺自主分泌等因素导致 PTH 合成、分泌增加；②肾脏对 PTH 的清除减少；③PTH 对1,25-（OH_2）维生素 D_3 的负反馈抑制作用不敏感。身体内许多组织、器官都是 PTH 的靶目标，故 PTH 升高可导致体内广泛的功能紊乱和组织损伤，多与 PTH 所致细胞内钙升高有关，可使来自细胞储存池的钙动员增加，钙离子进入细胞内增多，钙离子升高导致线粒体内氧化受阻，ATP 产生减少，Ca^{2+}-ATP 酶活性、Na^+-Ca^{2+} 交换和 Na^+-K^+-ATP 酶活性均降低，使 Ca^{2+} 从细胞内排出减少。PTH 引起各系统功能紊乱主要包括：①物质代谢紊乱，蛋白质分解增多、合成减少，胰岛素抵抗和高血糖症，脂代谢异常，钙磷代谢紊乱；②软组织钙化，角膜、皮肤、血管、周围神经、心肌、肺、肝等组织内钙化；③骨骼系统疾病，肾性骨病，骨髓纤维化和骨硬化症；④神经系统功能紊乱，脑组织钙化，周围神经病变，运动神经传导减慢；⑤拮抗红细胞生成素，加重肾性贫血；⑥钙化防御，钙化性尿毒症性小动脉病；⑦其他，皮肤瘙痒、溃疡，尿毒症肌病，性功能障碍，免疫功能受损。

（三）微炎症状态对慢性肾衰竭进展的影响

1. 微炎症状态的概念

微炎症是指一种非病原微生物感染引起的，表现为全身循环中炎性蛋白、炎症性细胞因子升高，导致患者出现各种并发症的非显性炎症状态。与病原微生物感染不同，也不同于全身炎症反应综合征。与患者进行性炎性疾病如动脉粥样硬化、营养不良、贫血、促红素抵抗、β_2 微球蛋白淀粉样变等有关。

2. 微炎症反应的相关因素

微炎症反应是单核—巨噬系统持续活化的结果。微炎症状态主要表现为急性时相反应蛋白的变化和细胞因子的活化。

（1）急性反应蛋白：急性反应蛋白包括正性急性反应蛋白和负性急性反应蛋白。①正性急性反应蛋白在炎症反应中升高，包括 C 反应蛋白（CRP）、血清淀粉样蛋白 A（SAA）、纤维蛋白原、铁蛋白、结合珠蛋白等。②负性急性反应蛋白在炎症反应中降低，包括清蛋白、前清蛋白、维生素 A 结合蛋白和转铁蛋白等。

CRP：CRP 是急性时相反应蛋白中最重要的一种蛋白质，它的表达受 IL-6、IL-8、TNF-α 的影响，其生物学作用是激活补体导致细胞裂解，与淋巴细胞、单核细胞受体结合，使淋巴细胞活化，分泌淋巴因子，参与体内各种炎症反应。其特点：①反应快（在多数组织受损、感染和炎症中6小时内迅速升高）；②半衰期短（19小时）；③升高幅度大（可达100~1 000倍）；④随着病情的消退以及组织结构和功能的恢复，血中CRP浓度逐渐下降至正常；⑤其反应不受放疗、化疗、激素等治疗的影响，能保持相对的稳定。因此是微炎症状态的一项客观、敏感的指标，是机体存在细胞因子激活的标志。故CRP升高被作为晚期肾脏疾病患者持续炎症状态的标记。

（2）细胞因子的活化：与肾脏疾病关系最密切的细胞因子包括白细胞介素类（如IL-1、IL-6，IL-8、IL-10、IL-12），肿瘤坏死因子类（TNFs），血小板活化因子（PAF），转化生长因子（TGF），表皮生长因子（EGF），胰岛素样生长因子（IGF）等。

1）IL-6：IL-6是细胞因子网络中重要的促炎性细胞因子之一，同时也是与肾小球疾病关系最密切的一种炎性细胞因子，除直接作用于组织细胞外，也可诱发其他炎性介质而间接发挥作用，致肾小球系膜细胞增殖、硬化及肾脏疾病恶化。

2）IL-10：作为抗炎症介质，共同来调节急性时相反应，大约在炎症反应CRP浓度上升8~10小时或以后上升至正常机体生理状态下的几百倍。

3. 导致细胞因子增高的相关因素

（1）血管紧张素Ⅱ：AngⅡ在机体微炎症反应形成过程中可能起关键性作用，认识这一点，对于理解ACEI或ARB药物在许多心血管疾病（高血压、动脉粥样硬化）状态下发挥降压以外的靶器官保护作用将具有十分重要的意义。

（2）氧化应激反应：微炎症状态的存在很大程度上是由氧化应激反应所导致的。氧化应激反应可激活血液中的中性粒细胞及单核细胞，活化补体系统。代谢产物、尿毒症毒素在体内蓄积致使抗氧化应激能力的减退。同时抗氧化物质的摄取减少和（或）生物利用度下降，增强的氧化应激反应导致脂质过氧化和脂蛋白结构及功能的改变，产生特征性的晚期氧化蛋白产物，如氧化型低密度脂蛋白。它能上调黏附分子如血管细胞黏附分子-1、细胞间黏附分子-1及单核细胞趋化蛋白-1，增强血中白细胞对血管壁的移行和黏附，造成血细胞氧化损伤和脂质氧化改变，最终引起炎症反应。

（3）静脉铁剂的应用：研究显示，接受静脉补充铁剂后患者氧化应激及炎症状态均有加剧，且其血浆丙二醛（MDA）水平与TNF-α水平呈正相关，提示静脉铁剂、氧化应激与炎症三者之间具有某种潜在联系。可能的机制为静脉补铁后，体内游离铁增加通过Fenton/Haber-Weiss反应催化活性氧的形成，活性氧激活吞噬细胞，并通过NF-KB途径上调IL-6的释放，增加肝脏合成CRP。即在游离铁催化下，炎症、氧化应激相互作用、相互促进，进而造成机体损伤。

（4）脂质代谢异常：研究显示肾衰竭期高脂血症发生率高，脂代谢异常参与了微炎症状态的发生，可能为慢性肾衰竭患者微炎症状态的原因之一。因此，我们在临床探究慢性肾衰竭患者微炎症状态的原因时，应将血脂因素考虑在内。文献报道，慢性肾衰竭患者TG、TC、低密度脂蛋白（LDL）均有不同程度的升高，尤以TG、LDL升高最显著，而高密度脂蛋白（HDL）则降低。

（5）瘦素：瘦素作为一种新发现的多肽类代谢性激素，因为被认为可引发营养不良而受到学者们的广泛关注。有研究认为高瘦素血症引发的瘦素抵抗是引起心功能不全和高血压的原因。Maachi还通过研究发现微炎症状态可以引起脂肪细胞分泌瘦素的增加。

（6）蛋白尿的作用：肾小管内过多的清蛋白、转铁蛋白均可导致肾小管中产生有害物质（氧自由基、补体 C_{5b-9}、趋化因子等），导致肾小球和肾小管损伤，也可刺激内生长因子如 TGF-β 分泌，引起肾小球系膜细胞增殖，近年有学者报道，近端肾小管过多的蛋白可能使单个核细胞化学趋化蛋白-1（MCP-1）基因上调和骨桥素 mRNA 表达上调，因而可使更多的单核细胞向肾间质浸润及引起间质炎症。

（7）高蛋白饮食：实验研究表明高蛋白饮食可引起实验动物肾组织内血管紧张素Ⅱ及某些生长因子如 PDGF、TGF-β 的表达上调，引起肾组织固有细胞的凋亡和损伤，进而导致肾小球和小管间质的炎症。

（8）糖基化终末产物和蛋白氧化终末产物：糖基化终末产物（AGEs）可以刺激黏附分子的表达，持续吸引单核细胞迁移到血管壁，试验证实糖基化终末产物和蛋白氧化终末产物（AOPP）在体外能直接激活单核细胞，引起炎症反应；而在 ESRD 患者体内为 AGEs。AOPP 缓慢逐渐积累，可以持续诱发炎症反应。

（张德新）

第二节　慢性肾衰竭临床表现及并发症

慢性肾衰竭对机体各系统均可产生影响，临床表现多种多样，这与导致慢性肾衰竭的基础疾病种类和肾功能不全程度相关。慢性肾衰竭对机体的最主要的危害有两方面：一是大多数患者不可避免地进入终末期肾病（ESRD），必须依赖肾脏替代治疗以延长生命；二是心脑血管并发症发生率和病死率明显增加。肾脏有强大的代偿功能，GFR 在 50mL／（min·1.73m^2）以上时，血清肌酐可以正常，患者可以没有任何症状。当 GFR 进一步下降至 50mL／（min·1.73m^2）以下时，在一般情况下，患者可能仅有乏力、夜尿增多等表现，易被患者忽视。当 GFR 降至 50mL／（min·1.73m^2）以下时，患者可以有明显的贫血、恶心、呕吐、食欲减退等消化道症状，慢性比急性肾功能不全更易发生贫血。当 GFR 降至 10mL／（min·1.73m^2）以下时，患者才表现出典型的尿毒症症状。肾小球疾病多表现出明显的高血压、蛋白尿、血尿、少尿等。肾小管间质疾病患者更多表现为严重贫血、代谢性酸中毒、夜尿增多，而高血压相对少见。糖尿病肾病患者在晚期肾功能不全是由于可以有大量蛋白尿，GFR 下降速率比较快，心脑血管并发症发生率高，可以出现Ⅵ型肾小管性酸中毒和高钾血症，尤其是在联合使用血管紧张素转化酶抑制药（ACEI）和血管紧张素Ⅱ受体拮抗药（ARB）时，高钾血症发生率更高，B 超示双肾体积并不缩小，但应引起重视。以往的临床资料分析显示，我国终末期肾病患者中，严重贫血十分常见，76.4% 的患者血红蛋白在 60g/L（6.0g/dL）以下，高血压也比较常见，约占 84.2%。近年，随着对贫血、高血压发生机制及其危害认识的进一步提高，EPO 和各种新的降压药物不断涌现，患者的贫血和高血压得到了有效地控制和纠正。慢性肾衰竭超声常提示双侧肾脏缩小（糖尿病、骨髓瘤、HIV、淀粉样变除外）。

一、临床分度

（一）轻度肾功能损害

GFR≥10mL／（min·1.73m^2）时，大多数患者往往无主观症状，或仅有夜尿增多、乏力和腰酸等，辅助检查可能发现合并存在继发性甲状旁腺功能亢进。肾小球疾病导致的慢性肾衰竭患者，临床可以有血尿与蛋白尿，高血压比较常见。而肾小管间质疾病导致的慢性肾功能衰竭患者，更多表现为贫血、代谢性酸中毒和夜尿增多，而高血压发生率低，除非并发泌尿道梗阻和（或）反流。

（二）中、重度肾功能损害

随着慢性肾衰竭进展，体内多种毒素的积聚及水、电解质和酸碱平衡紊乱，患者可以出现各种临床表现，几乎可以累及全身各脏器和系统。

二、心血管系统临床表现

慢性肾衰竭除了传统的导致心血管并发症的因素如贫血、高血压、糖代谢异常、脂质代谢紊乱外，还有一些慢性肾衰竭本身的因素，如尿毒症毒素潴留、高半胱氨酸血症、动静脉内瘘导致的动静脉分流等，使传统导致心血管并发症的因素在慢性肾衰竭患者更加突出。慢性肾衰竭心血管疾病主要表现有以下几种。

（一）冠状动脉粥样硬化和周围血管病变

高血压、高同型半胱氨酸血症和脂质代谢紊乱促进动脉粥样硬化的发生，钙磷代谢紊乱引起的血管转移性钙化也是重要致病因素。经常表现为"沉默性"急性心肌梗死，原因是慢性肾脏病患者存在自主神经病变，以及经常并发容量负荷过度导致肺淤血，心肌缺血的症状有时非常不典型，易被漏诊而得不到及时治疗，存活率很低，但并非慢性肾衰竭患者主要的死亡原因，主要死亡原因是猝死和心律失常。

由于慢性肾脏病患者常伴有严重贫血和严重左心室肥厚，有时虽然有典型的心绞痛症状，但冠状动脉造影却正常。慢性肾脏病患者即使在血管造影显示冠状动脉开放时也存在心肌缺血，这可能与冠状动脉后心肌毛细血管的反应性增生障碍，与非肾脏病患者相比心肌内毛细血管密度显著减低，平均毛细血管弥散距离增加，导致心肌对缺血的耐受性明显下降。

如终末期肾病患者负荷试验中发现可逆性病变，或在无水钠潴留的情况下左心室射血分数显著减少（40%），应行冠状动脉造影。冠状动脉造影是诊断慢性肾脏病患者冠状动脉疾病的金指标，其适应证与一般人群相似。对有残余肾功能的慢性肾脏病和终末期肾病患者，造影剂的使用可能导致终末期肾病患者发生急性高渗状态，诱发高血压危象和肺水肿，需要紧急透析治疗。进行冠状动脉造影之前，应通过超声心动图检查评估心室功能和瓣膜状态，避免出现意想不到的技术困难和不必要的心室造影。

（二）心肌病变

心肌病变是尿毒症毒素所致的特异性心肌功能障碍，病理特征为心肌纤维化。心肌纤维化在慢性肾脏病早期即出现，较原发性高血压和糖尿病患者更为明显，心肌纤维化的不良后果包括收缩期应力改变、舒张期左心室顺应性损伤以及心律失常。最突出的表现为左心室肥厚与左心室舒张功能下降。与尿毒症毒素潴留、局部肾素血管紧张素系统活化、钙磷代谢紊乱、肉碱缺乏等有关。

左心室肥厚是慢性肾脏病患者最主要的心血管结构改变，在慢性肾脏病早期即可出现，进入透析时75%的患者存在左心室肥厚，透析后也会逐渐进展。其发病机制可能与慢性肾脏病患者局部肾素–血管紧张素系统激活，以及主动脉血管硬度增加和弹性系数显著减低有关。左心室重量指数（LVMI）增加是透析患者存活率的独立预测指标，与 LVMI $< 125g/mm^2$ 的患者相比，LVMI $> 125g/mm^2$ 的患者 5 年死亡率升高 2 倍。高血压和动脉硬化造成压力负荷过度，导致向心性肥厚，容量负荷过度导致"离心性"肥厚，交感神经活性亢进造成左心室游离壁无明显肥厚而室间隔显著肥厚的不对称性病变。左心室肥厚与舒张功能障碍密切相关，增加透析中低血压的风险。左心室扩张提示预后不良、左心室扩张可能是左心室肥厚的最终结果，也可能与弥漫性缺血性损害、反复容量负荷过度及动静脉内瘘的高血流量有关。

（三）心脏瓣膜病变

钙磷代谢紊乱、透析时间、低白蛋白血症、炎症和年龄是瓣膜病变和钙化的危险因素。伴反流的瓣膜钙化可以在血流动力学上造成明显的狭窄（尤其是主动脉瓣）以及传导功能障碍，包括 His 束病变造成的完全性传导阻滞。超滤纠正容量负荷过度可以解决反流，是区分功能性和结构性缺陷的唯一途径。

终末期肾病患者感染性心内膜炎的患病率为 2%~4%，好发于血液透析患者。血管通路（包括临时性和长期留置导管）是最重要的感染源。少数情况下与牙齿感染和牙科治疗相关。与二尖瓣相比，主动脉瓣感染更常见。目前还不清楚钙化程度是否是感染性心内膜炎的危险因素。

（四）心包炎

分为尿毒症性心包炎和透析相关性心包炎，前者与尿毒症毒素潴留、内环境紊乱等有关，充分透析后可以缓解，未治疗的尿毒症引起的尿毒症性心包炎已很罕见。

透析相关性心包炎发生在透析不充分的患者，较常见，且与死亡率相关。与透析不充分、中分子毒素潴留、继发性甲状旁腺功能亢进等有关，也与并发症、动静脉内瘘再循环和基础疾病如系统性红斑狼疮等相关。但其确切的患病机制尚不十分明确。出现心前区疼痛伴发热或查体闻及心包摩擦音时应行胸部 X 线和超声心动图检查。但也要注意结核在尿毒症患者中发病率增高，也可引起结核性心包炎。

（五）心律失常和心源性猝死

是终末期肾病患者的主要死亡原因。心律失常是终末期肾病患者常见的临床现象，好发于血液透析过程中。猝死是终末期肾病患者最主要的死亡原因，主要由心室颤动引起，约 20% 为心搏骤停。高钾血症是终末期肾病患者最主要的代谢异常，常伴发心律失常，导致猝死。

（六）高血压

高血压普遍存在于慢性肾脏病的各个阶段，是左心室肥厚、充血性心力衰竭和有症状的缺血性心脏病的独立风险因素。主要原因如下。①容量增加：水钠潴留、细胞外液增加引起的容量负荷过重。②肾素—血管紧张素—醛固酮系统（RAAS）活化。③内皮素（ET）合成增加。④肾脏分泌的降压物质减少：包括前列环素、激肽释放酶－激肽系统（KKS）、一氧化氮（NO）。⑤交感神经系统（SNS）活性增强。⑥其他血管活性物质：利钠肽（ANP、BNP）效应减弱，利尿降压作用下降；抗利尿激素（VP）增多，加重肾小管对水钠重吸收并引起血管收缩产生高血压；内源性毒毛花苷 G 增多及甲状旁腺激素分泌增加，使胞质内

Ca^{2+} 浓度增加，促进血管收缩，增加血管阻力。进展到终末期肾衰竭的患者约95%并发高血压，进行动态血压监测（ABPM）可以发现血压呈"非勺形"和"反勺型"的高危患者，有助于判断预后，调整治疗方案。

（七）心功能衰竭

终末期慢性肾衰竭患者因体液潴留、高血压、贫血、电解质紊乱、酸中毒、动静脉内瘘、肺部感染、冠状动脉病变、尿毒症性心肌病、甲状旁腺亢进、氧化应激等导致心功能衰竭。其中急性左侧心力衰竭是非常严重的并发症，是慢性肾衰竭的主要死亡原因。急性左侧心力衰竭也是慢性肾衰竭的可逆因素之一，积极有效地控制急性左侧心力衰竭对改善慢性肾衰竭预后、提高患者生存质量、延长生命具有重要意义。

三、血液系统临床表现

并发肾性贫血的患者可表现为正细胞、正色素性贫血，并随肾功能的减退而加重；白细胞计数一般正常；血小板计数及凝血时间正常，出血时间延长，血小板聚集和黏附功能障碍，但凝血因子时间、部分凝血活酶激活时间一般正常。

（一）贫血

贫血是慢性肾衰竭患者常见的临床表现，在CRF的不同阶段均可以出现不同程度的贫血。WHO的贫血诊断标准：成年人女性血红蛋白（Hb）＜12g/dL，成年男性血红蛋白（Hb）＜13g/dL，但应考虑患者年龄、种族、居住地的海拔高度和生理需求对Hb的影响。肾性贫血是指除外其他贫血原因，且血清肌酐≥176μmol/L的慢性肾衰竭患者并发的贫血，红细胞大小正常，网织红细胞计数低，与低促红细胞生成素（EPO）有关。肾性贫血在慢性肾衰竭的一系列病理生理紊乱中起重要作用，显著降低患者的生活质量和生存率，导致一系列的临床症状，包括组织氧供与氧耗下降，心排血量增加、心脏扩大、心室肥厚、心绞痛、充血性心力衰竭、认知能力和思维敏捷性下降、月经周期改变、夜间阴茎勃起减少及免疫应答障碍等。这些临床表现既往简单归因于肾衰竭，而事实上，贫血纠正后很多尿毒症症状可以减轻，甚至消失。

多种原因可以介导慢性肾衰竭患者的贫血，其特征是因促红细胞生成素的绝对或相对缺乏所致的正细胞正色素性贫血。主要原因包括：①肾脏生成EPO不足；②营养不良及铁缺乏，其中以缺铁性贫血最为常见；③消化道出血、血液透析失血、反复抽血化验等引起的出血性贫血；④尿毒症毒素所致的红细胞寿命缩短及红细胞生长抑制因子的作用；⑤尿毒症毒素引起的骨髓微环境病变产生的造血障碍；⑥合并血液系统疾病，如肿瘤等；⑦近年来认识到左旋肉碱缺乏、骨髓EPO受体表达减少等也参与肾性贫血。

贫血可能是许多尿毒症患者就诊时的症状，其严重程度与肾功能受损程度一致，但并不完全平行，与肾功能损害程度不平行的中重度贫血需要积极查找病因，注意是否并发血液系统疾病。并发肾间质病变的慢性肾衰竭患者出现贫血更早，且贫血程度较重。慢性肾衰竭患者EPO为相对缺乏，而非绝对缺乏。此外，体内存在抑制红细胞生成素的物质包括聚胺（如精胺、腐胺和尸胺）、甲状旁腺激素和一些炎性细胞因子也参与贫血。

（二）出血倾向

慢性肾衰竭患者常伴有出血倾向，出血部位为皮下、黏膜下、浆膜表面或器官，通常不严重。一般表现为皮肤的瘀斑或瘀点、胃肠道出血、鼻出血、牙龈出血和针穿刺处不易凝血。其原因与尿毒症患者血小板功能异常以及血小板－血管相互作用障碍有关，还可能与应用肝素有关。

1. 胃肠道出血

既可以表现为隐性胃肠道血液丢失，也可以出现威胁生命的大出血。胃肠道出血的发生率远较正常人群高，最常见的是消化性溃疡出血，其次为慢性胃炎出血，还可表现为胃肠道毛细血管扩张症。临床表现为黑粪等。

2. 出血性心包炎

目前尿毒症相关性出血性心包炎和心脏压塞较为少见，与开展透析治疗有关。但是出血性心包炎引起的心脏压塞病死率高，应予重视。临床表现为胸闷、气短和低血压，查体可见颈静脉怒张，心前区可闻及心包摩擦音，如出血量大，心包摩擦音消失。心脏超声检查提示心包积液，心包穿刺可见血性液体。

3. 颅内出血

透析患者颅内出血的发生率较正常人群高出 5～10 倍。临床表现为头痛、呕吐、惊厥、高血压、意识模糊甚至昏迷。诱因通常为高血压及使用抗凝血药。多囊肾的患者由于存在的动静脉畸形增加了出血的发生率。

4. 其他出血

有创操作后出血，自发性腹膜后出血，自发性眼球内出血等。

（三）血栓

慢性肾功能不全时血栓的形成是多种因素使血管壁的完整性受到破坏、凝血、抗凝血和纤溶系统的改变即血液黏滞性增高的结果。患者表现为外周血管闭塞、血管通路血栓形成、钙化防御，血管通路血栓形成导致的内瘘堵塞最常见。钙化防御即是钙化性尿毒症小动脉病，为少见但较严重的血栓性疾病，临床上表现为皮肤及微小动脉血栓及闭塞、纤维蛋白栓形成，其确切的机制尚不清楚，可能与蛋白酶 C 活性减少有关。

四、肾性骨病

慢性肾衰竭引起的骨骼病变称为肾性骨病或肾性骨营养不良。早期肾性骨病患者无症状，尤其是轻度慢性肾衰竭，或患者没有任何症状，但此时可以存在钙磷代谢紊乱，应予以纠正。临床上尽管只有 10% 的慢性肾衰竭患者在透析前出现骨病症状，但应用放射线和骨组织活检则 35% 和 90% 的患者可发现骨骼异常。

（一）分类

根据组织形态学变化和骨动力状态的不同，肾性骨病分为 3 种类型：高转化性骨病、低转化性骨病、混合性骨病。

1. 高转化性骨病

高转化性骨病又称甲状旁腺功能亢进性骨病，见于甲状旁腺功能亢进的患者。主要组织学特征是骨转化（包括骨形成和吸收）明显增加，以及骨小梁周围出现大量的纤维化，纤维化面积≥0.5%，类骨质覆盖面积≥15%。X 线检查可见骨膜下吸收、骨硬化等特征性表现。骨活检可见破骨细胞和成骨细胞数目增加，骨的吸收和生成活跃，破骨细胞穿入骨小梁形成大量吸收腔隙。临床表现为纤维囊性骨炎，可伴有骨质疏松和骨硬化为特征。典型的生化改变包括血钙降低，血磷、骨特异性碱性磷酸酶升高，和血 iPTH 水平明显升高是其特点。四环素双标记显示骨形成率升高。骨矿化率和骨形成率明显增加。

2. 低转化性骨病

低转化性骨病又称无动力性骨病。低转化性骨病的特点为骨转运和重塑降低伴随破骨细胞和成骨细胞数目减少及活性减低。组织形态有两种表现：骨软化和骨增生不良。早期表现为骨软化症，逐渐发展为无力型骨病。发生除维生素 D 的缺乏所致外，与铝中毒的关系更为密切。此外，对甲状旁腺功能亢进症治疗过度、服用量过多的钙和维生素 D 可引起再生不良性肾性骨营养不良，PTH 水平相对较低是其临床特点。

（1）骨软化：骨软化的组织学特征是非矿化的骨基质沉积，导致板层样组织堆积，骨骼容易变形。矿化过程减少伴胶原沉积受抑制（矿化的减少更显著），非矿化骨占据骨小梁容积大部分，板层状的类骨质容积增加，大多数骨小梁表面被很宽的类骨质区覆盖，不伴骨内膜纤维化，骨软化症常伴有铝沉积。生化检查表现为血钙正常，血磷增高，血铝通常也升高，血清骨特异性碱性磷酸酶及血 iPTH 水平降低。X 线主要表现为假性骨折。骨活检特征是骨的形成率降低，成骨细胞和破骨细胞数目和活性降低，类骨质覆盖面积≥15%，总骨量变化不定。四环素标记可见散在性吸收或缺如，显示骨矿化障碍。骨铝染色可见铝在骨小梁和类骨质交界处呈线状沉积。病因不清楚，可能是由于维生素 D 缺乏、磷不足或铝过量导致。

（2）骨再生不良：近年来骨再生不良发病趋势有增加，组织学特征主要为骨形成减少的同时伴有相应的骨矿化减少，仅有很少的，甚至没有类骨质层，骨容积常常下降。骨组织学改变主要为骨细胞活性明显降低、类骨质覆盖面积不增加，骨总量减少，骨形成率低于正常。生化检查表现为血钙正常，或轻度降低，血磷水平通常在正常范围，骨特异性碱性磷酸酶和 iPTH 水平大多正常或偏低。骨铝染色可见铝沉积于骨小梁表面和类骨质－骨质交界处。病因不清，可能与铝过量或1，25（OH）$_2$D$_3$对 PTH 的过度抑制，不足以维持正常骨转化的需要有关。

3. 混合性骨病

混合性骨病兼有高转化性骨病和低转化性骨病的表现，常为纤维性骨炎和骨软化并存。骨形成率正常或降低，骨总量变化不定。组织学改变为破骨细胞活性增加，骨髓纤维化，类骨质覆盖面积增加。骨铝染色部分阳性，铝含量低，呈弥漫性分布。常由继发性甲状旁腺功能亢进、骨矿化缺陷引起，

各种肾性骨病的发生率不同，主要与年龄、种族、原发病种类、肾衰竭程度、遗传素质、治疗等因素有关。

（二）临床表现

慢性肾衰竭早期，肾性骨病无明显症状，随着肾功能的减退加重，临床症状和体征发展较缓慢和隐匿，直到尿毒症期才会出现症状，除骨骼严重损害外，常因钙磷代谢和甲状旁腺功能紊乱引起皮肤瘙痒、贫血、神经系统及心血管系统等组织器官的损害。

1. 骨痛与骨折

骨痛呈持续性或发作性，进行性发展，位置不固定，可累及全身或局限于某处。疼痛部位多见于腰背部、髋部、膝关节、踝关节和腿部，程度不一，负重、压力或运动时加重。骨

软化症疼痛更明显。低转化性肾性骨病已出现骨折，多发生在肋骨。

2. 关节炎或关节周围炎

表现为单个或多个关节红、肿、热、痛及僵硬等急性炎症症状。常发生在肩、腕、膝和指间关节。为高磷血症时羟磷灰石结晶沉积在关节腔或关节周围导致关节炎症。

3. 皮肤瘙痒

肾衰竭晚期常见，充分透析可缓解，但部分患者瘙痒极其顽固，无特效的治疗方法。可影响患者的情绪、睡眠和正常生活。

4. 肌病和肌无力

肌无力常见于近端骨骼肌，下肢明显，呈缓慢进展，严重者上肢不能抬起。

5. 自发性肌腱断裂

常在行走、下楼梯或跌倒时发生四头肌、三头肌、跟腱、手指伸肌腱等断裂。

6. 骨骼畸形和生长迟缓

常见负重长骨（胫骨、股骨）变性呈弓形或跛行。表现为鸡胸、驼背、O形腿等。

7. 其他

钙化防御，红眼综合征等。

五、神经及精神系统临床表现

发生与尿毒症毒素、水电解质酸碱平衡紊乱、感染、药物及精神刺激等有关，可表现为中枢神经系统功能紊乱（尿毒症脑病）和周围神经病变。透析患者可能会出现透析相关性神经系统并发症。

（一）尿毒症脑病

尿毒症脑病是终末期肾脏疾病的严重并发症。通常是指急性或慢性肾衰竭出现中枢神经系统症状和体征，可表现为意识障碍。从而影响精神、运动、思考、记忆、语言、知觉、情感等方面，其发展随肾功能恶化而变化。早期主要表现为乏力、注意力不集中、易激惹、记忆力减退、失眠、情感淡漠，随着病情进展，可出现性格和行为异常、定向力障碍、情绪低落、幻想、幻觉和幻听，甚至自杀倾向，晚期可出现肢体震颤、扑翼样震颤及肌阵挛；大多数患者脑电图异常；影像学检查可发现脑萎缩，局部低密度病灶及大脑髓质病变。

慢性肾衰竭精神神经障碍发病机制复杂，目前尚不清楚。但可以确定与多种因素有关，较肯定的因素概括如下：①尿毒症毒素如小分子尿素（氰，胍类，胺类，酚类等）、中分子物质及大分子的甲状旁腺素（PTH）在血脑中蓄积，抑制了参与脑细胞正常代谢活动的酶系统，使其反应速度减慢，脑细胞的正常代谢功能失调，引起患者脑电图、肌电图及脑诱发电位异常，而出现一系列神经精神症状，与肾功能受损程度密切相关；②水、电解质、酸碱平衡失调，失水，水潴留，脑水肿等；③脑代谢障碍，慢性肾衰竭时氧和葡萄糖的利用率均下降，导致多种酶的功能障碍；④神经细胞和胶质细胞的跨膜离子交换异常。另外有文献报道中分子物质血 β_2 微球蛋白（$\beta_2 - MG$）在体内蓄积与尿毒症脑病有关。

慢性肾衰竭并发尿毒症脑病患者应尽早发现、尽快诊断、及时透析以免病情发展，错过最佳时机。

1. 精神功能紊乱

是尿毒症脑病的早期表现。典型的特征为感觉模糊、迟钝，常伴失眠、疲乏、情感淡漠、近期记忆力的丧失以及注意力不集中。随着肾功能的下降，精神集中时间减少，逐渐出现意识模糊、感觉不良，可伴震颤、扑翼样震颤、肌阵挛。偶可出现幻觉、兴奋、癫痫发作，最终昏迷。尿毒症脑病晚期患者多表现为紧张、无语伴深部浅反射减低。

2. 神经系统功能紊乱

早期表现为发音困难、震颤、扑翼样震颤。由于舌头的运动障碍，出现发音缓慢或急促不清。震颤是早期敏感指数，震颤的幅度不规则，常常出现在引出扑翼样震颤或肢体运动时，发作的频率一般为 8~10 次/秒。扑翼样震颤的准确原因尚不清楚，可能与中枢神经系统受损引起的维持紧张姿势的功能不良有关。晚期表现为肌阵挛和手足搐搦。肌阵挛常常是突然发生的肢体、躯体和头部的不规律、不对称的粗大颤搐。有些状态下肌肉收缩是轻微的，没有或仅有较少的颤搐。运动时肌肉收缩明显，类似"舞蹈病"发作。肌阵挛可能是下段脑干网状结构的功能异常导致脊髓—延髓—脊髓反射的抑制作用松弛的结果。手足搐搦在尿毒症患者中常见，可以有或无腕足痉挛发作的明显表现。

3. 运动异常

行动笨拙在尿毒症的早期就可出现，表现为行走或完成某一精细的工作时动作不稳。由于额叶对运动神经元的一致性作用的减弱，一些原始的反射可以被引出，此外肢体肌肉的张力亦发生改变，出现下肢伸肌强直和上肢屈肌痉挛的去皮质姿势。多数患者除了软弱无力的症状外，可以发现局部运动神经受损的体征如伸肌反射的不对称，轻度偏瘫。

（二）周围神经病变

包括外周神经病变和自主神经病变。

1. 外周神经病变

ESRD 特别是伴糖尿病和（或）血管疾病的患者常常存在神经病变，以远端、对称、涉及运动和感觉神经的多神经病变为特点。手掌、足底的感觉异常、远端肢体有烧灼感以及不宁腿综合征是主要临床表现。此外常常存在肌肉的无力和萎缩。随着神经病变的进展，神经纤维受到严重损害可以出现感觉和运动神经传导速度的减慢，甚至由于运动功能的丢失造成瘫痪。外周神经病变的形态学变化表现为有髓鞘的纤维密度减低，在长轴突远端节段性脱髓鞘及轴突的变性。发生这些病理变化的原因尚不清楚。透析治疗仅使少数患者症状改善，大部分患者维持稳定。而肾移植可完全恢复正常。

2. 自主神经病变

ESRD 患者常常出现一些自主神经系统的异常。包括出汗的异常、压力感受器功能受损、Valsalva 试验的异常、直立性低血压以及心动过缓性低血压。开始透析治疗后，患者的症状可以有一定程度的缓解。

（三）透析相关性脑病

1. 透析失衡综合征

透析失衡综合征是最常见的急性神经系统并发症，可以发生在透析过程中或透析结束后24 小时内。轻者表现为不适、头痛、震颤、恶心、呕吐，严重者表现为定向力障碍、意识模糊、恍惚，并可进一步发展至抽搐及昏迷。

根据经典理论，透析失衡综合征与脑水肿有关，多见于尿素氮很高的患者。血液透析使尿素氮短期内快速下降，由于血脑屏障的作用，尿素从血中的清除比从脑脊液及脑组织要快，这样就产生了尿素渗透梯度，造成水分进入脑细胞；同时血液透析使酸中毒迅速纠正，血脑屏障的作用使脑中酸性代谢产物明显高于血浆，在血浆和脑脊液间也产生了二氧化碳梯度，使脑脊液和脑组织 pH 降低，H^+ 浓度升高，加之原位产生特发的渗透性物质（主要是来自于蛋白质代谢的酸根），使脑细胞内的渗透压增加，这种渗透性的失衡造成了脑水肿。

2. 慢性神经系统并发症

主要症状为交流困难，认知、运动功能的损害以及性格的改变。早期表现为中等程度的讲话障碍、中枢感觉、运动失调和不同程度的精神衰弱。这些症状可不断加重，出现失用、性格改变，不能完成有目的的活动和进行性痴呆。是一种进展性的反复发生的致命神经系统综合征。

（四）反应性精神病

属于心因性精神病范畴，但与单纯的精神障碍有所区别，以精神异常为主，多由剧烈而持久的精神紧张或精神创伤直接引起。急剧强烈的刺激作用于高级神经活动过程，可以引起兴奋，抑制或灵活性的过度紧张及相互冲突；中枢神经系统为了避免进一步的损伤或"破裂"，则往往引起超限抑制，这样就产生了大脑皮质与皮质下活动相互作用异常的各种形式；临床上表现为不受意识控制的情绪变化，无目的的零乱动作和原始性反应。

六、水、电解质失衡和酸碱平衡紊乱

（一）水钠平衡紊乱

一般情况下，慢性肾衰竭患者由于原发病引起的球—管平衡失调，机体钠水总量常常轻度增加，但无明显临床表现。钠摄入过多可引起体内钠潴留，但因患者保持正常渴感，常能防止高钠血症的发生；当肾小管浓缩稀释功能明显障碍，水摄入过多，则会发生低钠血症。

当患者原发病为失盐性肾病，或因肾外因素（如呕吐、腹泻、大量出汗、发热）造成体液丢失时，会发生血容量不足。此时，补水不足可发生高钠血症（但只要保持正常的渴感，一般可预防），补水过量可发生低钠血症。

（二）钾平衡紊乱

1. 高钾血症

主要症状表现为肌无力、腹胀，常常无症状，需要注意的是首发症状可以是心搏骤停。高钾血症一般仅见于 GFR 下降至 $10mL/（min \cdot 1.73m^2）$ 以下，并有明显的钾负荷时，一般而言慢性肾衰竭患者远端肾小管和皮质集合管排泄钾能力无明显障碍，否则临床上明显的高钾血症并不常见。与急性肾衰竭不同，慢性肾衰竭患者可以耐受的血钾为 7.5mmol/L，此时一般不伴发心电图与心律的改变，为安全起见，当血钾持续 >6.5mmol/L 时，应开始透析治疗。高钾血症心电图常常表现为：T 波高尖、P－R 间期延长伴 P 波消失、QRS 增宽、心室颤动。

发生高钾血症的主要原因：①钾负荷增加，钾摄入量增加，蛋白分解增强，溶血，出血及输入库存血；②细胞内钾释出增多或钾进入细胞内受到抑制，代谢性酸中毒、使用 β 受体阻断药；③钾在远端肾小管排泄受到抑制，使用 ACEI、保钾利尿药和非甾体类抗感染药（NSAIDs）；④远端肾小管钾排泄障碍，低肾素、低醛固酮（糖尿病肾病、某些类型的远端肾小管酸中毒）。

2. 低钾血症

慢性肾衰竭患者体内钾总含量常常不足，但低钾血症并不多见。低钾血症的主要原因：①钾摄入过少；②肾外钾排除增多，大量出汗和腹泻、呕吐等胃肠道失钾；③肾脏排泄钾增多，大量利尿治疗以及原发性肾脏疾病（Fanconi 综合征、Bartter 综合征、Liddle 综合征、肾小管酸中毒以及肾小管 - 间质疾病）导致的钾丢失。

（三）钙磷平衡紊乱

1. 低钙血症

低血钙是慢性肾衰竭患者的特征之一。引起低血钙的原因主要是：①慢性肾衰竭患者钙摄入不足；②肾脏 1 - α 羟化酶的产生减少导致 1，25 - 二羟胆钙化醇的缺乏，影响钙的吸收；③高磷血症是骨骼对甲状旁腺激素脱钙作用的抵抗。GFR60mL/（min·1.73m²）的患者血中总钙和游离钙水平常（但并不总是）降低。随着肾功能损害的进展，血钙水平进一步降低。慢性肾衰竭晚期，复合钙的比例增加，因此即使总钙水平正常，游离钙的水平也下降，如果血清中蛋白水平是正常的，则总钙水平能够反映游离钙的水平，如果血清中蛋白水平低，则需要对血钙水平进行校正。K/DOQI 工作组认为可以用于临床的血清总钙进行校正的公式：校正的总钙（mg/dL）＝总钙（mg/dL）＋0.8×［4 - 血清蛋白（g/dL）］。但由于晚期慢性肾衰竭患者多伴有酸中毒，掩盖了低钙引起的神经肌肉症状，而常常纠正代谢性酸中毒后发生手足抽搐等低钙症状。

2. 高钙血症

长期低血钙刺激可引起甲状旁腺弥漫性和结节性增生，当行成自主性功能腺瘤（散发性甲状旁腺功能亢进）时，可发生高钙血症。

3. 高磷血症

磷是维持骨和细胞正常代谢的重要成分，体内的磷主要由肾脏排出：当 GFR < 20mL/（min·1.73m²）时血清磷开始升高，高磷血症是严重肾衰竭的特征之一。高磷血症是造成继发性甲状旁腺功能亢进及骨病的重要原因之一。磷潴留能抑制肾脏 1 - α 羟化酶的活性和 1，25 - 二羟维生素 D_3 的合成，减少骨钙释放及降低血钙水平，从而导致 PTH 分泌增加。同时，高磷血症对甲状旁腺还具有直接刺激作用，引起甲状旁腺激素分泌增多及甲状旁腺细胞增殖。

慢性肾衰竭发生高磷血症的原因：①肾功能的下降，磷排泄减少；②继发性甲状旁腺功能亢进，降低肾小管对磷的重吸收，肾功能严重下降时 PTH 的这种作用下降，肾脏不能对持续增高的 PTH 做出反应以增加磷的排泄；③应用活性维生素 D 可使肠道对磷的吸收增加，使磷与其结合剂的亲和力下降；④磷的摄入增多；⑤透析清除有限。

（四）代谢性酸中毒

H^+ 是调节酸碱平衡、稳定机体内环境必不可少的物质，而机体对 H^+ 的需要量也是相对恒定的。当 H^+ 产生过多或排除障碍时，则可能出现代谢性酸中毒。成人每天代谢将产生 1mmol/kg H^+。肾衰竭患者由于肾小管产氨、泌 NH_4^+ 功能低下，每天尿中酸总排泄量仅 30～40mmol，每天有 20～40mmol H^+ 不能排出体外而在体内潴留。尿毒症患者和大多数终末期前的慢性肾衰竭患者均存在代谢性酸中毒。部分轻中度慢性肾衰竭患者中发生的高氯血症性代谢性酸中毒一般为肾小管性酸中毒。

长期的代谢性酸中毒可对体内多个系统造成损害。能加重慢性肾衰竭患者的营养不良、肾性骨病、心血管并发症，影响神经系统功能、免疫调节功能等。严重的代谢性酸中毒是慢性肾衰竭患者的重要死亡原因。①对机体营养状态的影响：抑制食欲、降低胃肠道消化能力导致营养素摄入不足和吸收减少；还可导致蛋白质分解增加、合成减少，另一方面蛋白质分解增加使氨基酸氧化及尿素和尿酸产生增多，加速肾脏病变的进展；②对电解质代谢的影响：可引起血钾升高、血钙升高、尿钠增多；③促进钙负平衡和骨骼损害：尿钙排出增加，促进结石形成，抑制肾脏 $1-\alpha$ 羟化酶活性和 $1,25-$ 二羟维生素 D_3 的合成，抑制成骨作用，促进破骨作用，增加骨钙释放和骨质疏松；④促进肌肉萎缩，降低肌肉功能；⑤红细胞寿命缩短，影响红细胞生成；⑥降低神经系统功能，严重时出现神志障碍；⑦降低心脏收缩功能，增强血管扩张；⑧增加呼吸频率，重者出现气喘；⑨激活肾组织补体 C_3 活性，促进 C_{5b-9} 生成，造成肾组织损伤；⑩影响某些激素水平和功能，直接促进 PTH 的生成和分泌，加重甲状旁腺功能亢进，抑制生长激素和 IGF-1 水平导致小儿发育障碍，降低甲状腺素水平，促进胰岛素抵抗，增高糖皮质激素活性。通过以上方面进一步促进慢性肾衰竭进展。

七、内分泌系统临床表现

内分泌系统异常包括激素产生、控制、与蛋白结合、分解代谢异常和靶器官效应。

（一）继发性甲状旁腺功能亢进（SHPT）

继发性甲状旁腺功能亢进（SHPT）是慢性肾衰竭的常见并发症，SHPT 在 CRF 早期即已开始，并随着肾功能的恶化进行性加重。低钙、高磷和活性维生素 D_3 合成障碍不仅是 SHPT 的主要表现，也参与 SHPT 的发生与发展。SHPT 患者甲状旁腺素（PTH）等毒素对机体的影响，可能与尿毒症患者骨骼系统、心血管系统、血液系统、皮肤病变、神经肌肉系统并发症有关。

1. 骨骼系统表现

早期无明显症状，晚期可有：①肌无力、酸痛；②自发性肌腱断裂；③骨折、骨痛，并发纤维性骨炎或软骨病时可能有骨病，但痛无定处，突然的胸痛可能为肋骨骨折，多见于骨质减少症和软骨病患者；④骨骼变形：可发生于有肾性佝偻病的儿童及严重骨性，软骨病的成年人，长骨变弯，多个椎体的骨折可致身材变矮，脊柱侧弯，驼背，腰椎骨折；⑤生长发育停滞；⑥有转移性钙化者可引起钙化性关节周围炎。

骨骼系统的表现可能与下列因素有关：①PTH 产生过多，增加破骨细胞的活性，骨吸收增多，随着肾功能的进一步恶化，病变加重，骨髓腔扩大，纤维性骨炎更明显，同时 PTH 也刺激成骨细胞的活性，骨质增生，导致纤维囊性骨病或高转化型肾性骨病的发生和发展；②$1,25-$ 二羟维生素 D_3 减少；③钙代谢紊乱，包括钙调节点上移与钙敏感受体的减少。低钙血症刺激 PTH 分泌增加，参与甲状旁腺细胞增生；④磷代谢紊乱，高磷通过降低血钙、抑制肾脏 $1,25-$ 二羟维生素 D_3 合成间接促进 PTH 合成及释放；也可直接刺激 PTH 合成，并参与甲状旁腺增生；⑤其他因素，慢性代谢性酸中毒、铝中毒参与了肾性骨营养不良的形成机制。

2. 心血管系统表现

心血管系统的表现主要是与 SHPT 相关的钙化异常，包括血管钙化、心肌钙化、瓣膜钙化、心脏传导系统钙化、钙性尿毒症小动脉病（CUA）。临床上可导致心肌缺血、心肌梗死、充血性心力衰竭、高血压，心肌钙化可导致心肌功能损害，心脏传导系统钙化可导致心律失常甚至猝死。心脏瓣膜钙化中主动脉瓣和二尖瓣最多见，主动脉瓣钙化、硬化、增厚引起左心室流出道狭窄。

3. 血液系统表现

SHPT 参与肾性贫血的发生，主要表现在：①SHPT 与溶血有关，高 PTH 抑制红细胞膜钙泵活性，使细胞内钙增加，脆性增大；高 PTH 还能抑制 $Na^+ - K^+ - ATP$ 酶活性，抑制红细胞糖酵解，干扰能量代谢，使红细胞寿命缩短；高 PTH 增加红细胞的渗透脆性，加速溶血。②红细胞生成减少，SHPT 患者维生素 D_3 的缺乏导致促红细胞生成素（EPO）减少；SHPT 可引起骨髓纤维化和红细胞生成受损，PTH 通过下调骨髓红系干细胞上的 EPO 受体表达，抑制对重组人 EPO（rHuEPO）发挥作用，干扰红细胞的生成。

4. 皮肤病变

钙性尿毒症小动脉病（CUA）最明显的损害部位是皮肤，表现为孤立的皮损或多发皮损，进展相对较快，常发红，或网状青斑样脱皮，或浅紫色硬结，或呈串珠状。皮肤剧痛难忍，感觉过敏，损伤末期皮肤溃疡、坏死或缺血坏疽，皮肤可出现钙盐沉积。

5. 神经、肌肉系统表现

尿毒症脑病的发病主要原因之一是，SHPT 及离子运转异常引起的脑组织及血液中钙含量及 PTH 升高，可能是造成神经突触功能受损、信息加工处理功能障碍的主要因素。终末期肾脏疾病患者可出现自主神经损害，临床表现为性功能减退、血压降低、心律失常，PTH 升高是其重要发病机制。尿毒症肌病则表现为缓慢进展的、以肢体近端为主的非特异性对称性的肌无力和萎缩，少数患者可有呼吸肌受累，一般无明显感觉障碍，但腱反射减弱或消失，肌肉组织病理学可见肌纤维坏死、萎缩、重组、脂肪化、糖原缺乏和线粒体增生等变化。其发生原因是多方面的，与 SHPT、钙磷代谢紊乱及血管钙化等因素有关。

（二）胰岛素抵抗（IR）

胰岛素抵抗（IR）是指胰岛素的靶组织器官对胰岛素的反应敏感性降低、受损或丧失而产生一系列病理变化和临床症状。慢性肾衰竭（CRF）时会出现胰岛素抵抗，且与肾功能损害相平行。CRF 时发生 IR 涉及甲状旁腺素水平升高、代谢性酸中毒、卡尼汀不足、肾素—血管紧张素—醛固酮系统活跃、肌肉蛋白丢失等。

（三）其他内分泌激素异常表现

1. 性激素异常

男性患者阳痿、精子缺乏和精子发育不良，男性乳房发育女性化和性功能障碍；大多数女性患者闭经、不孕，患者雌激素、雄激素水平降低，卵泡刺激素和黄体生成素水平升高，高催乳素血症多见。

2. 胰岛素异常

肾脏对胰岛素的清除减少，外周组织特别是肌肉组织的胰岛素抵抗而导致糖利用障碍，多数糖尿病肾病肾功能减退患者，对胰岛素的需要量减少。

3. 甲状腺激素异常

晚期慢性肾衰竭患者经常并发甲状腺功能低下，患者血浆游离三碘甲状腺原氨酸水平低下，甲状腺素与甲状腺素结核球蛋白的结合能力降低。

4. 生长激素异常

由于肾脏清除减少和下丘脑—垂体对生长激素释放控制的改变，血浆生长激素和水平异常升高，儿童肾功能不全常常存在生长迟缓。由于生长激素水平异常，胰岛素样生长因子 I 产生增加。

八、其他系统临床表现

（一）消化道症状

消化道症状是慢性肾衰竭最早和最常见的症状。早期多表现为食欲减退和晨起恶心、呕吐、口腔有尿味，重度患者可以导致水、电解质和酸碱平衡紊乱，晚期患者胃肠道的任何部位都可出现黏膜糜烂、溃疡，进而发生胃肠道出血。慢性肾衰竭患者易患消化性溃疡，内镜证实胃和（或）十二指肠的发生率可高达 60%。消化道出血在终末期肾病患者中也十分常见，其发生率比正常人明显增高。消化道症状与尿素在胃肠道内经尿素酶作用分解产生氨、胃肠道多肽激素代谢异常、血小板功能障碍、凝血机制异常及血管壁硬化等因素有关。

（二）皮肤病变

肾衰竭患者的皮肤病变是影响患者生活质量的原因之一。主要表现：①瘙痒，是尿毒症常见的难治性并发症，透析患者尤为常见，受热或受压可加重，手臂与背部较重。瘙痒多变，无法预见，可以成为折磨患者的最主要症状。表现为全身或局部不同程度的瘙痒，常见于额部、背部、下肢及前臂等部位，瘙痒为阵发性，持续时间不等，可自行缓解。部分患者瘙痒仅有症状而无皮肤损害，有的可表现为结节性痒疹、角化性丘疹和单纯性苔藓，甚至皮肤溃疡。组织学检查提示，角化增厚的皮肤有慢性炎症浸润，深度色素沉着，形成斑块样结构。其发生原因部分是继发性甲状旁腺功能亢进症和皮下组织钙化所致，随着提倡早期肾脏替代治疗和对钙磷代谢紊乱与继发性甲状旁腺功能亢进的充分认识，这一症状已有明显改善。瘙痒也与组胺释放有关，另外高钙磷乘积（ $>6.25\text{mmol}^2/\text{L}^2$ 或 $>77\text{mg}^2/\text{dL}^2$ ）也是原因之一。②色素，弥漫性皮肤棕色素沉着比较常见，但并不是长期肾衰竭患者的普遍改变。③指甲，典型的指甲近端部分呈白色，远端部分呈淡棕色，所谓半半指甲，其发病机制尚不明确。④干燥，皮肤干燥十分常见，表现为抓痕、苔藓。

（三）呼吸系统病变

晚期慢性肾衰竭患者即使在没有容量负荷的条件下也可发生肺充血和肺水肿，称之为"尿毒症肺水肿"。是尿毒症毒素诱发的肺泡毛细血管渗透性增加所致，临床上表现为弥散功能障碍和肺活量减少，肺部 X 线检查可见出现"蝴蝶翼"征，及时利尿和透析可改善上述症状。有 15%～20% 患者可发生尿毒症性胸膜炎。伴随钙、磷代谢障碍可发生肺转移性钙化，临床表现为肺功能减退。

（四）免疫功能低下和感染

慢性肾衰竭患者免疫抑制表现为患者对细菌（葡萄球菌）敏感性增加，结核重新活动的风险增加，乙型肝炎病毒与丙型肝炎病毒清除缺陷，对乙型肝炎病毒免疫应答受损，与肾功能严重程度相关。慢性肾衰竭患者常并发淋巴组织萎缩和淋巴细胞减少，并且由于酸中毒、高血糖、营养不良以及血浆和组织高渗透压导致白细胞功能障碍。临床上可表现为呼吸系统、泌尿系统及皮肤等部位各种感染，是慢性肾衰竭患者重要的死亡原因。主要感染类型如下：①细菌感染，多出现在透析患者的中心静脉导管感染，主要为金黄色葡萄球菌和表皮葡萄球菌，分别占30%和38%。临床上主要表现为寒战、发热等菌血症症状，在血管通路插管出口部位可有红肿或渗出，有些病例插管部位无异常表现，血培养及导管处分泌物培养可以明确致病菌。②结核杆菌感染，慢性肾衰竭是结核病的易感人群。临床表现与非肾衰竭患者的表现相同，常见症状如疲劳、厌食、乏力、盗汗、体重减轻和发热等。③丙型肝炎病毒感染。④乙型肝炎病毒感染。

（王亚红）

第三节 慢性肾衰竭的非透析治疗

一、饮食治疗

饮食治疗是慢性肾衰竭患者非透析治疗最重要的措施之一，主要是限制饮食中蛋白质、磷、脂肪及水钠的摄入。首先保证足够的热量，热量摄入为126～147kJ/（kg·d）［30～35kcal/（kg·d）］，以减少蛋白分解。饮食治疗的核心是低蛋白质饮食。

（一）低蛋白饮食

1. 低蛋白饮食的作用

低蛋白饮食可以减少蛋白尿排泄，延缓慢性肾衰竭的进展；改善蛋白质代谢，减轻氮质血症；改善代谢性酸中毒；减轻胰岛素抵抗，改善糖代谢；提高酯酶活性，改善脂代谢；减轻继发性甲状旁腺功能亢进；减少尿毒症代谢产物的蓄积；同时低蛋白饮食也限制了脂肪、磷、钠和钾的摄入。因此低蛋白饮食可以有效延缓慢性肾功能衰竭的进展，对中晚期慢性肾衰竭患者（GFR为13～24mL/min）更为有效。

2. 低蛋白饮食的方法

根据蛋白质限制的程度分为：①低蛋白饮食，GFR 25～60mL/min时，低蛋白饮食为0.6～0.75g/（kg·d）；GFR＜25mL/min时，低蛋白饮食为0.6g/（kg·d）；②极低蛋白饮食：0.3g/（kg·d）。饮食中蛋白质应是高生物价蛋白质，即富含必需氨基酸的蛋白质，提高动物蛋白质的摄入达50%～60%。对于蛋白质摄入量在0.6g/（kg·d）以下包括极低蛋白饮食者，应补充必需氨基酸或α-酮酸制剂0.1～0.2g/（kg·d）。α-酮酸制剂的主要机制包括：①进入人体后和代谢废物中的氮生成必需氨基酸，有助于尿素的再利用；②含有钙盐，对纠正钙、磷代谢紊乱，减轻继发性甲状腺功能亢进有一定的疗效；③可对饮食中蛋白质生物价的要求相对降低。

通过检测24小时尿液中尿素的排出量可以反映饮食中蛋白质的摄入情况。氮平衡情况下，尿中尿素氮8.0g/d反映煤炭蛋白质摄入为50g。在调整饮食期间应该每2～3个月检测1次，平稳后每4～6个月检测1次。

（二）水钠摄入的限制

在慢性肾衰竭患者，随着肾功能下降，肾脏增加尿钠排泄以维持血钠平衡的能力逐渐减弱，GFR降低至15mL/min时，若不进行水钠限制，将势必出现体内水钠蓄积。已有学者观察到限钠饮食降低血压的同时减少了蛋白尿，并可增强ACEI和ARB减少蛋白尿的作用。

对于慢性肾衰竭患者，无论其 GFR 数值，均应将摄钠量限制为不超过 100mmol/d，即约食盐 6g。可通过监测 24 小时尿钠估计患者的实际摄钠量，一般 24 小时尿钠不超过 100mmol。和限制钠摄入量不同，摄水量的标准应个体化，取决于原发病的不同、肾功能受损程度、个体非尿排泄水的途径差异，原则是"量出为入"。评估容量状态的金标准是用放射性核素法测定总体水，但费用昂贵、费时，不能常规使用。可以综合利用其他方法进行判断，如体检（血压、体重、心肺查体、全身水肿情况），中心静脉压，测定血清心房利钠肽水平等。

（三）其他

1. 低脂饮食

脂肪供能应为总能量的 25%～35%，脂肪摄入量不超过总热量的 30%。低脂饮食绝不是简单地去除脂肪带来的热量，而是讲究摄入脂肪酸的类型，多不饱和脂肪酸可减少心血管疾病的发生，不饱和脂肪酸/饱和脂肪酸应为 2：1。另外胆固醇摄入量 <300mg/d。

2. 低磷饮食

磷摄入量限制在 800mg/d 以下，并发高磷血症者应 <500mg/d，严重高磷血症者应同时予以磷结合剂。

3. 并发高钾血症者

低钾饮食。

4. 注意事项

多补充叶酸、水溶性维生素、钙、铁、锌等矿物质。

二、心血管疾病的治疗

由于潜在发病机制的复杂性，慢性肾脏病患者心血管病变的临床表现多样化，应针对不同病变，给予个体化的治疗方案。由于缺乏充分有效的治疗方法，慢性肾脏病患者普遍存在治疗不达标等问题。延缓慢性肾脏病患者肾脏疾病的进展，开展多学科合作、全方位、多种治疗措施联合的强化治疗。

（一）冠心病的治疗

慢性肾脏病患者急性（不稳定性心绞痛和急性心肌梗死）和非急性冠状动脉疾病（稳定性心绞痛和心力衰竭）的治疗与一般人群相同。

1. 一般治疗

发作时立即休息，一般停止活动后症状即可消除。避免过度体力活动，以不发生疼痛症状为度调整日常生活与工作量。避免情绪激动，减轻精神负担。避免饱餐、油腻饮食，一次进食不宜过饱，保持大便通畅。

2. 药物治疗

首先考虑预防心肌梗死和死亡，其次考虑减少心肌缺血、缓解症状及改善生活质量。

（二）高血压的治疗

1. 血压控制目标

国际卫生组织（WHO）和国际高血压学会（ISH）联合推荐的高血压患者血压控制目标为：尿蛋白：1.0g/d 者，血压 <125/75mmHg；蛋白尿 <1.0g/d 者，血压 <130/80mmHg。

对于 CKDV 期患者血压控制目标为：＜140/90mmHg。

2. 降压药物选择

慢性肾衰竭并发高血压的治疗，药物选择和治疗效果与原发性高血压有所不同。首先将血压降至目标值，首选肾脏保护作用最强的降压药，即 ACEI 或 ARBo 单用 ACEI 或 ARB 降压很难将慢性肾衰竭高血压治疗达标，常需联用 3～4 种降压药物。

（三）心力衰竭的治疗

慢性肾衰竭患者心力衰竭时常存在细胞外容量增加，大多数并发心力衰竭的患者需要多种药物联合治疗，联合治疗中须考虑药物之间的相互作用，尽量减少剂量或服用次数。伴有严重心肌功能障碍时须行紧急超滤治疗。

1. 利尿药

襻利尿药在维持血容量方面是必不可少的，但对肾衰竭患者襻利尿药的作用减弱。尽管噻嗪类利尿药在 GFR＜30mL/min 时无效，对于进展期的肾衰竭患者，襻利尿药联合噻嗪类利尿药仍有一定的协同作用。醛固酮拮抗药对慢性肾衰竭患者的疗效尚不确切，利尿作用较弱，与 ACEI 及 β 受体阻滞药联用是会增加高钾血症的发生率，应减量或避免使用。

2. ACEI 和 ARB

ACEI 可以显著改善心力衰竭症状，降低发病率，提高生存率，适用于心脏舒张和收缩功能障碍的患者，还可用于左心室射血分数＜35% 的无症状性心力衰竭患者，以及心肌梗死后左心室射血分数＜40% 的患者。目前对于其在慢性肾衰竭中的应用，只要没有禁忌证即可应用，对 GFR＜25mL/min 患者慎用。ARB 对于糖尿病肾病的患者有肾脏保护作用，疗效与 ACEI 相似。

3. β 受体阻滞药

可改善无症状性心脏收缩功能障碍患者的预后，应用时注意患者是否并发 β 受体阻滞药禁忌证如反应性气道疾病、窦房结功能不全、心脏传导异常等。

4. 地高辛

其应用目前仍有争议。主要用于控制心房纤颤的心室率，以及严重收缩功能障碍而其他药物治疗效果不明显时。地高辛的正性肌力作用可以使心脏的舒张功能恶化，舒张功能障碍的患者忌用。肾功能受损导致地高辛清除率下降，容易中毒，并发低钾血症时出现心律失常。

（四）危险因素的干预

慢性肾衰竭患者均有各种心血管疾病的危险因素，需要多重危险因素干预。包括：控制高血压、纠正脂质代谢异常、控制高血糖、戒烟、适当增加运动以及纠正贫血，控制炎症，预防高同型半胱氨酸血症等。

三、贫血的治疗

（一）治疗靶目标值

2012 年 KDIGO 发布 GKID 患者贫血治疗指南：建议使用 EPO 患者血红蛋白浓度控制在 115g/L。

（二）重组人促红细胞生成素（rHuEPO）治疗

促红细胞生成素（EPO）是一种糖蛋白激素，相对分子质量约 34 000。血浆中存在的 EPO 根据糖类含量不同，分为两种类型：α 型和 β 型。两种类型临床应用效果上无明显差别。合理应用 rHuEPO，不仅能有效纠正慢性肾衰竭患者贫血，减少慢性肾衰竭患者的左心室肥大等心血管并发症发生，改善患者脑功能和认知能力，提高生活质量和机体活动能力；而且能降低慢性肾衰竭患者的住院率和病死率。因此，rHuEPO 在慢性肾衰竭的治疗中，目前是不可缺少和替代的。

1. 使用时机

无论透析还是非透析的慢性肾脏病患者，若间隔 2 周或者以上连续 2 次 Hb 检测值均低于 11g/dL，并除外铁缺乏等其他贫血病因，应开始实施 rHuEPO 治疗。

2. 使用途径

rHuEPO 治疗肾性贫血，静脉给药和皮下给药同样有效。但皮下注射的药效动力学表现优于静脉注射，并可以延长有效药物浓度在体内的维持时间，节省治疗费用。皮下注射较静脉注射疼痛感增加。

（1）对非血液透析的患者，推荐首先选择皮下给药。

（2）对血液透析的患者，静脉给药可减少疼痛，增加患者依从性；而皮下给药可减少给药次数和剂量，节省费用。

（3）对腹膜透析患者，由于生物利用度的因素，不推荐腹腔给药。

（4）对于 rHuEPO 诱导治疗期的患者，建议皮下给药以减少不良反应的发生。

3. 使用剂量

（1）初始剂量：皮下给药剂量：100～120IU/（kg·周），每周 2～3 次。静脉给药剂量：120～150IU/（kg·周），每周 3 次。①初始剂量选择要考虑患者的贫血程度和导致贫血的原因，对于 Hb < 7g/L 的患者，应适当增加初始剂量。②对于非透析患者或残存肾功能较好的透析患者，可适当减少初始剂量。③对于血压偏高、伴有严重心血管事件、糖尿病的患者，应尽可能从小剂量开始使用 rHuEPO。

（2）剂量调整：①rHuEPO 治疗期间应定期检测 Hb 水平，诱导治疗阶段应每 2～4 周检测 1 次 Hb 水平；维持治疗阶段应每 1～2 个月检测 1 次 Hb 水平。②应根据患者 Hb 增长速率调整 rHuEPO 剂量，初始治疗 Hb 增长速度应控制在每月 1～2g/dL 范围稳定提高，4 个月达到 Hb 靶目标值。如每月 Hb 增长速度 < 1g/dL，除外其他贫血原因，应增加 rHuEPO 使用剂量 25%；如每月 Hb 增长速度 > 2g/dL，应减少 rHuEPO 使用剂量 25%～50%，但不得停用。③维持治疗阶段，rHuEPO 的使用剂量约为诱导治疗期的 2/3。若维持治疗期 Hb 浓度每月改变 > 1g/dL，应酌情增加或减少 rHuEPO 剂量 25%。

4. 给药频率（非长效型 rHuEPO）

（1）在贫血诱导治疗阶段，无论皮下给药还是静脉给药，均不推荐每周 1 次大剂量使用 rHuEPO。因为用药之初过高的促红细胞生成素水平，可造成骨髓促红细胞生成素受体的饱和，而受体恢复时血清促红细胞生成素水平也已降低，造成了药物浪费。

（2）进入维持治疗期后，原皮下给药的患者，给药频率可由每周 2～3 次调整为每周 1～2 次；而原为静脉给药的患者，给药频率可由每周 3 次调整为每周 1～2 次。

（3）大剂量重组人促红素每周 1 次给药，可减少患者注射的不适感，增加依从性；但目前临床疗效的优劣尚缺少循证医学证据。

5. 不良反应

（1）高血压是 EPO 治疗过程中出现的主要不良反应，大约 20% 的肾性贫血患者接受 EPO 治疗后会出现高血压或高血压加重。EPO 相关性高血压机制尚不清楚，可能与血管壁的反应性增加及红细胞增加引起的血流动力学变化有关。出现高血压应首先考虑是否存在细胞外容量负荷过多的情况，加强超滤，调整降压药物的治疗，一般没有必要停止 EPO 的治疗，除非是难以控制的进行性高血压。但是若发生高血压脑病，在临床情况稳定以前，停止使用 EPO。其他不良反应可能包括癫痫、透析通路血栓、高钾血症。

（2）血管通路阻塞，需监测血液透析患者血管通路状况。

（3）肌痛及流感样综合征，表现为肌痛、骨骼疼痛、低热、出汗等，常在用药后 2 小时内出现，可持续 12 小时，2 周后可自行消失。

（4）其他：癫痫、肝功能异常、过敏、高血钾等，较少见。

6. 促红细胞生成素抵抗

最常见的原因是铁缺乏。在铁充足时对促红细胞生成素抵抗，应考虑如下原因：感染，慢性失血，甲状旁腺功能亢进，EPO 抗体，左旋肉碱缺乏，ACEI 类药物，纤维性骨炎，铝中毒，血红蛋白病（如 α 和 β 地中海贫血，镰状细胞贫血），维生素 B_{12} 缺乏，多发性骨髓瘤，营养不良。

（三）铁剂的治疗

慢性肾衰竭伴贫血的患者给予铁剂的目的是达到和维持目标 Hb 水平。根据患者体内铁的状况，有效地应用铁剂避免机体铁储备不足以及红细胞生成时可利用铁缺乏。存在以下情况时先补足铁再开始 EPO 治疗：①血清铁蛋白 <100μg/L；②转铁蛋白饱和度（TSAT）<20%；③低色素性红细胞占全部红细胞的比率 >10%。监测指标为转铁蛋白饱和度和血清铁蛋白。

1. 靶目标值

为达到 EPO 的最佳效果，关于使用 EPO 治疗时铁参数的靶目标值，根据 2006 年 K/Dooi 的建议：非透析患者或腹膜透析患者：血清铁蛋白 >100μg/L，且 TSAT >20%；血液透析患者：血清铁蛋白 >200μg/L，且 TSAT >20%。

2. 给药方法与剂量

（1）口服铁剂：包括硫酸亚铁、葡萄糖酸亚铁、富马酸亚铁。口服铁剂剂量：成年人每日 2~3 次，共服元素铁 200mg；儿童为 2~3mg/（kg·d）。口服方法宜空腹，且不宜与其他药物同时服用，因为会影响铁剂吸收。口服铁剂不能达标则应静脉补铁。

（2）静脉铁剂：包括右旋糖酐铁、葡萄糖酸铁、蔗糖铁。对于 TSAT <20% 和（或）血清铁蛋白 <100μg/L 的慢性肾衰竭患者需静脉补铁，每周 100~200mg，连续 8~10 周；对于 TSAT≥20%，血清铁蛋白≥100μg/L 的慢性肾衰竭患者，需每周静脉补铁 25~125mg；对于血清铁蛋白≥500μg/L 的慢性肾衰竭患者，不推荐常规使用静脉补铁。葡萄糖酸铁给药速度为 12.5mg/min，总量不超过 250mg，持续 2 小时以上；蔗糖铁按相近的速度给药，总量不超过 300mg，持续 2 小时以上。

3. 不良反应

口服铁剂主要不良反应为消化道反应。右旋糖酐铁有变态反应，典型临床表现为低血压、呼吸困难、背痛、面色潮红和焦虑不安，因此，给予右旋糖酐铁先给予试验剂量 25mg，观察 15 ~ 60 分钟后再给予全量。一旦出现变态反应，应给予肾上腺素、苯海拉明和（或）糖皮质激素。葡萄糖酸铁和蔗糖铁不存在变态反应，无须先给予试验剂量。其他不良反应为：关节痛、肌痛，通常与剂量相关；感染的发生概率增加；组织的氧化应激损伤。

（四）补充红细胞生成的其他必需原料

1. 叶酸

当摄入充分时，大多数患者可以保持叶酸平衡，但在 EPO 治疗患者，需额外补充叶酸。

2. 左旋肉碱

慢性肾衰竭患者存在左旋肉碱缺乏，尤其是血液透析患者，左旋肉碱缺乏可导致严重的代谢障碍，也是慢性肾衰竭贫血的重要因素，为 rHuEPO 抵抗的因素之一。

3. 维生素 B_6、维生素 B_{12}

其缺乏与 rHuEPO 抵抗有关。

4. 维生素 C

可以促进单核吞噬细胞系统铁动员，提高铁利用率；维生素 C 缺乏也可导致 rHuEPO 反应性下降。

5. 维生素 E

抗氧化作用。

（五）其他纠正贫血的措施

1. 输血、输红细胞悬液

仅限于出现严重贫血相关症状及体征的患者，目前应用较少。美国内科医师学会强调，必须明确输注红细胞悬液后可以逆转患者的某些症状或体征，否则不宜输血。

2. 充分透析

可清楚尿毒症患者血液中的一些毒性物质，包括红细胞生成素抑制因子或物质，对改善贫血有一定作用。

3. 肾移植

可彻底纠正慢性肾衰竭贫血。

4. 病因治疗

治疗继发性甲状旁腺功能亢进症、铝中毒等。

四、肾性骨病的治疗

治疗方案的实施要根据肾功能的分期、血 iPTH 水平和肾性骨病的类型进行规范化的分阶段治疗。治疗过程中要监测血 iPTH 水平的变化、纠正代谢性酸中毒、避免和治疗铝负荷过多，控制继发性甲状旁腺功能亢进的进展，防止和减少骨外钙化及骨再生不良的发生，提高患者生存质量。监测相关指标，及时调整治疗方案，避免由于治疗过度而带来的相应并发症。

（一）高转化性骨病的治疗

1. 限制磷的摄入

K/DOQI 主张：$CKD_{3~4}$ 期血磷 > 1.5mmol/L、CKD5 期肾衰竭血磷 > 1.8mmol/L 以及血

PTH 升高超出 CKD 各期靶目标时应限制磷摄入。低蛋白饮食是减少磷摄入的主要方法。每日磷的摄入量应 $<600 \sim 800mg$。极低蛋白饮食 $[0.3g/（kg \cdot d）]$ 如 α – 酮酸治疗可将磷摄入限制在 $3 \sim 5mg/（kg \cdot d）$，而且不会出现营养不良。

2. 磷结合剂

如果通过限制磷的摄入不能将血磷控制在目标值，应使用磷结合剂。常用含钙的磷结合剂，如碳酸钙（含钙40%）、醋酸钙（含钙25%），成为治疗继发性甲状旁腺功能亢进的首选药。

目前应用最多的是碳酸钙，价廉、无味、易于耐受，含元素钙高，能纠正酸中毒，可结合肠道中的磷，宜首先选用，是理想的钙剂，餐中服用可更好地发挥结合磷的作用，$1 \sim 6g/d$。但长期服用可导致高钙血症，甚至软组织和血管钙化，用药期间需监测血钙变化。醋酸钙溶解度高，是有效的磷结合剂，因剂量小发生高血钙机会较少。高磷血症者，口服大量钙剂可使钙磷乘积增加，应在血磷 $<1.78mmol/L$（$5.5mg/dL$）时补钙为宜。

对于高血钙或并发严重血管钙化或其他软组织钙化的患者最好使用不含钙的磷结合剂。Sevelamer 是不含钙铝的磷结合剂，不经肠道吸收，通过离子交换和氢化作用结合肠道的磷，有效降低高血磷，效果与碳酸钙、醋酸钙相似，但对血钙影响不大，使钙磷乘积降低。

3. 活性维生素 D 及其衍生物

不仅有利于高转化性肾性骨病的治疗，也有利于继发性甲状旁腺功能亢进所致的其他全身器官损害的恢复。原则上采用最小剂量的活性维生素 D 维持血 iPTH、钙、磷在合适的目标范围内，患者钙磷乘积 $<55mg^2/dL^2$ 才能应用。如果过度应用，易引起高钙斑症和钙磷乘积升高，导致软组织和血管钙化及骨再生不良。治疗过程中监测血 iPTH、钙、磷水平和钙磷乘积，调整药物用量。

（1）作用机制：①可在 mRNA 水平抑制 PTH 的分泌；②通过增加甲状旁腺细胞内钙离子浓度，抑制甲状旁腺细胞的增殖；③促进肠道钙吸收增加血清钙水平，间接抑制甲状旁腺分泌 PTH。

（2）活性维生素 D 治疗适应证：①慢性肾脏病 3 期患者血浆 PTH $>70pg/mL$，4 期患者 PTH $110 \sim 115pg/mL$；②慢性肾脏病 3、4 期患者，血清钙 $<9.5mg/dL$（$2.37mmol/L$）或血磷 $>4.6mg/dL$（$1.49mmol/L$）；③慢性肾脏病 5 期患者血浆 PTH $>300pg/mL$ 或血钙 $<10.2mg/dL$（$2.54mmol/L$），血磷 $>5.5mg/dL$（$1.83mmol/L$）。目前常用的活性维生素 D 制剂有 $1，25（OH)_2D_3$（骨化三醇）和 1α – 羟维生素 D_3（阿法骨化醇）。

（3）应用方法：包括口服及静脉两种。口服又分为每日小剂量及大剂量冲击间歇疗法。①每日小剂量口服适用于轻度继发性甲状旁腺功能亢进，或中重度继发性甲状旁腺功能亢进维持治疗阶段。用法：口服 $0.25\mu g$，1 次/天。并根据血 iPTH、钙、磷水平进行调整剂量。②大剂量口服冲击间歇疗法有助于提高治疗的有效性，减少不良反应，适用于中重度继发性甲状旁腺功能亢进患者。用法：当 iPTH $300 \sim 500pg/mL$ 时，每次 $1 \sim 2\mu g$，每周 2 次；当 iPTH $500 \sim 1~000pg/mL$ 时，每次 $2 \sim 4\mu g$，每周 2 次；当 iPTH $>1~000pg/mL$ 时，每次 $4 \sim 6\mu g$，每周 2 次。以后监测 iPTH 水平，根据 iPTH 变化调整剂量，最终选择最小的骨化三醇剂量间断或持续给药，维持 iPTH 在目标范围。口服给药最好选择在夜间睡眠前肠道钙负荷最低时给药，高血钙发生率低而同样能达到抑制 PTH 的作用。③间断静脉给药：不经过胃肠道代谢，生物效应高，高钙血症发生率低，特别适合用于血液透析或腹膜透析患者。

（二）低转化性骨病

与铝中毒的关系密切，主要以预防为主。主要防治措施如下：①治疗铝中毒，去铁胺治疗；②合理使用钙剂，避免高血钙；③合理应用活性维生素 D 制剂，避免过度抑制 PTH 合成与分泌；④应用低钙透析液；⑤应用重组人生长激素（rhGH）或胰岛素样生长因子（IGF），生长激素能刺激软骨细胞生长，并通过刺激成骨细胞和破骨细胞分泌直接或间接提高骨转化；⑥骨形成蛋白 - 7（BMP - 7）；⑦纠正铁缺乏、纠正代谢性酸中毒、改善营养状况等。

五、其他治疗措施

（一）纠正水电解质和酸碱平衡紊乱

1. 维持水钠平衡

根据患者血压、水肿、体重和尿量情况调节水分和钠盐的摄入。一般在无水肿情况下，不应严格限制水分摄入，慢性间质性肾炎失钠时不应过度限制盐。有明显水肿、高血压者，钠摄入量在 2 ~ 3g/d（氯化钠 5 ~ 7g/d），严重病例在 1 ~ 2g/d（氯化钠 2.5 ~ 5g/d）。根据需要应用襻利尿药。一般不用噻嗪类利尿药及保钾利尿药。同时防止利尿过度及呕吐等体液丢失过多引起的脱水、低血压等情况。

2. 代谢性酸中毒

纠正酸中毒有助于减轻和避免酸中毒所致的一系列机体代谢改变，可降低慢性肾衰竭患者骨骼和肌肉中的钙、蛋白质和氨基酸的丢失，抑制骨骼和肌肉分解，有利于营养的维持和肾脏的保护，延缓肾衰竭的进展。临床上常用碳酸氢钠 3 ~ 10g/d，分 3 次口服；严重者应静脉滴注碳酸氢钠并根据学期分析结果调整用药剂量，同时应用祥利尿药增加尿量，防止钠潴留。

3. 高钾血症和低钾血症

在慢性肾衰竭时常见，当 GFR < 25mL/min 时，应限制钾的摄入。当血钾 > 5.5mmol/L 时，具体治疗为：①即刻治疗（几分钟内完成），对有心电图改变者，用 10 ~ 20mL 葡萄糖酸钙（持续推注 30 ~ 60 秒）稳定心肌细胞；②暂时治疗（将钾转运到细胞内），10% 葡萄糖内加 10 ~ 16U 常规胰岛素静脉滴注，5% 碳酸氢钠用于严重高钾血症并发酸中毒的患者，10% 葡萄糖酸钙 10 ~ 20mL 静脉注射；③去钾治疗，利尿药（呋塞米 40 ~ 160mg 入壶）增加肾分泌钾，聚苯乙烯磺酸钠口服。严重高钾血症（血钾 > 6.5mmol/L）且伴有少尿、利尿效果欠佳者，应及时给予透析治疗。

由于钾摄入不足、胃肠道丢失、补碱过多、利尿过度等原因，慢性肾衰竭患者可发生低钾血症，根据血钾水平，给予口服补钾，严重者予以静脉缓慢滴注葡萄糖氯化钾溶液，静脉补钾时注意尿量，防止高血钾。

4. 高镁血症和低镁血症

高镁血症在慢性肾衰竭患者中并不少见，严重高镁血症（血镁 2mmol/L）时，患者可出现呼吸衰竭，应紧急给予葡萄糖酸钙或氯化钙静脉注射，并及时血液透析。低镁血症常与利尿药的应用有关，轻度时一般不予处理，严重者可静脉补充镁药。

（二）出血的治疗

1. 纠正贫血

是改善凝血功能的重要措施，可以促进血小板与血管壁的相互作用，从而缩短出血时间，改善止血。EPO 的作用主要在于提高血细胞比容，进而缩短出血时间，对血小板数目及聚集功能，血栓素 A_2 的合成无影响。

2. 冷沉淀及精氨酸血管升压素

冷沉淀是富含血管性假血友病因子（vWF）、纤维蛋白原及纤维连接素的血浆制品。对于出血时间≥15 分钟的尿毒症患者，使用冷沉淀 1 小时后可见凝血时间缩短，作用高峰时间为 4 ~ 12 小时。精氨酸血管升压素（DDAVP）是人工合成的加压素，可促使内源性 vWF 从储存点释放，缩短出血时间，静脉或皮下注射剂量为 0.3μg/kg，作用持续 6 ~ 8 小时。

3. 雌二醇

通过拮抗一氧化氮的合成使血小板黏附到收缩的血管，改善其功能，减少出血及出血时间。

4. 充分透析和选择合理抗凝血药

充分的透析治疗清除尿毒症毒素可以纠正或改善出血时间的延长。

（三）抗凝，改善微循环

应用抗凝血（肝素、华法林）、促纤溶（尿激酶）、抗血小板聚集（阿司匹林）药物和活血化瘀中药等具有防止和减少肾小球内凝血、改善肾脏微循环和抑制继发性炎症反应与纤维化等作用，但需要大样本的前瞻对照临床研究进一步证实。如果反复出现血栓且抗磷脂抗体（APL）阳性或蛋白 C 或蛋白 S 异常者，建议长期使用华法林。与肝素引起的血小板减少相关的反复血栓形成，在血小板恢复正常且停用所有类型的肝素制剂至少 1 个月以后可考虑应用华法林。若蛋白 C 水平持续低，且有出现血栓形成和肢体坏疽的危险，可以应用直接的凝血酶抑制药，其中阿加曲班在肝代谢，适用于肾衰竭的患者。

（四）纠正脂质代谢异常

高脂血症是慢性肾衰竭进展的重要因素之一。控制高脂血症可以延缓全身及肾脏小动脉粥样硬化的进展，减轻心脑血管病变，改善预后。目前他汀类药物对于慢性肾衰竭患者脂质代谢紊乱的治疗主要借鉴于一般人群的应用经验。血清总胆固醇 >200mg/dL 和 HDL - 胆固醇≤35mg/dL 需控制脂质摄入，LDL - 胆固醇水平超过 100 ~ 130mg/dL 应开始饮食和药物治疗。LDL - 胆固醇靶目标值应控制在100mg/dL 以下。另外他汀类药物不仅具有调脂作用，还具有肾脏功能保护作用。但在 GFR 较低的患者应注意减少剂量，监测肾功能变化。一般不主张联合使用降脂药物，因为会增加不良反应。

（五）避免和去除加速肾功能不全进展的因素

慢性肾衰竭非透析治疗的基础和前提是有效治疗原发疾病和消除引起肾功能恶化的可逆因素，如戒烟减少心血管并发症的发生，肥胖者减轻体重可以有效地减少蛋白尿，控制感染，避免肾毒性药物等。

（王亚红）

第四节 慢性肾衰竭替代治疗

一、血液透析

血液透析于 20 世纪 60 年代应用于临床，是目前最常应用的血液净化疗法。其方法是将血液引出体外，经带有透析器的体外循环装置，血液与透析液借半透膜（透析膜）进行水和溶质的交换，血液中水和尿毒症毒素包括肌酐、尿素、钾和磷等进入透析液而被清除，而透析液中碱基和钙等则进入血液，从而达到清除水和尿毒症毒素，维持水、电解质和酸碱平衡的目的。

（一）血管通路的建立

血管通路指体外循环血液引出和回流的通路口对血管通路方式的选择主要依据肾衰竭的类型（即估计透析时间的长短）、透析的紧急性、患者自身血管条件等因素。理想的血管通路要求有充足的血流量，一般在 200～400mL/min。不同血液净化技术对血流量的要求不同。

1. 中心静脉留置插管

适用于急性肾损伤等需紧急透析、终末期肾病动静脉内瘘术前或内瘘堵塞等引起内瘘失功能时。常选择颈内静脉、股静脉行中心静脉插管，必要时也可选用锁骨下静脉。操作简便，不加重心脏负荷，对血流动力学影响小。一般保留 2～3 周。常见的并发症为感染、出血、血栓形成、血流量不足和导管脱落等，其中感染为最常见的并发症。

由于血管条件所限且需长期透析者，也可选择颈内静脉穿刺，体外段导管埋置于皮下隧道，即长期导管。这种方法的感染并发症显著低于一般的中心静脉插管，可留置数月至数年。

2. 动静脉内瘘

适用于终末期肾病维持性血液透析患者。由动脉与邻近静脉吻合而成，最常选用桡动脉和头静脉，因为该部位易于反复穿刺及维护。动静脉内瘘吻合术后数周，静脉管壁由于压力的作用而增厚，可耐受反复穿刺。一般内瘘成熟需 6～8 周。当邻近血管条件差时，可进行自身血管移植或选用人造血管。动静脉内瘘引起动静脉短路，使心脏负荷增加 1/10～1/5。应尽可能在透析前择期做动静脉内瘘，时机选择在 eGFR < 25mL/min、预计 6 个月内将做血液透析治疗者。常见的并发症包括出血、血栓、感染、窃血综合征、血管狭窄、血管瘤、肿胀手综合征和心力衰竭等。

（二）血液透析的抗凝血疗法

血液透析时必须抗凝血以防止血液在体外循环时发生凝固。

1. 肝素抗凝

临床上最常用，根据肝素剂量和用法不同而有不同的抗凝血方法。①常规肝素抗凝血方法：最为常用，肝素与抗凝血酶Ⅲ结合，使后者发生分子构型改变，与凝血酶、凝血因子Xa 等结合并灭活之。机体对肝素的敏感性和代谢速率存在较大差异，故肝素的应用必须个体化。肝素静脉注射后起效时间为 5 分钟，达峰时间为 15 分钟，半衰期约为 50 分钟。于血透开始前 5～15 分钟静脉端注射肝素 50～100U/kg，然后静脉持续输注 1 000U/h，血透结束前 1 小时停药。为达到较好的抗凝作用而不致引起出血，血液透析时常需观察凝血指标。肝素可引起出血、过敏反应和血小板减少等不良反应。当发生出血时，可应用鱼精蛋白治疗。鱼精蛋白与肝素结合而抑制肝素的抗凝活性，两者的生物学效价比值为 0.7~1.5。血透结束时相当部分肝素已被代谢，故鱼精蛋白用量为肝素总量的 1/2。由于鱼精蛋白半衰期较肝素短，故应用鱼精蛋白出血停止后又再次发生出血，称为反跳现象。此时可酌情再次给予鱼精蛋白治疗。②小剂量肝素抗凝法：适用于有低中度出血倾向者。首次肝素剂量为 10~50U/kg，追加剂量为 500U/h。③体外局部肝素抗凝法：透析开始时于血路动脉端给予肝素 500U，然后 500~750U/h 持续滴注，同时静脉端予相应量鱼精蛋白中和。肝素与鱼精蛋白效价比值的个体差异较大，故透析过程中需随访有关凝血指标，并及时调整两者的用量。由于肝素半衰期较鱼精蛋白长，故透析结束时需再给予一定量鱼精蛋白。本方法只使体外循环血液抗凝，而对体内血液凝血功能无明显影响。适用于伴重度出血倾向或活动性出血者。④低分子量肝素抗凝法：与标准肝素比较，低分子肝素抗凝作用较强，但不易引起出血，半衰期更长，达 2 小时左右。血透前静脉注射 60~80U/kg，一般不需追加用药。本法适用于中、高危出血倾向患者。

2. 局部枸橼酸抗凝法

枸橼酸结合血中钙离子，使血钙浓度下降，阻止凝血因子转化为凝血酶，从而达到抗凝作用。本方法仅有体外抗凝作用，而不影响体内血液凝血功能，故适用于有活动性出血者。由于枸橼酸需经肝脏代谢生成碳酸氢根，故肝功能不全时慎用。另尚可引起低钙血症、代谢性碱中毒等不良反应。

（三）透析指征

（1）急性肾损伤。血液透析能迅速清除体内过多的水和 K^+，纠正酸中毒，并为原发病治疗创造条件。但也可以引起并发症，故在决定透析指征时应做全面考虑。

1）一般透析指征：出现下列任何一种情况即可进行透析。①急性肺水肿，对利尿药无反应。②高钾血症，血钾 ≥6.5mmol/L。③高分解代谢状态。④无高分解代谢状态，但无尿 2 天或少尿 4 天以上。⑤血碳酸氢根 <12mmol/L 或动脉血 pH<7.2。⑥ BUN21.4~28.6mmol/L（60~80mg/dL）以上或血 Cr≥442μmol/L（5mg/dL）。⑦少尿 2 天以上，并伴有下列情况之一：体液过多，如球结膜水肿、胸腔积液、心包积液、心音呈奔马律或中心静脉压升高；持续呕吐；烦躁或嗜睡；血钾 ≥6mmol/L；心电图有高钾血症表现。在原发病重、估计肾功能恶化较快且短时间内不能恢复时，可在并发症出现前进行早期透析，优点是有利于维持内环境稳定，并为原发病的治疗创造条件，如应用抗生素、营养支持等。

2）紧急透析指征：出现下列任何一种情况需立即透析。①严重高钾血症，血钾 ≥7.2mmol/L 或有严重心律失常；②急性肺水肿，对利尿药无良好反应；③严重代谢性酸中毒，动脉血 pH<7.2。

（2）终末期肾病。对于终末期肾病患者，血液透析能替代部分的肾脏排泄功能，从而减轻临床症状，阻止或延缓并发症包括心脑血管并发症、神经系统并发症、肾性骨病和贫血等的进展。透析指征的决定应考虑残余肾功能状态和临床表现，包括并发症的情况。CKD₄ 期的患者应开始接受关于肾衰竭和肾脏替代治疗的教育；非糖尿病肾病 eGFR<10mL/（min·1.73m²）；糖尿病肾病 eGFR<15mL/（min·1.73m²）应开始替代治疗。当有下列情

况时，可酌情提前开始透析治疗：严重并发症，经药物治疗等不能有效控制者，如容量过多包括急性心力衰竭、顽固性高血压；高钾血症；代谢性酸中毒；高磷血症；贫血；体重明显下降和营养状态恶化，尤其是伴有恶心、呕吐等。

（3）药物或毒物中毒。

（4）严重水、电解质和酸碱平衡紊乱。

（5）其他：如严重高热、低体温等。

（四）血液透析禁忌证

无绝对禁忌证，但下列情况应慎用：①颅内出血或颅内压增高；②药物难以纠正的严重休克；③严重心肌病变并有难治性心力衰竭；④活动性出血；⑤精神障碍不能配合血液透析治疗。

（五）透析剂量和透析处方

临床上透析剂量主要决定于患者临床状况和透析充分性指标。前者包括高血压的控制，消化道症状的减轻，营养状况的改善，水、电解质及酸碱平衡的控制，体重和残余肾功能等。透析处方指为达到设定的溶质和水清除目标所制订的各项透析方案，包括透析器的选择、血流量和透析液流量、超滤量和速度、抗凝剂应用、透析频率和每次透析时间。一般每周透析 3 次，每次 4～6 小时，每周透析时间为12～15小时。体重高、食欲好、残余肾功能差时，应选用较大透析膜面积的透析器，并提高血流量和透析液流量。透析超滤量和速度的设定主要根据透析间期体重的增长（反映水钠潴留情况）、心功能和血压等。一般单次透析超滤量为干体重的 3%，不超过 5%。所谓干体重指采用血液透析缓慢超滤至出现低血压时的体重，此时体内基本无水钠潴留。但在实际工作中干体重的确定常根据一段时间透析治疗后，患者达到血压和心功能控制较好、无明显水肿时的单次透析后体重。由于透析间期水钠潴留仅部分在血液，另有一部分在细胞间液，而血液透析清除的水直接来自血液，故当脱水速度明显超过细胞间液进入血液的速度时，可引起有效血容量不足和血压下降。心功能不全、低蛋白血症时，透析间期潴留液体在细胞间液的比例升高，透析脱水应更慢。

（六）特殊血液净化技术

1. 血液滤过

血液滤过模仿正常人肾小球滤过和肾小管重吸收原理，以对流方式清除体内过多的水分和尿毒症毒素。与血液透析相比，血液滤过具有对血流动力学影响小、中分子物质清除率高等优点。

（1）适应证：血液滤过适合急、慢性肾衰竭患者，特别是伴以下情况者。①常规透析易发生低血压。②顽固性高血压。③常规透析不能控制的体液过多和心力衰竭。④严重继发性甲状旁腺功能亢进。⑤尿毒症神经病变。⑥心血管功能不稳定、多脏器衰竭及病情危重患者。

（2）禁忌证：同血液透析。

（3）并发症及处理：①致热原反应和败血症，其预防措施包括定期检测反渗水、透析液及置换液的细菌和内毒素；定期更换内毒素过滤器；置换液配制过程无菌操作；使用前必须严格检查置换液、血滤器及管道的包装与有效使用日期，检查置换液的颜色与透明度；出现发热者，应同时做血液和置换液细菌培养及置换液内毒素检测；必要时行抗生素治疗；

②耗减综合征，氨基酸与蛋白质的丢失，建议增加饮食中蛋白质的摄入；③远期并发症，微量元素慢性中毒，应注意置换液中各种元素的含量，特别是微量元素应控制在允许范围内。

2. 血液透析滤过

血液透析滤过是血液透析和血液滤过的结合，具有两种治疗模式的优点，可通过弥散和对流两种机制清除溶质，在单位时间内比单独的血液透析或血液滤过清除更多的中小分子物质。

（1）适应证和禁忌证：血液透析滤过适应证与血液滤过相似，禁忌证同血液透析。

（2）并发症及处理：①反超滤，低静脉压、低超滤率或采用高超滤系数的透析器时，在透析器出口，血液侧的压力可能低于透析液侧，从而出现反超滤，严重可致患者肺水肿。临床不常见。可调整适当跨膜压（100～400mmHg）及血流量（常＞250mL/min）以预防；②蛋白丢失，高通量透析膜的应用，使得清蛋白很容易丢失，在行血液透析滤过治疗时，白蛋白丢失增多，尤其是后稀释置换法；③缺失综合征，高通量血液透析能增加可溶性维生素、蛋白、微量元素和小分子多肽等物质的丢失。因此，在行血液透析滤过治疗时，应及时补充营养。

3. 连续肾脏替代治疗

连续性肾脏替代治疗是指一组体外血液净化的治疗技术，是所有连续、缓慢清除水分和溶质治疗方式的总称。传统 CRRT 技术每天持续治疗 24 小时，目前临床上常根据患者病情治疗时间做适当调整。CRRT 的治疗目的已不仅仅局限于替代功能受损的肾脏，近来更扩展到常见危重疾病的急救，成为各种危重病救治中最重要的支持措施之一，与机械通气和全胃肠外营养地位同样重要。目前包括以下技术：①缓慢连续超滤；②连续性静—静脉血液滤过；③连续性静—静脉血液透析滤过；④连续性静—静脉血液透析；⑤连续性高通量透析；⑥连续性高容量血液滤过；⑦连续性血浆滤过吸附。

（1）适应证：①肾脏疾病，重症急性肾损伤伴血流动力学不稳定和需要持续清除过多水或毒性物质，如 AKI 并发严重电解质紊乱、酸碱代谢失衡、心力衰竭、肺水肿、脑水肿、急性呼吸窘迫综合征（ARDS）、外科术后、严重感染等；慢性肾衰竭并发急性肺水肿、尿毒症脑病、心力衰竭、血流动力学不稳定等；②非肾脏疾病，包括多器官功能障碍综合征、脓毒血症或败血症性休克、急性呼吸窘迫综合征、挤压综合征、乳酸酸中毒、急性重症胰腺炎、心肺体外循环手术、慢性心力衰竭、肝性脑病、药物或毒物中毒、严重液体潴留、需要大量补液、电解质和酸碱代谢紊乱、肿瘤溶解综合征、过高热等。

（2）禁忌证：连续性肾脏替代治疗无绝对禁忌证，但存在以下情况时应慎用。①无法建立合适的血管通路。②严重的凝血功能障碍。③严重的活动性出血，特别是颅内出血。

（3）并发症及处理：并发症种类同血液透析和血液滤过等技术，但由于 CRRT 治疗对象为危重患者，血流动力学常不稳定，且治疗时间长，故一些并发症的发病率较高，且程度较重，处理更为困难。如低血压、低钾或高钾血症、低钙血症、酸碱失衡、感染以及机械因素相关并发症。另外，由于治疗时间长，肝素等抗凝血药应用总量较大，故容易出血；但如血流量较低、血细胞比容较高或抗凝血药剂量不足，则容易出现凝血。如治疗时间较长，则可导致维生素、微量元素和氨基酸等丢失，应适当补充。

4. 单纯超滤

单纯超滤是通过对流转运机制，采用容量控制或压力控制，经过透析器或血滤器的半透膜等渗地从全血中除去水分的一种治疗方法。在单纯超滤治疗过程中，不需要使用透析液和置换液。

（1）适应证：①药物治疗效果不佳的各种原因所致的严重水肿；②难治性心力衰竭；③急、慢性肺水肿。

（2）禁忌证：同血液透析。

（3）并发症及处理：①滤器破膜漏血，由于滤器质量或运输及存放损坏，或跨膜压过高可导致滤器破膜，血液进入超滤液内，此时必须立即更换滤器；②低血压，超滤率过大可导致低血压发生，通常发生在单纯超滤后程或结束前，在血清精蛋白或血红蛋白水平明显降低的患者身上更易发生；患者早期表现为打哈欠、背后发酸、肌肉痉挛，或出现便意等，进而可有恶心、呕吐、出汗、面色苍白、呼吸困难和血压下降，此时应降低超滤率，必要时补充生理盐水或血清；③滤器和管路凝血，应立即增加抗凝血药物剂量；有条件的医院应急查抗凝血酶Ⅲ活性，如果患者抗凝血酶Ⅲ活性低于50%，应改用阿加曲班作为抗凝血药物；若静脉压、跨膜压在短时间内突然升高，管路、滤器颜色加深，应立即回血，避免凝血；若在下机时回血阻力突然升高，怀疑滤器管路有凝血时，应立即停止回血，以免血栓进入体内；④出血，对于使用普通肝素或低分子肝素的患者，应暂时停用，并给予适量的鱼精蛋白拮抗，对于选用阿加曲班作为抗凝血药物的患者，应暂时停用阿加曲班20～30分钟，然后减量应用；⑤心律失常、猝死，对于心血管状态不稳定的患者，单纯超滤过程中有出现致命性心律失常，甚至猝死的可能，此时应立即停止单纯超滤，并给予积极抢救。对于这样的患者原则上推荐采用缓慢连续性超滤（SCUF）模式治疗。

5. 血浆置换

血浆置换（PE）是一种用来清除血液中大分子物质的血液净化疗法。其基本过程是将患者血液经血泵引出，经过血浆分离器，分离血浆和细胞成分，去除致病血浆或选择性地去除血浆中的某些致病因子，然后将细胞成分、净化后血浆及所需补充的置换液输回体内。血浆置换包括单重血浆置换、双重血浆置换。单重血浆置换是利用离心或膜分离技术分离并丢弃体内含有高浓度致病因子的血浆，同时补充同等体积的新鲜冷冻血浆或新鲜冷冻血浆加少量清蛋白溶液。双重血浆置换是使血浆分离器分离出来的血浆再通过膜孔径更小的血浆成分分离器，将患者血浆中相对分子量远远大于清蛋白的致病因子，如免疫球蛋白、免疫复合物、脂蛋白等丢弃，将保留有大量清蛋白的血浆成分回输至体内，它可以利用不同孔径的血浆成分分离器来控制血浆蛋白的除去范围。双重血浆置换能迅速清除患者血浆中的免疫复合物、抗体、抗原等致病因子，调节免疫系统，清除封闭性抗体，恢复细胞免疫功能及网状内皮细胞吞噬功能，使病情得到缓解。

（1）适应证：①风湿免疫性疾病，如系统性红斑狼疮（尤其是狼疮性脑病）、难治性类风湿关节炎、系统性硬化症、抗磷脂抗体综合征等；②免疫性神经系统疾病，如重症肌无力、急性炎症性脱髓鞘性多发性神经病、Lambert-Eaton肌无力综合征、多发性硬化病、慢性炎症性脱髓鞘性多发性神经病等；③消化系统疾病，如重症肝炎、严重肝衰竭、肝性脑病、胆汁淤积性肝病、高胆红素血症等；④血液系统疾病，如多发性骨髓瘤、高γ-球蛋白血症、冷球蛋白血症、高黏滞综合征（巨球蛋白血症）、血栓性微血管病（血栓性血小板减少性紫癜/溶血性尿毒性综合征）、新生儿溶血性疾病、白血病、淋巴瘤、重度血型不合的妊娠；⑤肾脏病，如抗肾小球基底膜病、急进性肾小球肾炎、难治性局灶节段性肾小球硬化症、系统性小血管炎、重症狼疮性肾炎等；⑥器官移植，器官移植前去除抗体（ABO血型不兼容移植、免疫高致敏受者移植等）、器官移植后排斥反应；⑦自身免疫性皮肤疾病，如大疱性皮肤病、天疱疮、类天疱疮、中毒性表皮坏死松解症、坏疽性脓皮病等；⑧代谢性疾病，如纯合子型家族性高胆固醇血症等；⑨药物中毒，药物过量（如洋地黄中毒等）、与蛋白结合的毒物中毒；⑩其他，浸润性突眼等自身免疫性甲状腺疾病、多脏器衰竭等。

（2）禁忌证：无绝对禁忌证，相对禁忌证包括：①对血浆、人血清蛋白、肝素等有严重过敏史；②药物难以纠正的全身循环衰竭；③非稳定期的心、脑梗死；④颅内出血或重度脑水肿伴有脑疝；⑤存在精神障碍而不能很好配合治疗者。

（3）并发症及处理：①过敏和变态反应，系大量输入异体血浆所致，表现为皮疹、皮肤瘙痒、畏寒、高热，严重者出现过敏性休克，可在血浆输入前适量应用糖皮质激素预防；出现上述症状时减慢或停止血泵，停止输入可疑血浆或血浆成分，予以糖皮质激素、抗组胺类药物治疗，出现过敏性休克的按休克处理；②低血压，与置换液补充量不足、血管活性药物清除或过敏反应有关，根据不同的原因进行相应处理，考虑置换液补充量不足者，应正确计算需要补充的血浆量；对于治疗前已经有严重低蛋白血症患者，根据患者情况可酌情使用人血清蛋白、血浆；考虑血管活性药物清除所致者，必要时适量使用血管活性药物。考虑过敏者按过敏处理；③溶血，查明原因，予以纠正，特别注意所输注血浆的血型，停止输注可疑血浆；应严密监测血钾，避免发生高血钾等；④重症感染，在大量使用清蛋白置换液进行血浆置换时，导致体内免疫球蛋白和补体成分缺乏；高危患者可适量补充新鲜血浆或静脉注射大剂量免疫球蛋白；⑤血行传播病毒感染，主要与输入血浆有关，患者有感染肝炎病毒和人免疫缺陷病毒的潜在危险，应注意合理安全应用血制品；⑥出血倾向，血浆置换过程中血小板破坏、抗凝血药物过量或大量使用清蛋白置换液置换血浆导致凝血因子缺乏。对于高危患者及短期内多次、大量置换者，必须补充适量新鲜血浆。

6. 血浆吸附

血浆吸附是血液引出后首先进入血浆分离器将血液的有形成分（血细胞、血小板）和血浆分开，有形成分输回患者体内，血浆再进入吸附器进行吸附清除其中某些特定的物质，吸附后血浆回输至患者体内。血浆吸附根据吸附剂的特性主要分为两大类，一类是分子筛吸附，即利用分子筛原理通过吸附剂携带的电荷和孔隙，非特异性地吸附在电荷和分子大小与之相对应的物质，如药用炭、树脂、炭化树脂和阳离子型吸附剂等；另一类是免疫吸附，即利用高度特异性的抗原－抗体反应或有特定物理化学亲和力的物质（配基）结合在吸附材料（载体）上，用于清除血浆或全血中特定物质（配体）的治疗方法，如胆红素吸附。

（1）适应证：①肾脏和风湿免疫系统疾病，如系统性红斑狼疮和狼疮性肾炎、抗肾小球基底膜病、Wegener肉芽肿、新月体肾炎、局灶节段性肾小球硬化、溶血性尿毒症综合征、免疫性肝病、脂蛋白肾病、冷球蛋白血症、类风湿关节炎、单克隆丙种球蛋白血症、抗磷脂抗体综合征等；②神经系统疾病，如重症肌无力、吉兰－巴雷综合征等；③血液系统疾病，如特发性血小板减少性紫癜、血栓性血小板减少性紫癜、血友病等；④血脂代谢紊乱，如严重的家族性高胆固醇血症、高三酰甘油血症等；⑤肝衰竭，重症肝炎、严重肝衰竭尤其是并发高胆红素血症患者等；⑥器官移植排斥，肾移植和肝移植排斥反应、群体反应抗体升高、移植后超敏反应等；⑦重症药物或毒物的中毒，化学药物或毒物、生物毒素，对于高脂溶性而且易与蛋白结合的药物或毒物，可选择血浆灌注吸附，或与血液透析联合治疗效果更佳；⑧其他疾病，如扩张性心肌病、β_2 微球蛋白相关淀粉样变、银屑病、甲状腺功能亢进等。

（2）禁忌证：同血液透析。

（3）并发症及处理：①低血压，多由体外循环引起，对本身存在低血容量的患者，在上机前酌情补充必要的胶体和晶体溶液；②过敏反应，治疗前各种滤器要充分预冲，并且预冲时注意检查吸附器；出现过敏反应给予糖皮质激素和抗组胺类药物、吸氧等对症治疗，必要时终止治疗，严重者出现休克时按过敏性休克处理；③溶血，查明原因，并予以纠正，如为滤器破膜，及时更换；④出血，多为抗凝血药过量所致；⑤凝血，包括血浆分离器、血浆吸附器、透析器内凝血和留置管凝血，多与术前肝素使用剂量不足，或患者处于高凝状态，或伴有高脂血症有关；术中密切观察跨膜压变化，调整肝素追加量，如跨膜压短时间内迅速升高，可临时追加肝素量，若出现滤器破膜，应立即更换；⑥穿刺局部血肿、气胸、腹膜后出血，肝衰竭患者凝血功能差，可酌情于治疗前输血浆、凝血因子复合物等补充凝血因子。治疗中注意肝素用量。注意卧床休息，减少穿刺部位的活动，或局部止血。

7. 血液灌注

血液灌注技术是将患者血液从体内引到体外循环系统内，通过灌注器中吸附剂吸附毒物、药物、代谢产物，达到清除这些物质的一种血液净化治疗方法或手段。

（1）适应证：①急性药物或毒物中毒；②尿毒症，尤其是顽固性瘙痒、难治性高血压；③重症肝炎，特别是暴发性肝衰竭导致的肝性脑病、高胆红素血症；④脓毒症或系统性炎症反应综合征；⑤银屑病或其他自身免疫性疾病；⑥其他疾病，如甲状腺危象、肿瘤化疗等。

（2）禁忌证：对灌注器及相关材料过敏者。

（3）并发症及处理：①生物不相容性，治疗开始后 $0.5 \sim 1.0$ 小时患者出现寒战、发热、胸闷、呼吸困难、白细胞或血小板一过性下降（可低至灌流前的 $30\% \sim 40\%$）；一般不需要中止治疗，可适量静脉推注地塞米松、吸氧等处理；如果经过上述处理症状不缓解并严重影响生命体征而确系生物不相容导致者应及时中止治疗；②吸附颗粒栓塞，治疗开始后患者出现进行性呼吸困难、胸闷、血压下降等，应考虑是否存在吸附颗粒栓塞；一旦出现吸附颗粒栓塞现象，必须停止治疗，给予吸氧或高压氧治疗，同时配合相应的对症处理；③出凝血功能紊乱，药用炭进行灌注吸附治疗时很可能会吸附较多的凝血因子如纤维蛋白原等，特别是在进行肝性脑病灌注治疗时易于导致血小板的聚集而发生严重的凝血现象；而血小板大量聚集并活化后可以释放出大量的活性物质，进而诱发血压下降，治疗中注意观察与处理；④贫血，通常每次灌注治疗均会导致少量血液丢失，因此长期进行血液灌流的患者，特别是尿毒症患者，有可能诱发或加重贫血现象；⑤体温下降，与体外循环没有加温设备、设备工作不正常或灌注过程中注入了过多的冷盐水有关，应注意保温；⑥空气栓塞，主要源于灌注治疗前体外循环体系中气体未完全排除干净、治疗过程中血路连接处不牢固或出现破损而导致气体进入到体内。患者可表现为突发呼吸困难、胸闷气短、咳嗽，严重者表现为发绀、血压下降，甚至昏迷。一旦空气栓塞诊断成立，必须立即停止灌注治疗，吸入高浓度氧气、必要时可静脉应用地塞米松，严重者及时进行高压氧治疗。

二、腹膜透析

腹膜透析的基本原理是利用腹膜作为半渗透膜，利用重力作用将配制好的透析液经导管灌入患者的腹膜腔，这样，在腹膜两侧存在溶质的浓度梯度差，高浓度一侧的溶质向低浓度一侧移动（弥散作用）；水分则从低渗一侧向高渗一侧移动（渗透作用）。通过腹腔透析液不断地更换，以达到清除体内代谢产物和毒物，纠正水、电解质、酸碱平衡紊乱的目的。

（一）适应证

1. 慢性肾衰竭

适用于多种原因所致的慢性肾衰竭患者的临时性和长期维持性治疗，尤其持续不卧床腹膜透析，因其独特的优势是治疗慢性肾衰竭主要的透析方式。因腹膜透析不需要建立血管通路，可避免反复血管穿刺带来的疼痛、恐惧心理，是儿童及青少年的透析方式优先选择；对于原有心、脑血管疾病史或心血管状态不稳定的患者，如心绞痛、心肌梗死、心肌病、严重心律失常、脑血管意外、反复低血压和顽固性高血压等，腹膜透析也适用；对于老年人，因腹膜透析的血流动力学相对较稳定，对易并发心血管疾病并发症的老年人心血管功能影响小，也容易被接受，但对于并发严重心血管疾病的老年患者，不宜选择腹膜透析。对于糖尿病终末期肾脏病患者因血管条件欠佳，可能会出现反复动静脉造瘘失败，且易并发心血管并发症，适合于腹膜透析。另外对于有出血倾向或存在凝血功能异常伴明显出血的患者，更宜选用腹膜透析。因腹膜透析对于残肾功能有一定的保护作用，因此对于残余肾功能尚存的患者可优先选用腹膜透析治疗。

对于透析时机的选择，应根据患者的主观症状结合相关实验室检查来确定。而影响患者透析时机的因素如下。①患者的营养状态，文献报道，透析前低白蛋白血症是透析患者预后不良的重要预测因子。②患者的 eGFR，对于终末期肾脏病患者，一般在 eGFR < 10mL/（min·1.73m^2）时应考虑开始行透析治疗，但如患者尿毒症症状不明显、一般情况尚可等，可推迟透析。对于糖尿病终末期肾脏病患者，一般 eGFR < 10mL/（min·1.73m^2）应开始透析，老年患者并发肾病综合征者或并发心力衰竭者，透析指征可提前，在 eGFR < 15mL/（min·1.73m^2）应开始透析。另外，对于老年终末期肾脏病患者因多合并多器官损害且耐受性差，目前多主张无论患者有无症状，应早期［eGFR 10～15mL/（min·1.73m^2）］透析，以改善患者的生活质量降低并发症的发生。③社会经济状况，是终末期肾脏病患者透析方式和适当透析时机的重要影响因素。

2. 急性肾衰竭或急性肾损伤

腹膜透析治疗急性肾衰竭已有多年的历史，疗效已得到肯定，文献报道，腹膜透析治疗急性肾损伤有助于肾功能的恢复，特别是对于血流动力学不稳定、有出血或出血倾向、血管通路建立困难等，腹膜透析是一线治疗方法。通过透析，可清除大分子物质、中分子物质、小分子物质等。因腹膜透析操作简便、不需建立血管通路、依赖特殊的医疗设备等，尤其适用于一些尚未开展血液透析和持续性肾脏替代治疗（CRRT）的基层医院。急性肾衰竭多伴有高分解代谢和多器官功能障碍，因此腹膜透析治疗的模式和剂量要进行适当的选择和调整，保证小分子代谢产物及中分子物质充分清除。

3. 中毒性疾病

腹膜透析既能清除毒素，尤其是对中分子或是有环状结构的小分子物质以及与蛋白质结合的物质有较好的清除作用，同时也能清除体内潴留的代谢产物及过多的水分。对于急性药物或毒物中毒，尤其是有血液透析禁忌证或无条件进行血液透析的患者，可考虑腹膜透析治疗。腹膜透析治疗中毒应尽早进行，一般要求在 8～16 小时进行，病情危重者要求一旦明确诊断即开始透析治疗。

4. 其他

对于充血性心力衰竭、急性胰腺炎、慢性肝脏疾病、急性肝衰竭、高胆红素血症、银屑病、多发性骨髓瘤、精神分裂症等疾病也适用；可经腹腔给药和营养支持治疗。

（二）禁忌证

1. 绝对禁忌证

（1）慢性或反复发作的腹腔感染。

（2）腹腔内肿瘤广泛腹膜转移：可能会引起患者腹膜广泛纤维化、粘连，导致腹膜有效透析面积减少，导致腹膜超滤功能减弱或丧失，溶质跨膜转运效能降低。

（3）严重的皮肤病，腹壁广泛感染或腹壁大面积烧伤患者无合适位置置入腹膜透析导管，暂时不宜做腹膜透析。

（4）存在难以纠正的机械缺陷患者，如外科难以修补的疝、脐突出、腹裂、膀胱外翻等会影响腹膜透析有效性或增加感染的风险，暂时不做腹膜透析治疗。

（5）精神和生理明显异常无法进行腹膜透析操作，而又无合适助手的患者。

2. 相对禁忌证

（1）腹部大手术 3 天内，因腹部手术后留置引流管，若进行腹膜透析会增加感染的概率，需在手术后 3 天或以上才能行腹膜透析治疗。

（2）腹腔内有局限性炎性病灶，此时如行腹膜透析治疗会导致炎症扩散，可在炎症控制后再进行腹膜透析治疗。

（3）腹腔内有新鲜异物，如腹腔内血管假体术，右心室—腹腔短路术后 4 个月内。

（4）炎症性或缺血性肠病或反复发作的憩室炎，如行腹膜透析治疗，肠道微生物可跨黏膜，导致发生感染的危险性增大。

（5）肠梗阻：因高度肠梗阻患者腹胀严重致腹腔容积缩小，使腹膜透析置管存在困难，且易出现手术相关并发症和透析液引流不畅，不宜行腹膜透析治疗。

（6）腹腔内血管病变：如多发性血管炎、严重的动脉硬化、硬皮病等患者由于弥漫性的血管病变导致腹膜透析效能下降，易导致透析不充分。

（7）严重的椎间盘疾病：可因腹内压增高而加重病情。

（8）晚期妊娠、腹内巨大肿瘤及巨大多囊肾者，晚期妊娠、腹内巨大肿瘤及巨大多囊肾患者腹腔容量明显缩小，透析效果不好；但多囊肾等患者如腹腔有足够交换空隙和有效腹膜，仍可选择腹膜透析。

（9）严重肺功能不全：严重肺功能不全如慢性阻塞性肺气肿时，腹膜透析可使膈肌抬高影响肺通气，加重患者呼吸困难，且膈肌抬高肺组织受压，易并发肺部感染。

（10）严重营养不良：常存在手术切口愈合和长期蛋白丢失的问题。

（11）硬化性腹膜炎：反复发作的腹膜炎、难治性的真菌性腹膜炎及长期使用高渗腹透液均可导致腹膜硬化，进而使得腹膜的透析效能下降及超滤失败。

（12）高分解代谢：高分解代谢者小分子代谢产物的生成加速，对小分子物质的清除效能较血液透析差。

（13）过度肥胖：过度肥胖患者置管可能存在一定困难，且腹膜透析液渗漏发生率较高，再者长期腹膜透析治疗，葡萄糖的吸收增加使得患者肥胖加重，尤其是肥胖伴身材矮小的患者常存在置管和透析充分性的问题。其他，不能耐受腹膜透析、不合作和精神障碍。

（三）腹膜透析导管置入与拔除

1. 腹膜透析导管置入

（1）腹膜透析导管的种类：目前临床常用的腹膜透析导管有以下几种。①Tenckhoff 直管，为目前国内外应用最广泛的长期腹膜透析导管；②Tenck-hoff 卷曲管；③鹅颈式腹膜透析导管，可降低腹膜透析导管移位的概率。

（2）导管置入术：腹膜透析导管的成功置入是保证腹膜透析治疗的前提。在临床工作中，要根据各种导管的特点，据导管的切口及出口位置选择导管的置入位置，以避免与导管相关并发症，如导管移位、出口感染、腹膜炎等。

腹膜透析导管体表定位：①脐下 2～3cm 经左旁正中切口（经腹直肌）；②脐下 2cm 经正中穿刺点；③反麦氏点切口；④左髂前上棘与正中线之间的中点；⑤以耻骨联合上缘为起点垂直经左腹直肌的定位方法。

置管方法：目前的置管方法有①解剖法置管，是维持性腹膜透析患者导管置管的常用方法。该置管方法确切可靠，并发症少，但要求操作者技术娴熟，有一定的外科手术基本功；②盲插法插管，该方法并发症较多，有时难以使腹膜透析导管末端到达膀胱直肠窝或子宫直肠窝；③腹腔镜法置管，该方法可在直视下将腹膜透析导管末端置于膀胱直肠窝或子宫直肠窝。此法简便、安全、创伤小、恢复快，但该法技术要求较高，需由专科医师实施，可根据具体情况酌情开展。

2. 腹膜透析导管拔管指征

①难治性腹膜炎或隧道严重感染：可暂时退出腹膜透析，暂时用血液透析过渡，待炎症控制后可重新置入腹膜透析导管，但对于真菌性腹膜炎、结核性腹膜炎，应尽早拔除腹膜透析导管，退出腹膜透析，并予以相关治疗；②腹膜衰竭、超滤失败：对于各类腹膜衰竭，尤其是腹膜高转运状态、硬化性腹膜炎、腹膜广泛粘连等患者应退出腹膜透析；③腹膜透析相关并发症：如腹膜透析后出现胸腹漏、严重疝气、肠穿孔和涤纶套破损可暂时退出腹膜透析，并发症控制后可重新进行腹膜透析；④腹膜透析液引流不畅，且经其他方法处理仍不能恢复正常引流者；⑤肾移植成功或需转做血液透析者；⑥其他原因：如肾功能恢复到可以脱离透析者。

（四）腹膜透析液

腹膜透析液是腹膜透析必不可少的部分，应符合以下基本要求：电解质成分与正常人血浆成分相近；缓冲液（如醋酸盐、乳酸盐、碳酸氢盐）用于纠正机体的酸中毒；无菌、无毒、无致热源；生物相容性良好；允许加入适当的药物以满足不同病情的需要。此外，理想的腹膜透析液还应该满足以下要求：pH 在生理范围附近；等渗透压；渗透剂不易吸收；以碳酸氢盐为缓冲剂；可提供部分营养物质；葡萄糖降解产物少。腹膜透析液主要由 3 部分构成：渗透剂、缓冲液、电解质。

目前的腹膜透析液种类如下。①葡萄糖腹膜透析液，是应用最早，也是应用最广泛的透析液，它是以葡萄糖为渗透剂，浓度分为 1.5%、2.5%、4.25% 3 种，可用于各种腹膜透析治疗模式，但有其缺点，有研究表明，透析液中的葡萄糖在体内代谢后会产生大量的糖基化终末产物（AGEs），后者可能会引起腹膜血管基膜退变，长期可能会影响腹膜透析效能。

②艾考糊精腹膜透析液，以7.5%艾考糊精为渗透剂，用于长留腹，如CAPD夜间留腹，APD日间留腹。通常用于腹膜超滤衰竭患者、高转运或高平均转运者、糖尿病患者、容量负荷过多而超滤不足者。③氨基酸腹膜透析液，以氨基酸替代葡萄糖作为渗透剂。因此种透析液可以预防和纠正腹膜透析患者营养不良的发生和发展，改善患者的脂质代谢紊乱，临床应用于：营养不良的维持性腹膜透析患者（血清清蛋白<35g/L）；糖尿病患者可酌情考虑使用，以减少葡萄糖的吸收。④碳酸氢盐腹膜透析液，渗透剂仍为葡萄糖，以碳酸氢盐作为缓冲剂，生物相容性良好，适用于使用酸性腹膜透析液时有灌注痛和不适的患者。

（五）腹膜透析的治疗模式

目前的腹膜透析模式主要有：持续非卧床腹膜透析、间歇性腹膜透析、夜间间歇性腹膜透析、持续循环腹膜透析、潮式腹膜透析、日间非卧床腹膜透析和持续流动式腹膜透析等。其中CCPD、IPD、NIPD、TPD由腹膜透析机操作，又称为自动化腹膜透析。在实际的临床工作中，我们要根据患者的腹膜转运特性、尿素Kt/V及肌酐清除率、营养状态和残余肾功能等选择不同的透析模式。为更好地改善CAPD患者远期透析效果，学者们提出了足量透析和加强腹膜透析的腹膜透析方式，以提高部分腹膜透析患者的透析充分性。

1. 持续性非卧床腹膜透析（CAPD）

CAPD标准治疗方案一般常规每日透析3～5次，每次用透析液1.5～2.0L灌入腹腔，透析液白天每次在腹腔内留置4～6小时，夜间可留腹10～12小时。此种透析模式的患者在一定的时间内可自由活动或从事日常工作，是尿毒症腹膜透析患者的长期维持治疗模式。

2. 间歇性腹膜透析（IPD）

标准IPD指每次向腹腔内灌入1～2L透析液，腹腔内停留弥散30～45分钟或以后引流出所有透析液，每个透析日透析8～10小时，每周透析4～5天，在透析间歇期和夜间，患者腹腔内一般不留置腹膜透析液。目前已基本不用于慢性肾衰竭患者的长期维持性替代治疗。在临床上，IPD可用于以下情况：①患者仍有残余肾功能，仅需偶尔行腹膜透析治疗；②新置管的腹膜透析患者，一般在术后开始7～12天进行小剂量IPD，以利于置管处切口的愈合；③腹膜转运功能为高转运，常规的CAPD治疗达不到超滤要求的患者；④规律行CAPD患者，出现明显腰背痛不能耐受、并发腹疝或腹膜透析导管周围漏液者，可暂时改做IPD；⑤急性肾衰竭及某些药物急性中毒，无条件行血液透析治疗时，宜采用IPD；⑥严重水钠潴留、水中毒、充血性心力衰竭，无条件行血液透析治疗时可采用IPD治疗。

3. 自动化腹膜透析（APD）

泛指所有利用腹膜透析机进行腹膜透析液交换的各种腹膜透析形式，分为间歇性腹膜透析（IPD）、持续循环腹膜透析（CCPD）、夜间间歇性腹膜透析（NIPD）和潮式腹膜透析（TPD）等。各种透析模式均有各自适应的患者，在临床上，还可将各种透析方案组合使用，提高透析效果。

（1）CCPD：是一种平衡式腹膜透析形式，是自动化腹膜透析的主要形式。其方法是患者在夜间入睡前与腹膜透析机连接，先将腹腔内透析液引流干净，然后进行透析液交换，每次使用2～3L透析液，夜间每个透析周期透析液糖浓度为1.5～2.5%，在腹腔内留置2.5～3小时，最末袋透析液糖浓度4.25%，灌入腹腔后关闭透析机，并与机器脱离。白天最末袋透析液一般在腹腔内留置14～16小时，并可根据患者容量情况，调整透析液留置时间和交换次数；患者日间可自由活动，直到夜间再与腹膜透析机连接。先将腹腔内液体全部引流出来，再开始新一天的治疗。在实际的临床工作中，以及随着腹膜透析临床实践的进展，对不能耐受腹内持续高压状态或已经出现了腹内高压相关并发症的部分患者，肾科医生对 CCPD 方案进行了改良，减少患者白天循环的腹腔内容量，或者完全取消白天循环即选择干腹状态，而通过增加夜间循环的透析液流量来部分代偿对小分子溶质总清除率的损失。但改良后 CCPD 方案长期应用可能明显影响临床效果。CCPD 透析模式适用于需他人帮助的腹膜透析患者，如儿童、盲人及行动不便或动作不协调的终末期肾脏病患者，或需白天工作者，以及反复发生腹膜炎的 CAPD 患者可行 CCPD 以减少腹膜炎的发生。另外，腹膜溶质转运功能轻度低下，进行 CAPD 不能达到充分透析的患者可考虑改做 CCPD。

（2）NIPD：是在夜间进行的一种 IPD 腹膜透析模式，通常使用腹膜透析机每晚交换 8~10 次，每次灌液量 1~2L，每次 1~2 小时，整个治疗过程持续 8~12 小时，每周透析 7 天，透析液量及透析周期均根据患者的腹膜转运特性制定。适于行 CAPD 伴有腹内压升高、出现腰背痛、疝气、腹膜透析管周渗漏以及腹膜高转运者。由于透析时间较短，故对大、中分子物质（如维生素 B_{12} 等）的清除较差。对低钠血症的患者，易引起水钠潴留。

（3）TPD：是指在透析开始时向患者腹腔内灌入一定容量的透析液后，每个透析周期只引流出腹腔内部分透析液，并灌入一定量的新鲜透析液，使得腹腔内腹膜组织始终与大部分透析液接触，直到透析治疗结束后再将腹腔内所有的液体尽可能引流出来。通常白天进行，先灌入 3L 左右腹膜透析液（或患者能耐受的最大灌入量），然后每 20 分钟放出与灌入 1.5L 液体，共 10 小时，然后保持干腹至次日再次行 TPD。TPD 亦可夜间进行，称为 NTPD。对于腹膜高转运患者，为使透析充分及达到合适的超滤量，可选择 TPD。

4. 足量腹膜透析

关于腹膜透析充分性的最新研究表明，对于没有残肾功能的患者，即使增加每天透析液交换次数或者增加每个透析间期透析液用量，进行 CAPD 仍很难达到透析充分。为能更好地改善 CAPD 远期透析效果，百特公司提出了足量透析的概念。足量腹膜透析是在 CAPD 方案基础上改进的，增加一次夜间 3Am 的透析液交换（由夜间交换系统自动完成）；另外，足量透析多采用比 CAPD 更大的腹腔内容量，一般足量透析夜间均采用 2.5L 的腹腔内灌入量，甚至白天亦采用 2.5L 的腹腔内灌入量。足量腹膜透析的优势：①最显著的特点能明显提高透析清除率，一般均能达到透析充分的目标；②减少患者白天用于透析换液的时间，患者更易于接受；③主要适合于常规 CAPD 不能达到充分透析目标量的患者，尤其是对于已无残肾功能的患者、体型较大的患者以及喜爱高蛋白饮食的患者；④借助于夜间自动交换系统——一种最简单化的腹膜透析机，医疗费用只略高于 CAPD 方案。

5. 加强腹膜透析（PD－Plus TM）

其具体操作特点由 CCPD 演变而来。具体是患者夜间进行 CCPD 时每个透析周期灌入 2.5~3.0L 透析液，停留 3~4 小时，夜间由自动腹膜透析机交换透析液 3 次，而白天患者腹腔内只留置透析液 1.5L，并在中午休息时增加一次透析液交换（手工或机器操作）。加强腹膜透析适合于常规 CCPD 治疗不能达到充分透析的终末期肾脏病患者，包括：①很少或没有残余肾功能患者；②体型较大患者；③腹膜转运功能为低转运者；④因其他原因导致有效腹膜透析面积减少的患者；⑤高蛋白饮食者。

6. 日间非卧床腹膜透析（DAPD）

透析剂量同 CAPD，但透析只在白天进行，夜间排空腹腔，即干腹。适合于腹膜高转运及超滤不良患者。

三、腹膜透析和血液透析联合治疗

联合治疗应用于溶质不能充分清除的腹膜透析患者；单用腹膜透析治疗不能达到对溶质和水分的充分清除时，可采用腹膜透析联合血液透析治疗，进而改善患者的临床结局。对于无残肾功能的患者，推荐使用联合治疗保持了最佳的透析剂量和良好的营养状态，减少了为了增加腹膜透析剂量而引起腹膜硬化的风险；联合治疗有助于保护腹膜透析功能，使得腹膜透析得以继续进行。PD 联合 HD 治疗不仅可以使 PD 治疗继续进行，有效地改善患者相关尿毒症症状，而且可以避免患者转至单纯的 HD 治疗而带来的频繁的血管穿刺痛苦；同时，间断的 HD 治疗也使患者从长期烦琐的透析液交换中解脱出来，使腹膜得到间歇的休息，有利于腹膜功能的恢复，生活上也更加方便，从而有效地提高了患者的生活质量。

联合治疗的最终目的是使患者得到最好的透析效果和最佳的生存质量，为我们在 ESRD 治疗领域内带来了一种新的理念，优化每一种透析方式的优势，同时尽量减少其潜在的缺点，这可能比单独应用其中一种方式使患者更多的获益。

（薛东华）

参考文献

［1］葛均波，徐永健，王辰．内科学［M］.9 版．北京：人民卫生出版社，2018.

［2］林果为，王吉耀，葛均波．实用内科学［M］.15 版．北京：人民卫生出版社，2017.

［3］陈筱菲，黄智铭．消化系统疾病的检验诊断［M］.北京：人民卫生出版社，2016.

［4］刘晓政．新编临床消化内科疾病诊疗精要［M］.西安：西安交通大学出版社，2014.

［5］赵玉沛，吕毅．消化系统疾病［M］.北京：人民卫生出版社，2015.

［6］陈灏珠．实用心脏病学［M］.4 版．上海：上海科学技术出版社，2016.

［7］胡大一．心血管内科学高级教程［M］.北京：中华医学电子音像出版社，2017.

［8］孙忠人，赵旭，谷慧敏．实用肝胆病临床手册［M］.北京：中国中医药出版社，2015.

［9］储大同．当代肿瘤内科治疗方案评价［M］.3 版．北京：北京大学出版社，2010.

［10］徐瑞华，姜文奇，管忠震．临床肿瘤内科学［M］.北京：人民卫生出版社，2014.

［11］蒲传强，崔丽英，霍勇．脑卒中内科治疗［M］.北京：人民卫生出版社，2016.

［12］王伟，卜碧涛，朱遂强．神经内科疾病诊疗指南［M］.3 版．北京：科学出版社，2018.

［13］吕坤聚．现代呼吸系统危重症学［M］.北京：世界图书出版公司，2015.

［14］马明信．实用内科门诊急诊手册［M］.北京：北京大学医学出版社，2016.

［15］孟庆义．急诊内科诊疗精要［M］.北京：军事医学科学出版社，2015.

［16］张文武．急诊内科手册［M］.北京：人民卫生出版社，2014.

［17］迟家敏．实用糖尿病学［M］.北京：人民卫生出版社，2015.

［18］励建安，张通．脑卒中康复治疗［M］.北京：人民卫生出版社，2016.

［19］周巧玲．肾内科临床心得［M］.北京：科学出版社，2016.

［20］彭文．肾内科疾病［M］.上海：第二军医大学出版社，2015.

［21］井霖源．内科学基础［M］.北京：中国中医出版社，2015.

［22］赵水平．心血管疾病规范化诊疗精要［M］.长沙：湖南科技出版社，2018.

［23］李宪伦，段军，张海涛．临床心血管血流动力学［M］.北京：人民卫生出版社，2018.

［24］曾昭龙，陈文明．神经内科常见疾病诊断与治疗［M］.郑州：河南科学技术出版社，2018.

［25］丁新生．神经系统疾病诊断与治疗［M］.北京：人民卫生出版社，2018.

［26］孙世澜．血液净化新理论新技术［M］.郑州：河南科学技术出版社，2017.

［27］谌贻璞．肾内科学［M］.2 版．北京：人民卫生出版社，2015.